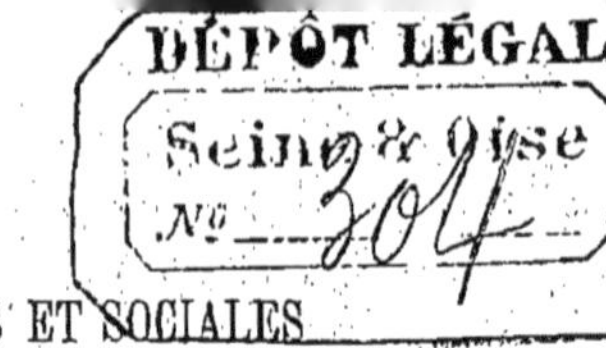

LES DIFFÉRENTES FORMES CLINIQUES ET SOCIALES

DE LA

TUBERCULOSE PULMONAIRE

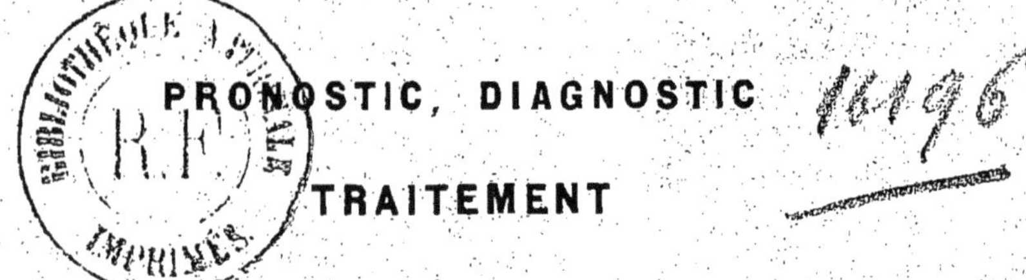

PRONOSTIC, DIAGNOSTIC
TRAITEMENT

PAR

G. DAREMBERG

CORRESPONDANT DE L'ACADÉMIE DE MÉDECINE

PARIS

MASSON ET Cie, ÉDITEURS

LIBRAIRES DE L'ACADÉMIE DE MÉDECINE

120, BOULEVARD SAINT-GERMAIN

1905

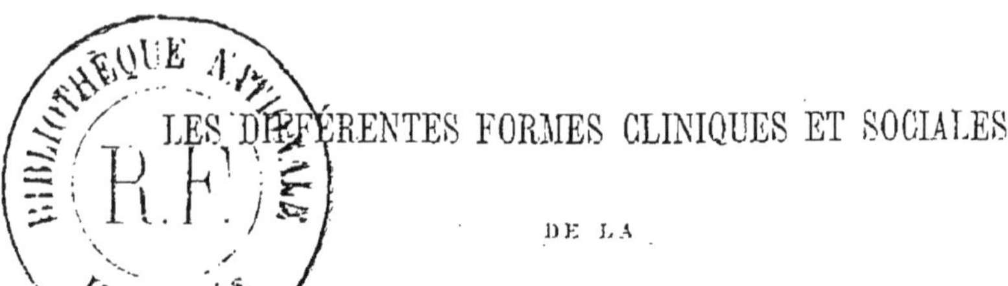

LES DIFFÉRENTES FORMES CLINIQUES ET SOCIALES

DE LA

TUBERCULOSE PULMONAIRE

PRONOSTIC, DIAGNOSTIC

TRAITEMENT

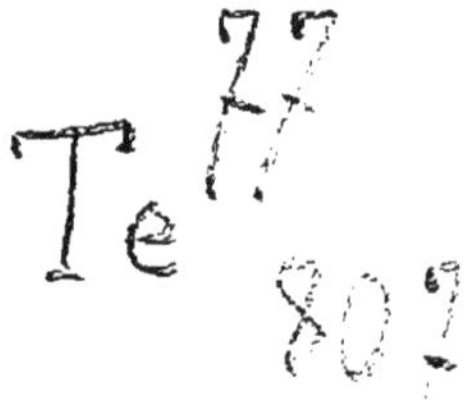
Te 77
807

TOUS DROITS RÉSERVÉS.

LES DIFFERENTES FORMES CLINIQUES ET SOCIALES

DE LA

TUBERCULOSE PULMONAIRE

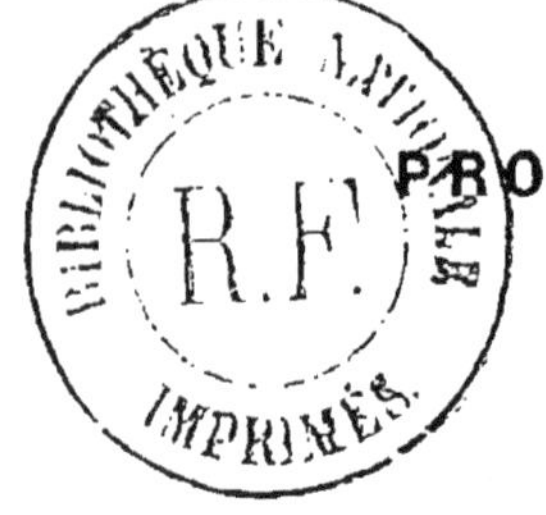
BIBLIOTHÈQUE NATIONALE
R.F.
IMPRIMÉS

PRONOSTIC, DIAGNOSTIC
TRAITEMENT

PAR

G. DAREMBERG

CORRESPONDANT DE L'ACADÉMIE DE MÉDECINE

PARIS

MASSON ET Cie, ÉDITEURS

LIBRAIRES DE L'ACADÉMIE DE MÉDECINE

120, BOULEVARD SAINT-GERMAIN

1905

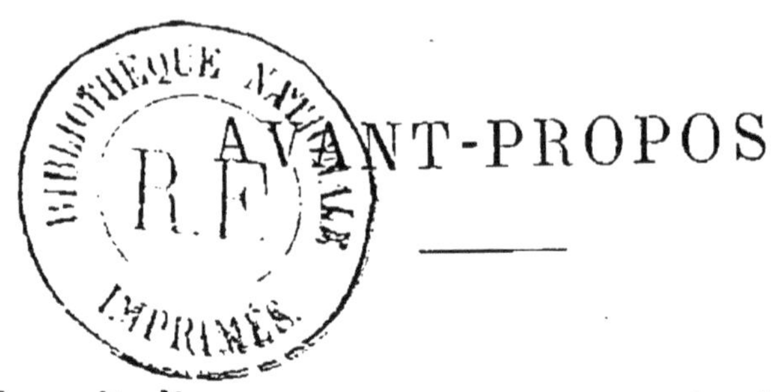
BIBLIOTHÈQUE NATIONALE R.F. IMPRIMÉS

AVANT-PROPOS

Nous étudierons d'abord le diagnostic, le pronostic, le traitement des différentes formes cliniques de la tuberculose pulmonaire. Nous verrons combien les méthodes physico-chimiques précisent ce diagnostic, ce pronostic, ce traitement; combien nous sommes éclairés par le thermomètre, la balance, les instruments météorologiques, l'analyse chimique des urines et de l'expectoration.

Puis nous exposerons quelles sont les causes et quel doit être le traitement des différentes formes sociales de la tuberculose; nous verrons quelle lumière les découvertes de Villemin, de Pasteur, de Koch ont répandu sur l'hygiène prophylactique, et quelle importante contribution elles apportent à la lutte contre la tuberculose, fléau social de notre civilisation intensive et agglomérée, dépensière, imprévoyante et miséreuse.

Dans l'étude des questions qui préoccupent si ardemment l'esprit de nos contemporains, nous nous efforcerons d'apporter les doses d'impartialité et de passion nécessaires et suffisantes pour provoquer l'intérêt et respecter la vérité.

Cannes, janvier 1905.

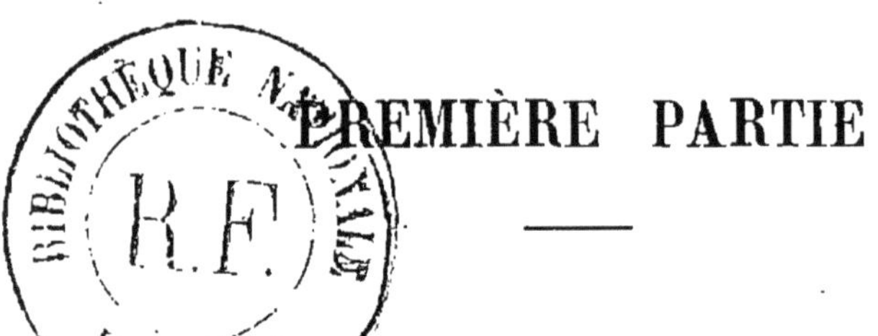

PREMIÈRE PARTIE

PRONOSTIC, DIAGNOSTIC ET TRAITEMENT DES DIFFÉRENTES FORMES CLINIQUES DE LA TUBERCULOSE PULMONAIRE

CHAPITRE PREMIER

Les médicaments sont funestes aux tuberculeux.

En 1810, G.-L. Bayle, dans ses *Recherches sur la phtisie pulmonaire*, décrivait la médication ridicule qui était imposée aux phtisiques de son temps. « On a retiré de grands avantages de l'exercice du cheval, des voyages soit sur terre, soit sur mer, de la déclamation, du vin généreux pris modérément, des antiscorbutiques, des amers, des alkalis, des carbonates alkalins, du muriate de baryte, des martiaux, etc. Mais les médicaments qu'on a surtout recommandés sont le raifort sauvage, la cochléaria, le cresson, le quinquina, la gentiane, le polygala de Virginie, le carbonate de soude, la chaux, le muriate d'ammoniaque, etc. » L'épreuve du temps n'a guère confirmé les croyances professées par les médecins de 1810. La déclamation et le raifort sauvage ont cessé de plaire depuis de bien longues années aux médecins qui cherchent à guérir les phtisiques ; le polygala de Virginie, encore fort en honneur vers 1870, est allé retrouver dans les profondeurs de l'oubli la baryte et le cochléaria.

Bayle ajoute à cette énumération l'observation suivante : « Tous ces remèdes sont plus ou moins utiles pour prévenir la phtisie tuberculeuse, surtout lorsqu'on favorise leur action par un bon régime et par une nourriture fortifiante, choisie principalement parmi les substances animales qui renferment beaucoup de matière nutritives, telles que le bœuf, le mouton. Mais, lorsque les premiers symptômes de cette maladie se manifestent, on parvient encore quelquefois à les mitiger ou mieux à les faire cesser pour longtemps en continuant l'exercice. Les voyages sont encore fort utiles à cette époque où la déclamation deviendra nuisible. » Bayle ne connaissait pas encore la nécessité du repos chez les phtisiques. Aussi ajoutait-il mélancoliquement : « Mais trop souvent les symptômes de la phtisie résistent à l'usage de ces moyens. » Bayle conseillait de traiter les tuberculeux débutants par « l'usage répété des vomitifs et quelquefois même des purgatifs amers, de loin en loin ». Cette pratique est détestable, et combien je préfère cette pensée inscrite dans un vieil almanach de 1839, due à la plume d'un jeune étudiant, qui devint plus tard le premier professeur d'histoire de la médecine de notre Faculté :

« Évitez les purgatifs et les saignées de précaution : on use le fer à force de le nettoyer. » Et l'auteur ajoutait : « Quand vous vous sentez fatigué sans raison, observez la diète et le repos. »

La thérapeutique hygiénique fut fort dédaignée à la fin du XVIIIe et pendant la plus grande partie du XIXe siècle. La chimie avait livré à la médecine tant de remèdes nouveaux que l'on délaissait les études des agents naturels, si chers à Hippocrate : les airs, les eaux et les lieux. Et quelle triste besogne on faisait ! Les grands médecins qui exerçaient leur art au milieu de ce siècle soignaient ridiculement la phtisie. Les ordonnances faites, en 1846, par Davaine et Chomel à cette malheureuse Dame aux Camélias, Marie Duplessis, qui était atteinte de phtisie pulmonaire, sont navrantes : « Faire chaque soir une friction avec gros comme une aveline d'une pommade d'iodure de potassium au dixième. Prendre chaque jour, le matin, un quart de lavement préparé avec une solution d'amidon, dans laquelle on fera dissoudre, au moyen d'un peu de vinaigre, 30 centigrammes de sulfate de quinine. Employer, dans les moments où la toux est le plus fréquente, des fumigations de fleurs de coquelicots. » Les deux célébrités ont la bonne idée de prescrire à leur belle malade l'usage du lait d'ânesse, mais elles ne peuvent résister à la manie du médicament, et recommandent de sucrer le précieux aliment avec du sirop de tolu ou de capillaire : excellent moyen d'enlever l'appétit et d'inspirer le dégoût.

Laennec eut une influence déplorable sur le traitement de la phtisie pulmonaire. Il pensait que l'air marin était un spécifique. Il encombrait les salles d'hôpital et les chambres de malades de terrines remplies de varech qui pourrissait dans un air infecté. On l'imita, puis on y adjoignit plus tard des bocaux remplis de vapeurs d'iode ou de brome. Ces atmosphères artificielles eurent un effet désastreux. Elles étaient confinées et pestilentielles; on oubliait que l'air pur est la seule atmosphère capable d'aider les tuberculeux à guérir.

Ensuite on recommanda la vie dans une atmosphère riche en acide carbonique. Lombard (de Genève) avait prétendu que l'air des montagnes devait son action salutaire à la diminution de l'oxygène contenu dans l'atmosphère des altitudes. Mais on sait aujourd'hui que cette action est due à l'air pur et léger déterminant une gymnastique pulmonaire très utile. L'excès d'acide carbonique est dangereux, car, toutes les fois que le sang veineux chargé d'acide carbonique éprouve de la difficulté à traverser le réseau si délicat du poumon, il survient de la dyspnée. En effet, l'acide carbonique agit comme un excitant des extrémités des filets pulmonaires du pneumogastrique qui sont inspirateurs. Cette dyspnée est très dangereuse, car il est reconnu, depuis les travaux de Paul Bert, qu'elle rend le sang alcalin et provoque des accidents cérébraux très fâcheux. Il est tout aussi impossible d'avoir la montagne que la mer chez soi.

Plus récemment, on a prôné l'efficacité des atmosphères artificielles, sulfureuses, créosotées, gaïacolées, eucalyptusées. Mais la cure à l'air pur a démontré qu'il fallait renoncer à toutes ces atmosphères artificielles. C'est à de telles médications que l'on pourrait appliquer ces ironiques paroles de Montaigne : « On dit qu'un nouveau venu, qu'on nomme Paracelse, change et renverse tout l'ordre des règles anciennes et maintient que jusques à cette heure la médecine n'a servi qu'à faire mourir les hommes. Je crois qu'il vérifiera aisément cela ; mais, de mettre ma vie à la preuve de sa nouvelle expérience, je trouve que cela ne serait pas grande sagesse. »

Nous ne pouvons offrir aux tuberculeux aucun médicament spécifique. Chaque année, en Europe ou en Amérique, on voit éclore un remède magnifique qui doit guérir infailliblement la tuberculose. Tantôt ce remède est l'œuvre d'un médecin qui croit connaître la marche insidieuse et variable de la tuberculose parce qu'il a suivi et croit avoir guéri deux ou trois tuberculeux, qui ne tardent pas à éprouver une rechute. Tantôt il est lancé par un industriel cachant le plus souvent sa composition, qui probablement est ridicule et tuerait le nouveau-né, dès qu'on la connaîtrait.

Tous les tuberculeux qui vont mal, franchement mal, sont pardonnables d'essayer ces remèdes offerts à la crédulité publique. Toute nouvelle médication verse une goutte d'espérance dans le calice du tuberculeux mortellement frappé. Mais il est inutile et dangereux d'instituer une médication pharmaceutique chez un tuberculeux qui supporte convenablement sa tuberculose. Le médecin des tuberculeux doit avoir l'énergie de ne pas ordonner de remèdes et le malade doit avoir la sagesse de ne pas les réclamer. Quand il n'a pas d'accidents fébriles, quand le poids de son corps se maintient, quand son appétit et son sommeil sont normaux, le tuberculeux doit se contenter de vivre sagement, de ne demander à son travail et à ses distractions qu'une aide secourable pour passer la vie sans trop d'ennui.

Depuis quelques années, les médecins et le public commencent à comprendre qu'on peut guérir la plupart des tuberculeux jeunes, lorsqu'on les soigne au début de la maladie. Cette notion a été acceptée dès que la faillite du traitement médicamenteux de la phtisie pulmonaire a été déclarée. Autrefois on faisait prendre au pauvre malade de l'arsenic, de la créosote, de l'iodoforme et du gaïacol pendant quelques mois. Comme il n'allait pas mieux, comme il allait même plus mal, on recourait alors aux injections ou aux lavements médicinaux qui, prétendait-on, n'abîmaient pas l'estomac. Et cependant la plupart des injectés ou des lavementés ne guérissaient pas. Malheureusement pour la masse des phtisiques, quelques malades, soumis à des traitements médicamenteux intensifs, étaient momentanément améliorés; ils chantaient les louanges de telle ou telle médication et appelaient à leur suite le troupeau de Panurge des malades désespérés ou confiants.

C'est à la phtisie qu'on peut appliquer le proverbe arabe : « Le progrès de la maladie vient de la multiplicité des remèdes. » Si les longues médications se contentaient d'activer la fin des phtisiques inguérissables, on n'aurait pas de reproches bien violents à leur faire ; car la vie du tuberculeux irrémédiablement perdu n'est ni assez gaie ni assez utile pour qu'on ne puisse laisser toute liberté à leur égard. Mais il faut proscrire absolument les remèdes chez les tuberculeux qui supportent convenablement leur tuberculose. Ces remèdes ne peuvent leur rendre aucun service; ils leur font oublier les règles sévères de l'hygiène et souvent altèrent la résistance organique ou mobilisent les bacilles endormis dans un îlot du poumon. J'ai connu quelques malades qui seraient guéris depuis plusieurs années s'ils n'avaient eu la malencontreuse idée de se livrer aux mains des praticiens médicamenteurs. J'ai été surtout frappé de ces résultats déplorables en retrouvant une jeune malade que j'avais vue autrefois avec une bonne petite tuberculose pulmonaire, très localisée, très bien supportée, une de ces tuberculoses qui se guérissent assez facilement par le traitement hygiénique, ou qui, tout au moins, permettent au malade de vivre pendant vingt ou trente ans d'une vie fort supportable. Je perds de vue cette malade pendant cinq ou six ans, et je suis très étonné de la retrouver fébricitante, amaigrie de 17 livres, ne mangeant plus, n'ayant plus de forces, et ayant les deux poumons en fort triste état. Elle avait l'oreille un peu basse en revenant me voir. Mais le repentir fut le commencement de sa sagesse, et en un an elle reprit ses 17 livres perdues, ses forces, son bon appétit et un état pulmonaire convenable, grâce à la suppression complète de tous les médicaments qui l'empoisonnaient. De temps en temps, elle retombe bien dans la mauvaise voie : elle vient alors s'accuser d'avoir écouté l'un ou l'autre, d'avoir pris, pendant quinze jours, de l'arsenic, du gaïacol ou de la créosote pour « se guérir plus vite ». Mais, la « guérison rapide » se manifestant uniquement par la perte de l'appétit ou la difficulté des digestions avec insomnie, elle a maintenant la sagesse de revenir rapidement à l'ordre et de rentrer dans le rang ; aussi cette malade guérira.

Dès qu'un tuberculeux, au début de sa tuberculose, est décidé à se soigner, il ne doit pas perdre un temps précieux à absorber des médicaments par la bouche, la peau ou l'intestin, tout en continuant à mener une vie fatigante. Il doit subir immédiatement la *cure hygiénique*, dont l'agent principal est le repos.

Je n'oublierai jamais un tuberculeux, que j'ai vu pour la première fois il y a une dizaine d'années. C'était un jeune garçon, d'apparence vigoureuse, mais mou et peu résistant. Il avait, fort heureusement pour lui, vu sa maladie débuter par un crachement de sang. Effrayé par l'apparition soudaine d'un accident imprévu, il commence par se faire soigner par un médecin qui lui injecte sous la peau plus d'un litre d'huile créosotée en deux mois, mais ne lui recommande nullement le repos. Le résultat fatal ne se fit pas attendre. Le malade eut un nouveau crachement de sang et des accès de fièvre progressivement élevée. C'est à ce moment dangereux que je le vis. Il cessa immédiatement tout traitement médicamenteux, et se contenta de se reposer pendant presque toute la journée sur une chaise longue devant sa fenêtre ouverte, dans un climat favorable. Tous ses accidents cessèrent et il gagna 6 kilogrammes en cinq mois. Mais, désirant obtenir plus rapidement sa guérison, il se fit faire de nouvelles injections sous-cutanées d'huile créosotée. Après la troisième injection, il eut un petit crachement de sang et un fort accès de fièvre. La leçon fut alors suffisante, et le malade ne renouvela plus ce malencontreux essai. Il continua pendant cinq ans la cure de repos. Il est marié depuis quatre ans et père de famille.

Il dirige, avec des aides qui lui évitent tout surmenage, une industrie prospère. Il ne sort presque jamais le soir et se couche de bonne heure. Il est un exemple de guérison solide, obtenue par la cure de repos exécutée avec persévérance, suivie d'une vie modérément active et exempte de toute fatigue mondaine.

Chez les tuberculeux, le mieux est généralement l'ennemi du bien. Je viens de voir un jeune tuberculeux qui, en 1896, a été contagionné au régiment par ses voisins de chambrée, manifestement tuberculeux. Il commença à se soigner très scrupuleusement, et s'il avait persisté à suivre les préceptes sévères de la cure hygiénique : repos, aération continue, alimentation intensive sous un petit volume, il aurait obtenu, certainement, en deux ou trois ans, une guérison définitive. Mais il était jeune et imprévoyant. Il relâcha sa discipline dès qu'il fut sensiblement amélioré, et n'eut pas la force de s'astreindre à cette longue patience qui est la meilleure forme de la lutte contre la tuberculose. Jamais il n'obtint l'arrêt radical de l'évolution de sa tuberculose. Il vivait assez agréablement au milieu des siens, mais de petites rechutes venaient chaque année lui démontrer qu'il n'avait pas coupé le mal à la racine. Cependant il passa l'an dernier une dizaine de bons mois, et la vie semblait de nouveau lui sourire, quand, en décembre, il rencontra dans une ville étrangère un médecin qui lui promit la guérison complète, s'il voulait se soumettre à un traitement intensif par le tannin. Pendant les premiers mois, ce traitement sembla causer un heureux effet : le malade ne toussait plus, ne crachait plus, et son état général était vraiment bon. Mais l'illusion fut courte : ce tuberculeux qui, depuis huit ans, nourrissait abondamment sa tuberculose, grâce à un excellent appétit, eut des douleurs dans l'estomac et dans l'intestin, puis vit ses fonctions digestives considérablement relâchées ; le poids de son corps fléchit, la toux et l'expectoration reparurent, la faiblesse générale survint, puis la désespérance. Voilà le bel effet obtenu par le tannin. Les bronches furent séchées, mais le tube digestif aussi. Les sucs destinés à l'élaboration chimique des aliments reçus dans l'estomac et l'intestin cessèrent d'être sécrétés par des muqueuses altérées dans leur texture anatomique et dans leur fonctionnement physiologique par un tannage néfaste et malencontreux. J'aurais cent fois mieux aimé voir ce tuberculeux continuer à tousser, et conserver un bon tube digestif, que de constater son état actuel qui sera très difficilement et très lentement curable par les opiacés et un régime alimentaire excluant presque complètement la viande, par conséquent fort peu réconfortant.

Voilà un des nombreux méfaits des traitements médicamenteux. Les excès du traitement créosotique sont aussi néfastes que les excès du traitement tannique : on dessèche les poumons, mais on dessèche aussi toutes les cellules de l'organisme. On a l'illusion de guérir la tuberculose pulmonaire, on se contente de jeter un voile sur elle. Elle cache ses manifestations extérieures, prend l'apparence de la fuite ; mais bientôt elle reparaît plus forte, plus audacieuse que jamais dans un organisme intoxiqué par l'usage immodéré et trop prolongé d'une substance altérante. Les cellules des organes et des tissus qui avaient reçu une heureuse impulsion par les premières imprégnations du médicament ont été progressivement saturées par cet élément anormal. Les fonctions cellulaires ont été entravées et la rénovation organique arrêtée. La désassimilation des substances usées et devenues impropres à la nutrition vitale a diminué, puis cessé.

Les déchets, ordinairement peu abondants, grâce à leur destruction par les cellules saines, ont encombré les organes. Les émonctoires chargés de les éliminer, les reins, le foie, les glandes cutanées, fatigués par ce surcroît de besogne, se congestionnent, fonctionnent mal. Alors les déchets de la vie sont évacués insuffisamment; ils infectent le sang et les différents liquides de l'organisme, l'état général s'altère, le malade perd l'appétit, le sommeil, la force physique et morale. La résistance organique s'affaisse et le bacille de la tuberculose peut sans crainte pulluler et envahir un organisme infailliblement destiné aux plus tristes défaillances.

Toute médication intensive et prolongée devient rapidement un empoisonnement chez les tuberculeux. L'arsenic lui-même, qui si souvent est un merveilleux médicament, lorsqu'il est prescrit avec ménagements et pendant de très courtes durées, abat rapidement les tuberculeux lorsqu'on le leur donne à hautes doses pendant une longue période de temps. Ces méthodes néfastes créent le mirage décevant d'une amélioration rapide, prélude d'une chute plus rapide encore.

Il est vraiment triste de voir appliquer ces cures médicamenteuses toxiques aux tuberculeux, dès le début de leur maladie, avant de les avoir soumis à la cure hygiénique. En novembre 1900, je recevais un grand gaillard, à la figure décharnée, au teint plombé, aux yeux caves; qui me racontait d'une voix rauque sa courte et triste histoire. Sa femme avait succombé un an auparavant à une tuberculose aiguë qui l'avait enlevée en deux mois. Il l'avait soignée avec la plus tendre sollicitude, bravant tous les dangers de la contagion, jusqu'aux derniers moments. Cette téméraire expérience eut le résultat qu'elle devait avoir : il fut contagionné, et, six mois après, il avait déjà perdu 6 kilogrammes, puis il toussa, cracha, s'affaiblit, fut miné par la fièvre et perdit encore une vingtaine de kilogrammes. Comme il était courageux, brave à l'excès, il continuait à agir et ne voulait pas se laisser abattre par la cruelle maladie qui l'envahissait.

Après l'avoir examiné, je fus étonné de trouver des lésions peu profondes chez un individu si déprimé, qui avait perdu 30 kilogrammes en un an. Je lui demandai s'il prenait des médicaments depuis longtemps. Il me montra une longue ordonnance qu'il suivait strictement depuis quatre mois. Elle contenait non pas un médicament, elle les contenait tous : tannin, créosote, cacodylate de soude, et d'autres encore de moindre importance ! Les uns étaient pris en pilules, les autres en injections sous-cutanées ou en lavements. Aucune voie d'absorption n'avait été omise. Il ne restait plus aucune faute à commettre : je pensai que je pouvais les réparer. Après avoir affirmé au malade que je croyais très sincèrement pouvoir le guérir, je lui défendis de prendre aucun médicament ; je lui ordonnai de ne marcher qu'une demi-heure par jour, de manger exclusivement 200 grammes de viande crue, quatre œufs, un litre de lait et du pain ; huit jours après, je le revis : la fièvre avait cessé, l'auscultation était meilleure, l'expectoration avait diminué, mais la toux était encore forte, plus forte même qu'avant le début de ce nouveau traitement, et le poids du corps s'était aussi abaissé d'un demi-kilogramme. Le malade, impatient comme tous les malades, n'était pas satisfait de ce résultat, insuffisant d'après lui. Il voulait être guéri en huit jours et il me suppliait de lui rendre ses remèdes qui lui calmaient la toux. Je restai inflexible et je sus le convaincre. La semaine suivante, il gagna 1 kilogramme ; il a regagné en un an ses 30 kilogrammes perdus, il ne tousse plus, ne crache plus, a une mine superbe, a repris ses occupations antérieures, en les dosant sagement et en n'y ajoutant aucune fatigue accessoire, mondaine et familiale. Il fut sage, docile, patient, obstiné. Sans se rebuter, il se contraignit à vivre au grand air, à se reposer pendant le milieu du jour, à s'alimenter fortement et sans aucun agrément gustatif. Sa patience et sa persévérance ont été récompensées. S'il avait continué à ingérer des médicaments par toutes les voies absorbantes, il aurait suivi péniblement le sombre chemin qui conduit à la mort.

Je répéterai sans cesse aux tuberculeux : « Méfiez-vous des médicaments, surtout des nouveaux médicaments. » Chaque année apporte un nouveau spécifique souverain, et chaque année la multiplicité des remèdes offerts démontre que nous n'avons pas encore découvert le sauveur miraculeux des tuberculeux. Contentons-nous donc de la cure hygiénique, qui a déjà sauvé tant de malades. Quand elle est sévèrement surveillée, sagacement exécutée, elle guérit, sans que l'usage d'aucun remède soit nécessaire. Par le repos elle chasse la fièvre et permet de supprimer toutes les drogues antifébriles : quinine, antipyrine, phénacétine, pyramidon, et autres antipyrétiques. Elle fait éviter les congestions pulmonaires et les crachements de sang que l'on est obligé de traiter par les opiacés et l'ergotinine. L'alimentation régulière et la cure d'endurcissement au froid éloignent les troubles intestinaux si difficiles à guérir par l'emploi alternatif des acides, des alcalins et des poudres absorbantes ou astringentes.

Le grand progrès de la médecine est d'écarter de plus en plus de son champ d'action les remèdes incertains et souvent nuisibles. Au XVIIIe siècle, Falconnet était consulté par une belle malade de sain aspect. Il l'interrogeait ainsi : « Avez-vous appétit ? — Oui. — Êtes-vous gaie ? — Oui. — Faites-vous bien toutes vos fonctions ? — Oui. — Eh bien, madame, laissez-moi faire ; je vous donnerai des remèdes qui vous ôteront tout cela. »

Il n'y a qu'un remède de la phtisie pulmonaire : le remède spécifique. Mais nous ne le connaissons pas. Sera-t-il un sérum, un vaccin ou une substance chimique ? Nul ne le sait encore. En attendant le chimiste de génie qui nous permettra de guérir rapidement la tuberculose avancée, contentons-nous de guérir lentement la tuberculose débutante par de bons aliments, du bon air et du repos. Autrefois on empoisonnait la vie du tuberculeux avec les plus horribles drogues de la pharmacie. En 1821, la pauvre jeune duchesse Decazes s'en plaignait ingénument et amèrement : « Avant-hier, mon médecin m'apporta une potion qu'il dit n'être pas mauvaise. Je le prie bien de ne pas me tromper, parce que j'en ai pris de détestables dans la journée. Il m'assure qu'il ne me trompe pas. Je bois, c'était détestable. Je me suis retournée et lui ai tout jeté au nez. Il était furieux. » Ce médecin n'avait pas volé cette éclaboussante réplique, et je ne puis que compatir à la plainte révoltée de la jeune martyre : « Je suis trop jeune, dit-elle, pour souffrir tout ce que je souffre » (1). Aujourd'hui le phtisique ne souffre que de sa maladie : il ne souffre plus de la médication qu'on lui impose.

Malgré l'évocation aussi bruyante que vaine de remèdes nouveaux, souvent renouvelés des Grecs, le triomphe de la cure hygiénique est général et absolu. Ce triomphe n'a pas été obtenu sans des luttes ardentes auxquelles nous avons pris part depuis 1887. Aujourd'hui

(1) *Revue des Deux Mondes*, novembre 1899 : L'ambassade du duc Decazes, par Daudet.

tous nos anciens adversaires ont désarmé. Cette cure hygiénique, autrefois si dédaignée, est maintenant prônée par tous les médecins. Nulle plus haute récompense ne pouvait être accordée aux ouvriers de la première heure, que cette conquête si profonde de l'esprit de leurs contemporains.

CHAPITRE II

Rares indications de quelques médicaments. — Surveillance méthodique des tuberculeux. — Surveillance spéciale des femmes au moment des règles. — Eaux minérales.

On a beaucoup abusé des *révulsifs* et surtout des vésicatoires dans le traitement de la phtisie pulmonaire. Laennec disait : « qu'il n'avait pas constaté leur utilité chez les sujets présentant déjà des signes de phtisie ». De son temps et surtout vers 1820, les malheureux tuberculeux étaient martyrisés par les vésicatoires et même par les saignées. A cette époque la jeune duchesse Decazes, devenue tuberculeuse pendant que son mari était ambassadeur à Londres, fut renvoyée à Paris, et, avant de partir, elle écrit ces lignes lamentables : « Je n'ai pas peur de la mort. J'ai peur seulement de ce que je vais souffrir pendant la route. J'ai deux vésicatoires, un sur la poitrine, un dans le dos, et les jambes ouvertes, de telle sorte que je ne puis me tenir debout sans qu'elles saignent horriblement. »

Il faut absolument interdire les grands vésicatoires chez les tuberculeux ; mais il faut bien se garder de supprimer radicalement l'usage des révulsifs. Les mouches de Milan, la cautérisation ponctuée, les applications de teinture d'iode, les frictions avec l'essence de térébenthine ont souvent les plus heureux effets sur les tuberculeux qui ont des lésions légères, même diffuses, même mobiles. Quand les signes de l'auscultation, râles, submatité, respiration rude, se manifestent dans le sommet d'un poumon, tantôt dans le sommet de l'autre, tantôt en avant, tantôt en arrière, d'autres fois même à la base de la poitrine, on peut poursuivre avec un réel succès ces congestions mobiles et variables par des révulsifs légers et souvent répétés. On obtiendra aussi de bons effets des révulsifs appliqués sur les lésions permanentes bien localisées et qui seront entraînées vers la cicatrisation et la guérison, grâce à ces excitations cutanées. Du reste, un grand nombre de malades aiment ces révulsions légères : les uns préfèrent les pointes de feu, les autres les mouches de Milan, d'autres enfin la teinture d'iode. On a prétendu que l'usage répété de la teinture d'iode ou des mouches de Milan congestionnait les reins ; cette assertion est absolument erronée : une longue pratique de vingt-cinq ans me permet d'être absolument affirmatif à ce sujet, mais il faut savoir que les révulsifs n'ont aucune bonne action chez les tuberculeux très âgés, dont les reins sont peu perméables.

Les chimistes découvrent chaque année un nouveau corps *antithermique* destiné à supprimer la fièvre des tuberculeux. Autrefois on donnait l'antipyrine, puis l'antifébrine ou la phénacétine. Maintenant on donne le pyramidon, l'aspirine ou la cryogénine. Toutes ces substances ont les mêmes avantages et les mêmes inconvénients. Elles font baisser la température des tuberculeux fébriles, mais elles produisent souvent des transpirations profuses très affaiblissantes. On peut cependant éviter ces transpirations dangereuses si on a la précaution de donner le médicament antithermique avant la poussée fébrile. Il ne faut pas faire baisser la température des tuberculeux ; il faut l'empêcher de monter. Si vous donnez l'antithermique au tuberculeux quand il a 38°,5, vous provoquez infailliblement une forte transpiration ; mais si vous le lui donnez quand il a 37°,8, c'est-à-dire environ deux heures avant qu'il ait 38°,5, vous l'empêchez d'avoir la fièvre forte, vous lui permettez de manger ou de dormir. Mais il faut bien savoir que très souvent vous n'arrivez qu'à reculer le moment où la fièvre sera forte. Si vous empêchez la fièvre de monter pendant la journée, elle prend sa revanche pendant la nuit. Cependant, souvent cette fièvre nocturne n'empêche pas le malade de dormir. Le tuberculeux alors n'en souffre pas ; il n'éprouve pas l'angoisse causée par la haute température. On aura fait alors une bonne œuvre. *Divinum est opus sedare dolorem.*

Les *médicaments calmants* doivent être largement distribués aux tuberculeux ; il ne faut pas que les tuberculeux souffrent ; parce que, lorsqu'ils souffrent, ils ne mangent pas et ne dorment pas. L'opium, l'extrait thébaïque, la morphine, le laudanum sont les médicaments héroïques des tuberculeux qui souffrent de la toux, de névralgies, de l'insomnie, de douleurs intestinales ou thoraciques. Les baumes calmants à base de laudanum, de chloroforme ou de chlorure de méthyle, sont aussi les bienfaiteurs des tuberculeux rhumatisants, qui sont les bons tuberculeux, les tuberculeux qui guérissent. Aux tuberculeux nerveux il faudra donner de très faibles doses d'opium. Deux ou trois centigrammes d'extrait thébaïque suffiront souvent pour amener chez eux la cessation de l'insomnie ou des douleurs qui les énervent et les fatiguent. Le menthol est aussi un bon médicament pour les tuberculeux qui ont les fosses nasales ou l'arrière-gorge facilement congestionnables. Ces malades priseront avec utilité une poudre composée de 30 ou 40 parties d'amidon et une partie de menthol. Aux tuberculeux tousseurs je recommande de prendre avant chacun des deux principaux repas deux pilules contenant chacune :

Benzoate de soude..................	8 centigrammes.
Térébenthine de Venise.............	2 —

De tels remèdes n'ont pas la prétention de guérir la tuberculose ; aussi sont-ils utiles aux tuberculeux. Les *médicaments qui ont la prétention de guérir la tuberculose* sont, au contraire, néfastes pour les tuberculeux. On les leur donne à haute dose, on les intoxique, on diminue leur résistance organique, on hâte l'évolution fatale de leur maladie. Autrefois la créosote et l'arsenic, donnés à petites doses aux tuberculeux, leur ont rendu quelques services. Aujourd'hui, les hautes doses de créosote, de gaïacol ou d'arsenic qui leur sont largement distribuées par l'estomac, la peau ou l'intestin, leur sont rapidement fatales. Elles empêchent de guérir un grand nombre de tuberculeux. Aux médecins et aux malades partisans des médications intensives et exclusives, nous rappellerons cette jolie boutade du *Diable boiteux* disant à Léandre : « Remarquez près de là deux hommes que l'on ensevelit. Ce sont deux frères. Ils étaient malades de la même maladie, mais ils se gouvernaient différemment. L'un avait une confiance aveugle dans son médecin, l'autre a voulu laisser agir la nature. Ils sont morts tous deux : celui-là pour avoir pris tous les remèdes de son docteur, celui-ci pour n'avoir rien voulu prendre. »

Le traitement des tuberculeux doit leur laisser une initiative limitée qui excite leur responsabilité et leur tendance à obéir intelligemment aux conseils qu'on leur donne. L'obéissance passive est inféconde, mais la liberté absolue est désastreuse pour nos patients.

Les malades ignorants, et l'on aime toujours ignorer la gravité de son mal, sont avides de trouver la panacée qui les guérira rapidement. Malheureusement, un certain nombre de médecins encouragent ces désirs fallacieux. Hélas! nous ne connaissons pas encore la *panacée* qui guérit la tuberculose, comme le sérum antidiphtérique guérit la diphtérie. En quelques années, nous avons vu sombrer les prétentions exagérées des antiseptiques, comme l'iodoforme, la créosote, le gaïacol; des toniques, tels que l'arsenic organique; des sérums, tels que les tuberculines de Koch ou le liquide de Maragliano. Puis on a cru, dans un élan d'enthousiasme, que le sanatorium était, lui aussi, une panacée. Comme il n'en fut pas une, on le jeta bien vite aux orties, parce qu'on lui avait demandé plus qu'il ne pouvait donner. Le sanatorium n'est pas capable de fournir une guérison rapide; pour les riches, il n'est qu'une école dont ils peuvent rapidement se passer, quand leur éducation est faite. Pour les pauvres, il est le séjour obligatoire pendant de longs mois.

La *cure hygiénique de la tuberculose*, cure de repos, d'aération, d'alimentation, de surveillance minutieuse, est à l'antipode des cures par les panacées. Celles-ci nous rappellent le mot de Montaigne : « Nous ne sommes jamais chez nous; nous sommes toujours au delà; la crainte, le désir, l'espérance nous élancent vers l'avenir et nous dérobent le sentiment et la considération de ce qui est. » Le médecin des tuberculeux doit toujours penser à ce qui est.

Il doit poursuivre, par une révulsion méthodique, les moindres signes de congestion dans la plèvre, dans les bronches et dans les cellules pulmonaires. Il doit savoir lire dans une poitrine, comme on lit dans un livre. Il doit tout écouter, tout percuter. La *percussion* donne autant d'indications que l'*auscultation*. Elle doit être alternativement très légère et plus forte pour faire ressortir tour à tour la sonorité des parties superficielles et des parties profondes. Elle doit être faite sur la poitrine nue. Il en est de même de l'auscultation, tout au moins chez les sujets qui sont encore guérissables; car chez eux les phénomènes sonores sont peu intenses et aucune interposition d'étoffe ne doit exister entre la peau du malade et l'oreille du médecin. Le *stéthoscope* doit être toujours employé dans les cas douteux pour découvrir l'étendue et l'origine d'un bruit. Si, en appuyant fortement avec le stéthoscope sur le point de la poitrine où l'oreille a perçu un bruit, ce bruit disparaît, on peut être sûr qu'il était superficiel. Si, au contraire, vous percevez beaucoup plus nettement ce bruit morbide avec le stéthoscope qu'avec votre oreille, vous pouvez être sûr que le bruit naît dans la profondeur de la poitrine. Après avoir expérimenté plusieurs stéthoscopes, je me suis arrêté définitivement au modèle suivant que j'ai fait construire en 1893. Il permet de localiser avec précision les bruits profonds en les renforçant considérablement. Malgré sa hauteur il est très portatif, puisqu'un dispositif spécial permet de le dévisser à sa partie moyenne, et de faire pénétrer sa moitié inférieure dans sa moitié supérieure, comme l'indiquent les figures 1, 2 et 3.

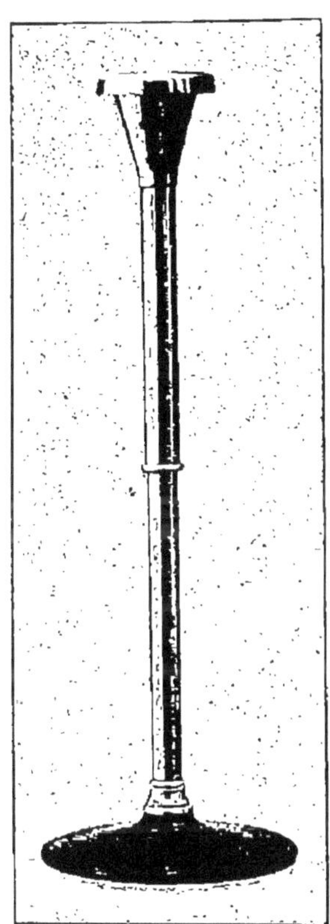
Fig. 1.

Si l'on veut surveiller méthodiquement la santé des tuberculeux, il faut leur faire remplir régulièrement et quotidiennement les colonnes d'un cahier d'observation. Ces colonnes seront au nombre de cinq : une pour la température du matin, une pour la température de la fin de l'après-midi, une pour les garde-robes, une pour la nuit bonne ou mauvaise, une pour les observations et le

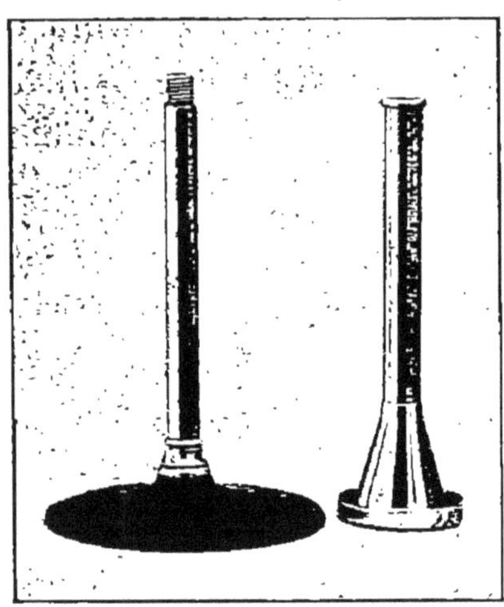

Fig. 2.

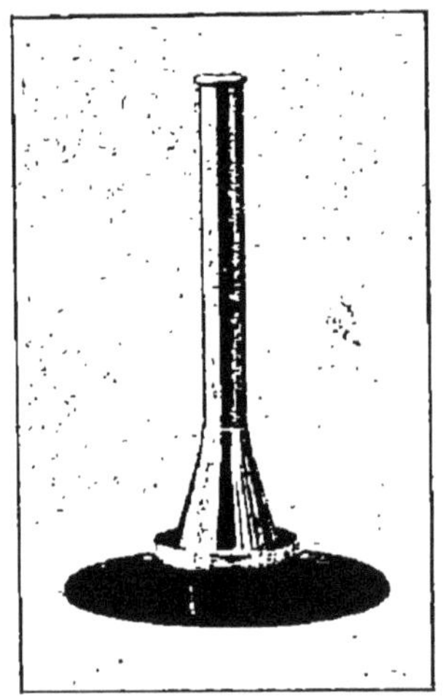

Fig. 3.

poids pris hebdomadairement. Une de ces observations concerne le moment qui précède les époques mensuelles des tuberculeuses. En leur faisant prendre, cinq jours avant cette époque, un peu de bromure de sodium et de digitale, on évite fréquemment chez les tuberculeuses nerveuses, et elles le sont presque toutes, des phénomènes congestifs tels que crachement de sang, poussées fébriles.

Les tuberculeux emphysémateux et catarrheux sont seuls justiciables des *eaux minérales*. Les autres tuberculeux n'ont rien à gagner aux cures hydropathiques, soit que leur poitrine, soit que leur intestin soient attaqués. Quand on veut bien observer de tels malades avant et après leur cure, on constate toujours leur amaigrissement. Or, une médication qui fait maigrir un tuberculeux est une médication qui a tort. On peut envoyer les tuberculeux pendant l'été dans quelques stations d'eaux minérales, parce qu'ils y trouveront de bons médecins, de bons hôtels ou des habitations confortables, des sites variés, des promenades faciles ou des altitudes favorables. Mais ils ne devront pas suivre de traitement hydropathique. Cette cure est défavorable, parce qu'elle ne permet pas de prendre un repos indispensable au traitement de la tuberculose en évolution. Les bains réitérés affaiblissent les phtisiques ; les douches les fatiguent ; les inhalations les épuisent en les faisant transpirer et, quand on les fait lever entre 5 heures et 7 heures du matin pour les conduire à leur traitement, on hâte rapidement leur fin.

Mais les tuberculeux atteints d'adénopathie bronchique pourront utilement aller à la Bourboule boire deux à trois demi-verres d'eau arsenicale pendant un mois. Les tuberculeux dyspeptiques boiront à Vichy deux verres d'eau des Célestins ou de la Grande-Grille. Les tuberculeux atteints de légère imperméabilité rénale, due à une sclérose commençante, devront à Évian boire deux à trois verres d'eau qui leur lavera leurs reins. Mais à la Bourboule, à Vichy, à Évian, ils ne prendront ni bains, ni douches, ni inhalations : l'eau et le bon air leur suffiront.

Nous renvoyons les lecteurs désireux de connaître l'étude détaillée des médicaments et des eaux minérales appliqués au traitement de la tuberculose pulmonaire, au *Traitement de la phtisie pulmonaire* (librairie Rueff, 2 volumes), que nous avons publié en 1892.

CHAPITRE III

Les traitements spécifiques de la tuberculose. — Sérums. — Vaccins.

En 1895, M. Maragliano injecta à des chiens, à des ânes, à des chevaux, des substances fort toxiques, extraites de cultures très virulentes de tuberculose humaine. Il saignait ensuite ces animaux et il injectait leur sérum devenu antiphtisique à des malades atteints de tuberculose pulmonaire. Le professeur de Gênes prétendait qu'on n'avait jamais employé pour la vaccination des animaux une substance douée d'une aussi grande puissance toxique. Cependant un grand nombre d'expérimentateurs ont employé des substances fort toxiques extraites des cultures de tuberculose humaine et qui tuaient les cobayes en quelques jours. J'ai tenté de vacciner ainsi des animaux; je n'ai fait que prolonger leur existence et j'ai trouvé inutile de répéter l'expérience sur l'homme (*Académie de médecine*, 29 octobre 1889). D'autres expérimentateurs ont fait de pareilles tentatives expérimentales. M. le professeur Grancher et M. Hippolyte Martin, M. le professeur Charles Richet et M. Héricourt, M. le professeur Straus et M. Gamaléia, M. le professeur Babès (de Bucarest) ont fait dans ce sens de nombreux et très intéressants essais. La tuberculine de Koch a été une erreur au point de vue thérapeutique, mais elle a servi à établir le diagnostic de la tuberculose chez les animaux de boucherie, ce qui a constitué un progrès hygiénique très appréciable. Aujourd'hui, le sérum de Maragliano est aussi délaissé que le sont les deux tuberculines de Koch.

Récemment on a proposé plusieurs nouveaux traitements généraux de la tuberculose et deux modes de vaccination contre cette maladie. M. le Dr Marmorek a pensé pouvoir appliquer à la tuberculose la méthode employée par MM. Behring, Roux et Yersin pour la fabrication du sérum antidiphtérique. Il a pensé obtenir le vrai poison, la toxine tuberculeuse, différente de la tuberculine de Koch, en cultivant de jeunes bacilles tuberculeux dans un mélange de sérum de veau et de bouillon de foie glycériné. En inoculant cette toxine au cheval et en le saignant, on obtiendrait un sérum contenant une antitoxine capable de donner aux animaux et aux hommes tuberculeux l'immunité contre les progrès de leur maladie. Quoique M. Marmorek continue à être persuadé de l'efficacité de son traitement, les résultats qu'il a obtenus sur les animaux n'ont pas convaincu les expérimentateurs de l'Institut Pasteur, et les résultats qu'il a obtenus chez l'homme n'ont pas convaincu l'ensemble des cliniciens. Du reste, nous avons autrefois fait de nombreux travaux sur le poison tuberculeux dans les laboratoires des professeurs Grancher et Straus, et nous avons toujours constaté que cette toxine tuberculeuse, injectée à haute dose, activait l'évolution de la tuberculose, et, injectée à très petites doses faiblement progressives, masquait cette évolution et en prolongeait la durée sans en diminuer la gravité.

M. Marmorek a eu grandement raison de se servir du sérum de cheval pour faire ses injections antituberculeuses. J'ai constaté, en effet, dans le laboratoire du professeur Straus, que le sérum du cheval est le seul sérum d'animal que supportent bien les animaux tuberculeux.

Les injections de sérum de bœuf, de cochon, de chiens, de lapins sains hâtent l'évolution de la tuberculose, tandis que le sérum de cheval peut impunément être injecté à la dose énorme de 100 à 150 grammes dans les veines des lapins de 2 kilogrammes sains ou tuberculeux.

M. Wright (de Londres) pense pouvoir vacciner contre la tuberculose en inoculant des bacilles tuberculeux stérilisés, et en suspension dans leur culture. Straus et Gamaléia ont déjà tenté ces expériences et n'ont pas pu guérir la tuberculose des animaux. Ils l'ont au contraire aggravée.

M. Moeller, directeur du sanatorium de Belzig, a tenté sur lui une méthode de vaccination antituberculeuse qui mérite d'être signalée. Il a réussi à inoculer la tuberculose à un animal à sang froid, l'orvet. Puis il a cultivé les microbes tuberculeux ayant passé par l'organisme de l'orvet, et en mars 1902 il s'est inoculé dans les veines une petite quantité de culture du microbe tuberculeux de l'orvet. En octobre et en novembre, il subit deux nouvelles inoculations intraveineuses du même liquide (*Bulletin mensuel de l'œuvre des enfants tuberculeux*, 1904). Le 4 décembre 1902, il reçut dans les veines une émulsion de bacilles tuberculeux humains en même temps que deux cobayes recevaient la même substance sous la peau. Les deux cobayes sont morts dans les délais ordinaires. M. Moeller a perdu 15 livres pendant les deux mois qui ont suivi cette inoculation d'épreuve, puis il a repris son poids normal et il est en bonne santé. Cette expérience, comme toutes les expériences non contrôlées par d'autres expériences, est insuffisante pour démontrer la généralité d'un fait. Je crois qu'il faudrait d'abord vacciner par cette méthode beaucoup d'animaux susceptibles de prendre facilement la tuberculose humaine, tels que le cobaye, le lapin, le porc. Je crois aussi qu'au lieu d'opérer directement avec des cultures pures de bacilles provenant d'animaux à sang froid, tels que l'orvet, il vaudrait mieux faire passer ces bacilles spéciaux à travers l'organisme d'un grand animal comme le cheval, dont on peut impunément injecter le sérum à l'homme. L'antitoxine tuberculeuse, si elle est créée réellement par ce procédé de passage à travers l'animal à sang froid pendant plusieurs générations, sera contenue dans le sérum du cheval, et les inoculations intraveineuses n'offriront aucun danger d'embolie, tandis qu'il n'en est pas de même avec des cultures contenant des bacilles, c'est-à-dire des corps solides.

M. le Dr Viguier (de Maillane) pense qu'il guérit les tuberculeux en leur injectant sous la peau du sérum de poule, parce que la poule n'est pas tuberculisable par les bacilles humains. Or les récentes expériences ont démontré que la poule est très difficilement mais réellement tuberculisable par les bacilles. Du reste, si la poule était complètement réfractaire à la tuberculose humaine, il ne serait pas infailliblement nécessaire que son sérum guérît la tuberculose des hommes ; car le sérum des animaux réfractaires au charbon ne guérit pas les êtres charbonneux.

M. Canter a publié récemment dans la *Revue de médecine* une étude très ingénieuse dans laquelle il prétend que la tuberculose est due à une augmentation de l'alcalinité du sang, que cette augmentation de l'alcalinité diminue la tension du sang dans les artères et prédispose à la pullulation des microbes tuberculeux dans les milieux organiques hypoacides. Aussi M. Canter conseille d'augmenter les acides du sang des tuberculeux, et surtout des gens prédisposés à la tuberculose, en leur donnant des phosphates acides, de l'acide phosphorique, de l'acide chlorhydrique. Il est certain que, chez un certain nombre de tuberculeux, les acides aident la digestion des aliments carnés. Mais doit-on dire qu'on mettra les gens prédisposés à l'abri de la tuberculose si on leur donne des acides? Je ne le crois pas. Il faudrait démontrer que le sang est réellement plus alcalin chez les tuberculeux, et on ne l'a pas démontré. On s'est contenté d'analyser les urines et de dire que l'acidité urinaire est le miroir fidèle du sang. Or, d'après plusieurs centaines d'analyses d'urines que j'ai faites, j'ai vu que l'acidité urinaire des tuberculeux est excessivement variable : tantôt elle est très supérieure à la normale, dépassant le double de cette normale ; tantôt elle lui est légèrement inférieure ; mais le plus souvent elle est normale. Je crois donc que la forme donnée par M. Canter à sa théorie étiologique et médicamenteuse est inexacte. Mais je suis persuadé que, si l'auteur veut bien persévérer dans le genre de recherches qu'il a entreprises, il pourra nous éclairer sur la véritable nature du terrain organique réfractaire à la tuberculose. Je crois que les études chimiques pourront nous faire connaître les substances qui activent ou qui entravent la prolifération du bacille tuberculeux dans l'organisme humain. M. J. Raulin a démontré en 1870 que le champignon microscopique *Aspergillus niger* réclame une trace de zinc pour être cultivé, et qu'une trace d'argent suffit, au contraire, pour arrêter sa culture. Quelle trace de quel corps peut être capable de stériliser le milieu de culture humain pour le bacille de Koch ? La chimie seule, et la chimie la plus précise, pourra nous l'apprendre.

M. Wassermann a proposé de traiter les tuberculeux par la production artificielle d'hyperémie veineuse des vaisseaux pulmonaires. Il impose aux malades l'usage d'un respirateur qui les contraint à faire des inspirations très prolongées et des expirations normales, pendant un quart d'heure 6 à 8 fois par jour. Ce traitement pourra peut-être produire un œdème factice qui ne tuera pas plus les bacilles que ne le fait l'œdème pulmonaire pathologique.

Depuis deux ans, M. Behring propose un moyen de rendre le nourrisson inapte à contracter la tuberculose par l'ingestion du lait de vache tuberculeuse. Il a pu immuniser des vaches en injectant dans leurs veines des cultures atténuées de tuberculose. Puis il a fait absorber à des veaux du lait produit par ces vaches immunisées : il a constaté que ce lait agissait comme un vaccin et conférait à ces bovidés une immunité durable contre la tuberculose. Aussi propose-t-il de nourrir les enfants privés du sein de leur mère avec du lait de vaches immunisées contre la tuberculose.

Dans un premier mémoire, il proposait même de donner aux jeunes êtres du lait antitoxique additionné de cultures tuberculeuses atténuées. Toutes ces indications sont fort intéressantes et nous devons attendre que M. Behring les précise par des expériences plus nombreuses, plus variées, plus convaincantes.

En attendant, les phtisiques ne devront pas perdre leur temps en suivant des traitements soi-disant spécifiques. Ils devront s'attacher avec acharnement au traitement hygiénique que leur recommanderont tous les médecins compétents, et ils devront espérer fermement qu'un jour prochain leur apportera le vrai remède de la phtisie pulmonaire. La découverte est dans l'air. Viendra-t-elle de France ou d'Allemagne, ou d'ailleurs ? Nul ne le sait encore; mais dans une dizaine de laboratoires on côtoie la découverte. Il manque encore la vision géniale, mais elle viendra et elle sera acclamée dans le monde entier.

CHAPITRE IV

Causes de l'augmentation des cas de tuberculose. — Principes de la cure hygiénique. — La journée de différents tuberculeux.

La tuberculose atteint le quart des individus qui composent une génération et en tue au moins un sixième. Elle est donc plus meurtrière que toutes les autres maladies épidémiques et contagieuses réunies. Elle est la grande lèpre qui ronge l'humanité depuis un siècle. Ce fléau est le balai qui nettoie le genre humain et fait disparaître les scories qui l'encombrent. Il est aidé dans son œuvre par la dégénérescence de la race qui est due à plusieurs causes rendues fatales par les progrès de la civilisation et de l'industrie. L'ouvrier des villes s'entasse de plus en plus dans des ateliers et des usines. Sa journée terminée, au lieu de se reposer, il s'amuse et boit. On comprend très bien que les êtres poursuivis par le malheur noient leurs peines et leur désespoir dans le vin ou les liqueurs. Et il faut répéter avec Balzac : « La misère des autres me serre le cœur. Je ne juge jamais les malheureux. » (Lettre à Mme de Hanska, 7 novembre 1837.) Mais il faut flétrir ceux qui gagnent suffisamment leur vie pour ne pas être malheureux, et n'ont pas l'excuse de chercher dans l'alcoolisme une compensation à leurs déboires.

Les gens aisés sont moins souvent alcooliques que ne le sont les pauvres, mais ils ne savent plus guère mener une vie raisonnable, partagée également entre le repos et le travail. Ils travaillent tout autant et même plus qu'autrefois, parce que les ambitions, les désirs, les appétits sont chaque jour plus ardents et qu'il faut de l'argent, toujours plus d'argent. Il en faut beaucoup pour payer tous les plaisirs qui sont aujourd'hui une nécessité de la vie des plus modestes ménages. On s'use par le travail exagéré, par le plaisir exagéré et aussi par le sport exagéré. Notre race n'est nullement entraînée, comme l'est la race anglaise, aux violents exercices corporels. En outre, les nouveaux sportsmen ne savent pas être sobres et sages, comme le sont les professionnels. Aussi, pendant ces dernières années, nous avons pu voir un grand nombre de jeunes gens pratiquant le cyclisme, le tennis ou le canotage d'une façon exagérée, devenir phtisiques. Ces oisifs, incapables de mener la vie sportive, devraient se marier avec une femme qui les retiendrait à la maison, ou émigrer dans les colonies où les sports intensifs ne sont ni faciles à exécuter, ni entretenus par une sotte vanité.

La race actuelle est aussi préparée à être cueillie par le tubercule, grâce aux progrès de l'hygiène et au développement de l'amour maternel. On élève dans du coton une foule d'enfants délicats qui n'auraient pas dû vivre, si on ne les avait pas défendus artificiellement contre la mort. Mais la phtisie les guette, puis les étreint quand ils deviennent adultes et négligent les précautions familiales qui leur avaient permis de résister à l'envahissement des germes tuberculeux sommeillant dans leur corps. Pendant qu'on choie ces êtres malingres, on n'en a pas d'autres, parce que l'élevage des enfants délicats coûte trop cher pour qu'on puisse s'offrir le luxe d'en avoir plus d'un ou deux. Autrefois on en avait huit ou dix ; la moitié mourait en bas âge, et les autres, assez résistants pour survivre, devenaient des êtres bien portants.

La tuberculose voit aussi augmenter le nombre de ses victimes, parce que les cas de mort par les maladies contagieuses diminuent sans cesse. La variole est combattue par la vaccine animale; le croup par le sérum antidiphtérique; la fièvre typhoïde par la bonne eau; la rougeole, la scarlatine, les oreillons par les mesures de désinfection. Aussi tous les enfants débiles qui auraient été, dès le jeune âge, la proie de ces affections épidémiques ou contagieuses, sont très souvent la proie de la tuberculose. La mort ne lâche pas facilement les victimes qui lui sont désignées. Elle fait son bilan, et ce qu'elle perd d'un côté elle s'efforce de le rattraper d'un autre.

La tuberculose est une affection parasitaire. Le parasite microbien, comme tous les parasites, ne se développe que dans les tissus mal nourris, appartenant à des êtres peu résistants. Nous savons, grâce aux travaux de Delafond et Bourguignon, que les moutons bien portants, bien propres, bien entretenus, ne sont jamais envahis par l'animal parasite appelé *acarus de la gale*. Si ces mêmes moutons sont soumis à un régime débilitant, ils deviennent très facilement galeux. Si on leur rend une bonne santé, grâce à un régime fortifiant, ils se guérissent naturellement et restent réfractaires à un ensemencement nouveau de l'acarus. La tuberculose est une sorte de gale interne, produite par la pullulation d'un être vivant, microscopique, le bacille tuberculeux, découvert par le professeur Robert Koch. Ce bacille, comme l'acarus de la gale, ne pullule pas sur les corps bien nourris, résistant aux fatigues de la vie humaine. Tous les jours les hommes ont l'occasion d'être contaminés par les bacilles contenus dans les crachats tuberculeux. Chez les êtres résistants, le bacille meurt où il s'attache. Chez les faibles, il trouve des milieux organiques pauvres, qui ne peuvent se défendre contre l'envahissement insidieux de l'ennemi triomphant.

Le but idéal du médecin est donc de rendre réfractaires à la tuberculose ceux qu'une faiblesse héréditaire ou acquise livre sans défense aux attaques du microbe tuberculeux. Comme nous n'avons à notre disposition aucun virus atténué, aucune substance chimique mithridatisante, aucun sérum préservateur, il importe de rendre les hommes faibles résistants au bacille tuberculeux, comme on rend les moutons faibles résistants à l'acarus de la gale.

La tuberculose aime le poumon, mais elle lui fait souvent des infidélités. Elle aime le poumon parce que cet organe a une texture rudimentaire peu élevée dans la hiérarchie de l'organisation cellulaire. Il est un prétexte à vaisseaux sanguins, veines dans lesquelles le sang noir arrive chargé d'acide carbonique, capillaires dans lesquels s'exhale cet acide carbonique et dans lesquels aussi est absorbé l'oxygène de l'air, artères dans lesquelles le sang rouge, oxygéné, va porter la vie à toutes les parties du corps humain. Le tissu pulmonaire sert de soutien à ces vaisseaux sanguins et aux vaisseaux aériens, grosses et petites bronches, qui apportent l'air pur par l'inspiration et emportent l'air souillé d'acide carbonique par l'expiration. Dans l'exécution de toutes ces fonctions, le tissu pulmonaire n'a qu'un rôle passif de soutien. Il n'est qu'un tissu élastique et résistant, et, malgré les recherches les plus minutieuses, on n'a pu lui décerner une fonction spéciale physiologique ou chimique, sécrétoire ou exsudative.

Ce tissu pulmonaire, rudimentairement organisé, soumis à une fonction mécanique perpétuelle et intensive, offre peu de résistance aux bacilles tuberculeux, et c'est lui qui le plus souvent est envahi dès le début, quelle que soit la voie d'absorption de la tuberculose, aérienne, alimentaire, sous-cutanée. Mais on observe quelques exceptions à cette règle. Dans certains cas, des affections ou des troubles fonctionnels antérieurs ont rendu l'intestin, le rein, les articulations, les centres nerveux, le larynx, moins résistants encore que le poumon devant l'envahissement du bacille tuberculeux, et la première manifestation de la tuberculose est une laryngite, une arthrite, une néphrite, une entérite tuberculeuse.

Mais, quel que soit l'organe qui pousse le premier un cri de douleur sous l'étreinte tuberculeuse, la tuberculose est toujours une maladie infectante d'emblée. Le microbe est migrateur, il peut voyager à travers le sang ou la lymphe, et se fixer sur un organe quelconque du corps humain, dès que les circonstances favorables lui permettent d'y vivre aisément et d'y pulluler, c'est-à-dire quand cet organe, atteint dans sa texture ou son fonctionnement, cesse de posséder des cellules capables de repousser les attaques bacillaires, quand ces cellules ne contiennent plus des liquides intra et paracellulaires capables de détruire ou de neutraliser les poisons microbiens.

Tout le traitement de la tuberculose doit s'inspirer de cette nécessité : donner à l'organisme des cellules résistantes. Les médicaments actifs, donnés à petite dose, pendant une courte période de temps, peuvent quelquefois concourir à ce résultat. Administrés à hautes doses et pendant longtemps, loin de donner un élan à la vie cellulaire, ils entravent son fonctionnement et deviennent des poisons qui ajoutent leurs effets funestes à ceux des poisons microbiens.

Au contraire, le repos, en modérant les efforts et le travail des cellules, leur permet de reprendre leurs forces épuisées; le grand air et l'alimentation intensive sous un petit volume accroissent ces forces, en activant la nutrition réparatrice de toutes les parties de l'organisme. La cure hygiénique est le véritable contrepoison de l'empoisonnement tuberculeux.

La *cure hygiénique de la tuberculose* est fondée sur trois agents curatifs indispensables : le *repos* dans un *air pur*, avec une *alimentation appropriée*; le tout entouré de plusieurs précautions salutaires. C'est très simple, et cependant il est très difficile de forcer les tuberculeux à suivre les prescriptions minutieuses de cette cure, et surtout à ne suivre qu'elles. « Comment, disent les malades, vous ne me donnez pas de médicaments; mais je ne guérirai jamais si vous ne me donnez rien. » Les malheureux appellent *rien* : le repos réparateur de l'organisme usé, l'aération excitante de l'assimilation, l'alimentation intensive et peu volumineuse rénovatrice des cellules épuisées. Mais il leur faut un poison, ou tout au moins une substance guérissante. — « Avec quoi me soignez-vous? » demandent-ils. — L'hygiène, la sage et bienfaisante hygiène, ne suffit pas à leur esprit hanté par le récit de cures imaginaires et miraculeuses obtenues par l'une des innombrables drogues proposées depuis l'origine des temps à l'espérance et à la crédulité des tuberculeux. Bien souvent, à cette question oiseuse, j'ai eu envie de répondre : « Avec quoi je vous soignerai? Avec des discours! » Mais le malade aurait-il compris que le rôle du médecin est d'encourager sans cesse le tuberculeux à suivre les prescriptions de la cure hygiénique, à déployer toutes les ressources de son esprit et les élans de son cœur à l'engager à la patience et à la surveillance de ses fonctions organiques? Les malades préfèrent quelque chose de tangible aux plus beaux discours, et j'aurais bien désiré rire à mon aise quand l'un d'eux, auquel j'avais ordonné de prendre sa température trois fois par jour, vint, tout joyeux, me dire : « Merci, cher docteur ; je vais bien mieux depuis que vous me soignez au thermomètre. »

La cure hygiénique est une savante discipline qui permet d'user très rarement, le plus rarement possible, des médicaments actifs. Elle doit être continuée pendant longtemps ; aussi n'est-elle pas à la portée des tuberculeux très pauvres ou très riches. Les pauvres n'ont pas l'argent nécessaire pour se bien nourrir sans rien faire, et les riches ont toujours la tentation d'user de leur argent pour s'amuser et se fatiguer. Ce sont les tuberculeux assez, mais pas trop fortunés, qui apportent le plus fort contingent à la classe des tuberculeux guéris. Ils font des sacrifices pour se soigner et ne veulent pas les perdre en cessant de prendre des soins attentifs et scrupuleux avant d'avoir obtenu une guérison complète. Ils sentent que leur vie est utile à leur famille et ils ne veulent gaspiller ni leur fortune ni leur santé.

La mobilité de l'esprit des tuberculeux est souvent aussi un grand danger pour eux. Le cerveau de ces malades se laisse aussi facilement envahir par l'enthousiasme que par la dépression morale. Un tuberculeux aussi peu équilibré est prêt à tout faire, et est incapable de rien faire avec suite et avec persévérance. Il demande tout et ne donne rien, pas même sa confiance et jamais sa reconnaissance. Il paraît être un égoïste peu intéressant, dont la vie peut disparaître sans laisser ni vide ni regrets après elle. Il n'est cependant pas aussi méprisable qu'il semble l'être. Il n'est pas méchant, il est impuissant. Il n'a pas la force d'être bon. Il voudrait l'être : il s'élance vers le bien, puis il retombe comme une balle, à moins qu'une main charitable et secourable ne vienne le recevoir avant sa chute, l'encourage, le soutienne, le maintienne à une hauteur morale moyenne. Son cerveau et son cœur, comme ses muscles, doivent être ménagés, doucement et constamment exercés, en évitant les courses folles ou la torpeur stérilisante. Si ce tuberculeux, ainsi déséquilibré, ne trouve pas dans sa famille ou dans son entourage la main de fer, gantée de velours, qui le conduira sans heurt dans la placide voie de la guérison, il devra se rendre dans un sanatorium dirigé par un médecin instruit, doublé d'un bon et ferme éducateur. Guidé par l'exemple des autres malades, il prendra la filière et marchera droit.

Hors du sanatorium, le tuberculeux mal équilibré sera constamment tenté de faire l'essai de toutes les nouveautés médicamenteuses. Il se fera injecter toutes les vraies ou fausses tuberculines, tous les sérums naturels ou artificiels, et il mourra dans l'impénitence finale. J'ai cependant pu sauver un de ces malades errants à travers les champs les plus rocailleux de la thérapeutique, en le contraignant à réciter matin et soir cette sorte de *Prière des tuberculeux* : « Je demande à avoir assez d'énergie pour ne pas implorer ou rechercher des médicaments qui aggraveront mon mal. Je doserai méthodiquement mes exercices d'après la marche de ma température et le poids de mon corps. Je saurai éviter l'ennui, malgré la solitude et le repos forcé auquel je suis astreint. Je m'engage à ne pas m'insurger contre mes parents, mes médecins et tout mon entourage, parce que je ne guéris pas assez vite. Je suis seul responsable de la marche de ma maladie et, si je ne guéris pas, ce sera ma faute, ma très grande faute. »

Cette renonciation à la vie active ou agréable est absolument nécessaire pour tous les tuberculeux qui veulent guérir. Mais, suivant les différents cas, elle doit être longue ou courte, complète ou incomplète. Quelques exemples pourront fixer les idées médicales sur les exigences des diverses cures hygiéniques.

Un jeune garçon de quinze ans est atteint subitement, après un voyage fatigant, par une maladie qui a toutes les allures d'une fièvre typhoïde à rechutes et qui est une de ces tuberculoses à forme typhoïde que le professeur Landouzy a si savamment étudiées. Dès que ce malade est guéri de cet accident aigu, il vient passer un hiver dans le Midi, où il vit à peu près comme les garçons de son âge, en modérant cependant son travail et ses exercices. Dans les mêmes conditions, il passe l'été suivant à la montagne à une altitude de 1200 mètres. Le second hiver se passe encore dans le Midi, puis l'été aux environs de Paris, et enfin il termine ses études à Paris même. Il est parfaitement guéri. Pendant toute la durée de sa cure hygiénique, il n'a eu que deux accidents : un violent accès de fièvre qui, pendant trois jours, l'a retenu au lit, et une poussée congestive des deux sommets des poumons qui s'est dissipée en un mois, grâce au repos absolu et à une alimentation sévèrement limitée au lait, aux œufs et à la viande crue. *Chez ce jeune malade, le traitement a donc été court, facile, parce qu'il a été soumis à la cure hygiénique dès le début de sa maladie.*

Un autre jeune homme d'une quinzaine d'années maigrit rapidement, est arrêté souvent dans ses études par des malaises fébriles. On l'ausculte, on ne trouve aucun signe de tuberculose pulmonaire apparente : il ne tousse pas ; il ne crache pas. Cet adolescent traîne ainsi sa médiocre existence pendant deux ans sans amélioration, mais sans aggravation de son état. Puis on me l'amène ;

je le soumets à l'épreuve de la température prise dans la bouche après la marche et après le repos ; on inscrit un écart de 12 dixièmes. Et quoique je ne constate que des signes physiques douteux, très douteux, dans un des sommets de la poitrine, j'affirme l'existence de la tuberculose. Je lui conseille de ne se livrer aux exercices et au travail que le thermomètre à la main. On abuse cependant de la marche, de l'équitation, du canotage, des voyages, des déplacements successifs. On ne se soumet pas à la renonciation prescrite. Encore deux années se passent, on me ramène le jeune homme dont l'état général s'était assez bien défendu, malgré ses imprudences et ses rechutes successives. Mais l'auscultation était, hélas ! typique. Les lésions étaient caractéristiques au sommet et à la base de l'un des deux poumons. Si on s'était hypnotisé sur ces lésions étendues et graves, on aurait infailliblement condamné le malade. Mais, en étudiant les courbes comparatives du poids de son corps et de sa température buccale, on constatait que l'amaigrissement accompagnait toujours les poussées fébriles et que l'engraissement accompagnait toujours les accalmies exemptes de fièvre. En présence de cette marche constamment inverse du poids et de la température, on devait penser que les forces réparatrices de l'organisme n'étaient pas usées, que l'assimilation se rétablissait dès que la fièvre cessait, puisque le poids augmentait dès que la température baissait. Le malade se défendait, son tube digestif fonctionnait encore bien : la place d'armes était sauve. Il importait d'accumuler de son côté toutes les chances de vaincre. Il fut condamné au repos absolu d'abord, relatif ensuite, au séjour prolongé à une altitude atteignant progressivement 1 500 mètres. Sa famille, décidément éclairée, soutint son courage, sa volonté chancelante, et en cinq ans il sut conquérir une bonne santé, qu'il sera assez sage pour ménager. *Il s'est guéri très lentement parce qu'il n'a pas résolument entrepris la cure hygiénique complète dès le début de sa maladie.* Il avait passé deux ans dans l'indiscipline, et cinq années ont été nécessaires pour réparer ce temps perdu. On voit donc combien on perd de temps et d'argent si on ne se soigne pas énergiquement dès le principe. Le traitement précoce, rationnel, économique, est presque infaillible.

Souvent la tuberculose se contente d'effleurer ses victimes. Quand on peut suivre pendant longtemps les mêmes malades, on en voit qui ont successivement des accidents tuberculeux aux poumons, au genou, aux intestins, dans les gaines tendineuses, et qui s'en tirent sans trop de dégât.

Quelques tuberculeux ont vraiment de la chance. Ils vivent très longtemps en promenant leur tuberculose au milieu des pires imprudences. Je connais depuis trente ans une dame frêle, mince, nerveuse, aussi tuberculeuse que possible, qui a atteint sans grand dommage la cinquantaine. Elle a eu des enfants qu'elle a perdus, elle s'est agitée au milieu des chagrins et des plaisirs, crachant le sang trois ou quatre fois par an, mais mangeant bien et n'ayant pas de fièvre. Elle est devenue grasse avec l'âge, s'est fort bien conservée dans sa graisse tuberculeuse, et cette agréable petite femme, menue, continue à faire l'admiration et l'étonnement des médecins qui la rencontrent.

Si l'on peut voir des êtres frêles, des pots fêlés, vivre gaiement avec leur tuberculose, on voit souvent des êtres admirablement bâtis demeurer sans résistance devant la première atteinte de la tuberculose. Je connais une géante, admirablement bien portante, très vigoureuse jusqu'à l'avant-dernier automne ; à ce moment, elle a commencé à tousser et à maigrir. Elle partit pour le Midi, fréquenta un peu trop la roulette sans cependant faire de grosses imprudences. Puis, au printemps, quoique ses lésions fussent très faibles, quoique sa fièvre fût peu intense, elle perdit rapidement ses forces, son poids diminua de 20 kilogrammes, les quintes sèches apparurent et le sommeil se perdit. Une cure de koumys suivie pendant trois mois en Tartarie l'a rapidement transformée. Mais il était temps d'agir énergiquement.

On voit combien les apparences sont trompeuses. La géante tuberculeuse aurait pu dire dédaigneusement à la petite tuberculeuse frêle et délicate, comme le chêne au roseau :

> Tout vous est aquilon, tout me semble zéphir ;

mais, comme dans la fable, la tuberculeuse roseau eût pu lui répondre :

> Les vents me sont moins qu'à vous redoutables :
> Je plie et ne romps pas.

Les apparences de la tuberculose sont ondoyantes et diverses : chacun les fait à son image. L'art du médecin est de les observer, de les découvrir, de les prévoir, de les diriger vers la guérison, par la cure hygiénique prudemment, sévèrement et amicalement dirigée, sans médications intensives, longuement prolongées.

Dans l'étude de la tuberculose, les médecins les plus expérimentés apprennent chaque jour quelque nouveauté qui leur avait échappé. La phtisiothérapie n'est bien pratiquée qu'à la suite d'une longue observation :

> Quiconque a beaucoup vu
> Peut avoir beaucoup retenu.

Sans avoir la prétention de m'appliquer ce compliment du bon La Fontaine, je prendrai la liberté de préciser en quelques lignes les bases du genre de vie que les divers tuberculeux doivent mener s'ils veulent guérir. Ces notions pourraient être intitulées : *La journée des tuberculeux*. Je dis *des tuberculeux*, car aucune formule hygiénique ne peut être appliquée à tous les phtisiques indifféremment. Chaque groupe doit être strictement différencié.

1° *Journée du tuberculeux sans fièvre au début de la maladie.*

Cesser toute occupation fixe.

Habiter, selon ses préférences ou commodités : pendant l'hiver, le Midi ou les altitudes ; pendant l'été, la montagne ou une plage peu ventilée.

Se lever entre 8 heures et demie et 9 heures du matin ; déjeuner avec un œuf ou un peu de viande froide, du café au lait, ou du chocolat ou du thé avec du pain et du beurre.

Se promener en flânant de 10 heures à 11 heures et demie. Se reposer dehors pendant une demi-heure avant le déjeuner. Pendant ce repos, être étendu sur une chaise longue ou assis sur un bon fauteuil et être plus couvert que pendant la marche.

Au déjeuner de midi, absorber un repas ordinaire auquel on joindra 100 à 200 grammes de viande crue, ou deux ou trois cuillerées à soupe de poudre de viande.

De 1 heure à 4 heures et demie, rester étendu à l'air sous un abri ou dans une chambre dont la fenêtre est ouverte. Pendant ce temps, on peut lire. A 4 heures et demie absorber un ou deux œufs, ou du lait.

De 5 heures à 6 heures, faire pendant l'été une petite promenade en voiture ou à pied. Pendant l'hiver, lecture ou jeux de 5 heures à 7 heures. Pendant l'été, repos à l'air jusqu'à 7 heures et demie.

Prendre la température buccale tous les jours, entre 4 heures et demie et 6 heures, et, si elle dépasse 37°,4, ne pas marcher pendant vingt-quatre heures. Cette règle sera applicable au cas suivant.

Dîner ordinaire et se coucher à 9 heures.

Pendant la nuit, on peut absorber une tasse de lait.

2° *Journée du tuberculeux qui est convalescent d'une poussée aiguë, mais n'a plus de fièvre.*

Mêmes résidences que dans le cas précédent.

Se lever vers 9 heures et demie du matin.

Déjeuner à 7 heures et demie avec café au lait, ou thé ou potage, un œuf ou bien du pain et du beurre selon les préférences.

De 10 heures et demie à 11 heures et demie, petite promenade à pied ou en voiture, ou bien s'étendre dans un jardin de 10 heures et demie à midi.

Au déjeuner de midi : 2 œufs, 200 grammes de viande crue, légumes et dessert selon les goûts ; pas de café, pas de liqueurs, pas de vin pur, vin avec eau, bière légère, ou cidre non mousseux, ou eau pure.

Repos de 1 heure à 4 heures et demie, comme dans le cas précédent et mêmes occupations jusqu'à 7 heures et demie.

Au dîner, volaille, poisson ou jambon ; 2 œufs ou des légumes. Pas de dessert. Mêmes boissons qu'au déjeuner.

Se coucher à 8 heures et demie. Boire une tasse de lait pendant la nuit.

3° *Journée du tuberculeux qui a une fièvre légère, d'une durée quotidienne plus ou moins longue, donnant un écart de plus d'un degré entre le maximum et le minimum, soit 36°,2, et 37°,5.*

Mêmes résidences que dans les deux premiers cas.

A 8 heures et demie, déjeuner avec du lait, ou du chocolat, avec du pain, sans beurre.

Se lever à 9 heures et demie. Vers 10 heures et demie, quand le temps n'est ni humide, ni venteux, ni trop chaud, faire deux fois par semaine une promenade en voiture d'une heure, se reposer un quart d'heure avant de déjeuner. Pendant la promenade, le malade peut descendre, s'asseoir sur un pliant ou sur un banc à l'abri du vent et du soleil. Être plus couvert le matin que l'après-midi, parce qu'à ce moment le malade, sans avoir de vrais frissons, a la sensation de fraîcheur précédant l'éclosion de sa fièvre, qui se manifestera après son déjeuner.

Déjeuner entre midi et quart et midi et demi ; faire un bon repas, composé de biftecks, ou côtelettes, ou gigot, ou roastbeef, purée de légumes, ou artichauts, ou pommes de terre bouillies, fromages. Eau rougie ou bière légère.

Sieste de 1 heure et demie à 4 heures et demie. A 4 h. 30, 2 œufs ou 2 cuillerées à soupe de viande crue, ou de poudre de viande, avec un peu de thé ou de grog.

De 5 heures à 7 heures, lectures ou causeries.

A 7 heures et demie ou 8 heures, dîner. Viande blanche, poisson ou jambon, avec légumes ou une compote. Se coucher immédiatement après le dîner.

Si c'est possible, boire une tasse de lait pendant la nuit.

4° *Journée du tuberculeux dont la fièvre dépasse 38°.*

Même petit déjeuner que dans le cas précédent.

Ne pas marcher, ne pas sortir en voiture. s'installer autant que possible dehors, sous un abri, depuis 10 heures du matin jusqu'au moment du coucher du soleil. Puis repos à la chambre. Alimentation comme dans le cas précédent. Pour pouvoir faire cette cure à l'air, il importe à de tels malades d'aller l'été à la montagne et l'hiver dans le Midi, d'octobre à fin mai. Ils devront être complètement à l'abri du soleil. Quand ils seront étendus sur leur chaise longue, leurs pieds devront être à peine frôlés par ses rayons. Ils craindront le vent fort, mais pourront supporter, quelquefois avec avantage, une brise fraîche. Toutes ces précautions nécessiteront une orientation et une disposition spéciales des guérites, tentes ou kiosques qui les abriteront. Les guérites devront être facilement mobiles. Dans les tentes, les quatre pans de toile pourront être tirés, relevés ou abaissés alternativement. Il en sera de même des kiosques, ou bien ils devront être mobiles, sur pivot. Le tuberculeux doit pouvoir éviter le soleil ou le grand vent sans être obligé de se fatiguer, en se déplaçant.

Ces malades, après avoir passé l'hiver dans le Midi méditerranéen, pourront maintenant passer l'été dans la montagne, sans être contraints de subir les fatigues d'un long voyage. A cinq heures de Cannes, de Nice et de Menton, existent quatre stations alpestres dans lesquelles les malades trouveront des installations confortables et une sécurité médicale absolue : Saint-Martin-Vésubie, Berthemont, Thorenc et Peira-Cava.

Comme ces malades sont obligés de quitter ces stations alpestres vers le 15 septembre, je leur conseille de séjourner jusque vers le 15 novembre dans les hôtels de Cannes ou de Menton situés sur les hauteurs qui entourent ces villes. J'espère que prochainement un chemin de fer funiculaire reliera le centre de Cannes au sommet de la Californie et que plusieurs hôtels bâtis sur ce sommet nous permettront d'envoyer un certain nombre de malades et de convalescents dans une nouvelle station que l'on pourrait appeler *Cannes-Altitude*, destinée à rendre d'importants services à la thérapeutique climatérique.

Les immenses ressources de notre Midi méditerranéen sont loin d'être épuisées. Il conviendrait de les utiliser. Nos stations alpestres de Thorenc (1200 mètres) et de Saint-Martin-Vésubie (960 mètres) devront être rendues accessibles par des chemins de fer de montagne. Des stations de faible altitude devront être créées sur le sommet des coteaux qui environnent Grasse et Menton. Enfin la station minérale de Berthemont, située entre Nice et Saint-Martin-Vésubie, à une altitude de 830 mètres, devra être aménagée pour recevoir les baigneurs d'avril à octobre.

Les eaux de Berthemont, analysées par M. le professeur Wilm, le savant chimiste de Lille, ont une composition analogue à celles de Cauterets et des Eaux-Bonnes. Elles seront donc excellentes pour certaines maladies des voies respiratoires.

5° *Journée du tuberculeux dont la fièvre dépasse 39°.*

Repos jour et nuit dans le lit, la fenêtre ouverte.

Lait, grogs, hachis, quenelles, viande crue ou poudre de viande, œufs, confitures, en trois ou quatre repas pendant les vingt-quatre heures.

Ne pas se déplacer, même si on habite une ville.

Attendre une accalmie pour partir l'hiver dans le Midi, l'été dans la montagne.

6° *Journée du phtisique guéri.*

Pendant les deux premières années qui suivent la guérison, il devra prendre tous les matins deux à quatre cuillerées à soupe d'huile de foie de morue, ou une bouteille de koumys, lait de jument fermenté, stérilisé à Samara.

Faire deux autres bons repas.

Se coucher à 10 heures et se lever à 8 heures. Dîner rarement en ville et aller très rarement au théâtre, jamais au bal.

Bien se garder de hâter la guérison par des injections sous-cutanées d'antiseptiques et même de sérum artificiel ou de glycéro-phosphates. Toutes ces injections peuvent réveiller des lésions tuberculeuses qui dorment. Je l'ai démontré en 1894 à la Société de biologie, et j'ai eu l'occasion toute récente de voir deux cas de réveil de tuberculose guérie depuis cinq à huit ans, à la suite d'injections sous-cutanées de glycéro-phosphates.

Après ces deux années de noviciat, le tuberculeux définitivement guéri pourra reprendre ses occupations. Mais il devra chaque année se reposer au grand air au moins pendant deux mois, soit en hiver, soit en été. Il évitera toujours le surmenage.

Quand il aura subi avec succès une période de travail de cinq ou six ans, s'il a des ressources suffisantes il pourra se marier et aura toutes les chances possibles de fonder une famille saine, s'il sait demeurer raisonnable et mener une vie occupée, mais peu fatigante. J'ai vu depuis vingt-cinq ans de nombreux malades se faire ainsi une existence utile et agréable. Mais la rechute les guette, s'ils sont imprudents ou ambitieux. Dans la lutte contre la tuberculose, la victoire ne peut échoir qu'aux sages et aux modestes. *Pour les tuberculeux, les lauriers sont coupés.*

CHAPITRE V

Diagnostic précoce de la tuberculose pulmonaire, intestinale, cérébrale. — Importance de l'étude de la température pour le diagnostic et le pronostic de la tuberculose pulmonaire.

Depuis longtemps on sait que la tuberculose débutante est curable. Au mois de janvier 1821, le roi Louis XVIII écrivait à son ami et ambassadeur à Londres le duc Decazes, dont la jeune femme était phtisique : « Il y a, nous ne pouvons nous le dissimuler, un commencement de phtisie. Mais cette redoutable maladie a trois degrés. Quand le premier est pris à temps et traité convenablement, il offre plus de chances rassurantes que d'autres (maladies). Or, il est démontré, du moins à mes faibles lumières, que notre chère petite n'est qu'à ce premier degré. Ainsi, sans nous livrer à la sécurité, car le danger existe, gardons-nous de nous laisser abattre. » Cette lettre médicale du judicieux souverain pourrait être signée par un médecin contemporain. Mais la marche de la tuberculose de la pauvre petite duchesse Decazes fut extraordinairement accélérée, grâce au traitement aussi barbare qu'insensé institué par ses médecins. Leurs drogues, leurs saignées, agrémentées d'un voyage de Londres à Paris, en ce temps de pataches et de bateaux à voiles, eurent vite épuisé toute la résistance de la pauvre martyre.

Maintenant nous savons, comme le demandait Louis XVIII, « prendre à temps le premier degré de la tuberculose pulmonaire et le traiter convenablement ». Nous rechercherons d'abord quels sont les signes délicats, fugitifs ou permanents qui peuvent nous permettre de dépister les débuts insidieux de cette tuberculose.

Les tuberculeux qui ont le plus de chances sont ceux dont la maladie commence par un accident brutal, à grand orchestre, tel qu'un crachement de sang.

Cette *hémoptysie* effraie le malade et sa famille ; on consulte un médecin et, d'après ses conseils anxieusement écoutés, on prend immédiatement les grandes décisions nécessaires à l'arrêt de l'évolution du mal. Il en est de même si le malade est pris subitement d'une forte douleur de côté avec une grande oppression, causées par la déchirure, d'origine tuberculeuse, d'un groupe de cellules pulmonaires et d'un petit point de l'enveloppe du poumon, de la plèvre. L'air pulmonaire se précipite par cette perforation dans la cavité pleurale et rend le poumon incapable de toute fonction, c'est le *pneumo-thorax*. Heureux aussi le tuberculeux qui débute par le gonflement d'une cuisse et d'une jambe ! Il est atteint d'une inflammation d'une veine profonde, d'une *phlegmatia alba dolens* qui le rend impotent et le force à consulter un médecin. De tels malades exécutent tout ce qu'on leur ordonne de faire, parce que l'on conduit les malades par la peur, la peur de la souffrance, de l'impotence, de l'infériorité physique ou intellectuelle. La peur est pour le tuberculeux le commencement de la sagesse et l'antichambre de la guérison. Je connais plusieurs tuberculeux qui ont été atteints subitement de ces accidents effrayants ou émotifs, avant tout autre symptôme de phtisie pulmonaire, et qui sont aujourd'hui guéris, parfaitement guéris.

Mais, malheureusement pour les tuberculeux, ces accidents arrivent rarement au début de leur maladie ; ils se manifestent généralement quand le poumon est profondément envahi par les granulations tuberculeuses. Il est donc nécessaire de contraindre la maladie à sortir de ses repaires cachés et à se manifester par une série de signes dont l'ensemble, habilement et prudemment groupé, nous donnera la certitude d'une tuberculose évoluant lentement et sourdement, soit dans les poumons, soit dans l'enveloppe des poumons, soit dans les glandes qui entourent la trachée et les bronches, soit dans le larynx, soit dans les intestins, soit dans tous ces organes à la fois ; car la tuberculose n'est jamais localisée. Les meilleures tuberculoses sont les tuberculoses généralisées chroniques à évolution très lente. Quand on n'en guérit pas, on vit avec elles jusqu'à quatre-vingts ans. Dans une soixantaine d'années, presque tous les centenaires seront des anciens tuberculeux guéris.

Lorsque le professeur Koch découvrit le bacille de la tuberculose, les médecins crurent qu'on ferait facilement le diagnostic précoce de cette maladie par *l'examen des crachats.* Il faut protester contre une pareille prétention. Un vrai médecin doit savoir faire le diagnostic de la tuberculose pulmonaire avant l'apparition des crachats et surtout avant l'apparition des crachats bacillifères. L'examen bacillaire ne peut être qu'une confirmation utile d'un diagnostic déjà formel. Je n'ai jamais eu l'occasion de rencontrer des bacilles de Koch dans des crachats de malades que je ne croyais pas être tuberculeux ; et plus de cent fois j'ai affirmé l'existence d'une tuberculose débutante chez des tousseurs qui n'avaient pas de bacilles spécifiques dans les crachats, qui ne crachaient même pas, mais dont l'ensemble symptomatique imposait un tel diagnostic. On a voulu faire servir l'examen bacillaire des crachats pour établir le pronostic de la tuberculose pulmonaire. Une telle étude est absolument vaine; on rencontre souvent des cultures pures de bacilles tuberculeux chez des malades qui éliminent des tubercules microscopiques et qui vont guérir très prochainement. Après avoir fait de très nombreux examens de crachats, je puis affirmer que la numération des bacilles est bien impuissante à donner la moindre indication sur la marche de la tuberculose.

On a voulu aussi appliquer à la recherche de la tuberculose latente une autre découverte du professeur Koch : les *injections sous-cutanées de tuberculine*, substance extraite des bacilles tuberculeux. Une telle injection a la propriété de donner la fièvre aux malades qui ont des lésions tuberculeuses cachées. Mais j'ai démontré, par de nombreux faits expérimentaux et cliniques, qu'une pareille pratique est très dangereuse, qu'elle donne souvent un coup de fouet à la maladie, qui cesse d'être latente et prend rapidement une allure incurable. J'ai même démontré, devant la Société de biologie, que les injections de liquides organiques, tels que la liqueur de Brown-Séquard, les différents sérums animaux, excepté le sérum de cheval, donnaient, chez les tuberculeux débutants, de pareilles élévations brusques de température et souvent une poussée aiguë de tuberculose.

On a voulu découvrir les lésions tuberculeuses les plus légères en examinant la poitrine avec les *rayons Röntgen*; mais les examens n'ont encore donné que des résultats vagues, incertains et contradictoires. Il est cependant possible qu'un jour cette voie de recherches devienne très utile et très féconde, surtout pour la recherche des ganglions trachéo-bronchiques tuberculeux.

Depuis longtemps les médecins ont fait le diagnostic de la tuberculose commençante par l'examen de la poitrine.

Laennec, l'inventeur de l'auscultation ; Avenbrugger, l'inventeur de la percussion, nous avaient déjà donné d'excellents conseils à ce sujet. De nos jours, Noël Guéneau de Mussy, Grancher, Fernet ont précisé quelques détails intéressants de cette *auscultation* et de cette *percussion* minutieuses. En Allemagne, on discute encore sur la valeur respective de ces deux méthodes d'investigation. Dans une discussion, qui occupa une séance de la Société de médecine berlinoise, M. Krœnig ne reconnaissait pas une grande importance à l'auscultation et donnait, au contraire, toute sa confiance à la perception de l'obscurité du son par la percussion. M. Frænkel et M. Senator pensaient, au contraire, que l'auscultation seule peut éclairer le médecin sur ces lésions primitives de la tuberculose pulmonaire. Je ne puis partager l'opinion d'aucun de ces praticiens. J'ai constaté, en effet, que la percussion et l'auscultation marchaient toujours de pair pour nous éclairer dans cette investigation délicate. Si, au-dessus ou au-dessous d'une des deux clavicules, vous percevez à la percussion un son légèrement mat, vous entendrez toujours en ce point ou dans un point voisin une zone qui respire faiblement, rudement ou bruyamment, au niveau de laquelle la voix auscultée devient voilée ou renforcée, ou encore dans laquelle la respiration est saccadée. Si l'un de ces symptômes n'est pas perçu sous la clavicule d'un côté, vous le trouverez du côté opposé, ou au sommet de la partie postérieure de la poitrine. Jamais la lésion tuberculeuse percevable n'est unique. Si un seul point du poumon est atteint, vous trouverez quelque autre part une glande enflammée, soit autour du larynx, soit autour de la trachée, soit autour de la racine des bronches. Mais la théorie sera impuissante à apprendre aux médecins à bien percuter et à bien ausculter. Une longue expérience, une grande finesse d'oreille et une parfaite souplesse des doigts sont indispensables pour faire du praticien un bon ausculteur et un fin percuteur. Aussi faut-il ranger parmi les « Précieuses ridicules » les excellentes dames, mères, femmes, filles ou sœurs, qui ont la prétention d'examiner la poitrine de leurs chères malades et de donner aux médecins de savantes indications.

Lorsque la percussion et l'auscultation anormales sont accompagnées de la *dépression* d'une partie quelconque de la poitrine, correspondant au point respirant anormalement, il est impossible d'avoir le moindre doute sur la réalité de la lésion tuberculeuse. On saura même qu'une lésion débutante, occasionnant une telle *atrophie musculaire*, est l'indice de la nature scléreuse de cette lésion et de sa bénignité relative. Sous le creux on trouve un poumon parcheminé, ratatiné comme une morille, dans lequel la tuberculose a une tendance naturelle à la cicatrisation.

Quand je vois des enfants qui ont des bronchites chaque hiver, qui sont gros et gras, dont l'auscultation est presque normale, mais qui ont une dépression très appréciable sous la clavicule ou à la partie supérieure de l'épaule en arrière, l'avenir me démontre toujours que de tels sujets sont de petits tuberculeux qui ont des bronchites tuberculeuses autour d'une lésion pulmonaire scléreuse et deviennent phtisiques si on ne les soigne pas. Ils guérissent, au contraire, parfaitement bien, si on les soigne avec prudence et méthode.

Le diagnostic précoce de la tuberculose peut être affirmé quand, chez un sujet d'apparence saine, on constate du même côté une dépression sous-claviculaire, un doigt hippocratique et un bras ou une jambe légèrement atrophiés.

Il ne faut pas négliger non plus l'étude des *changements de caractère*, la paresse intellectuelle ou physique, la crainte de l'effort, de la responsabilité, chez des personnes autrefois actives et entreprenantes.

Quand on sera en présence d'une personne atteinte de cette diarrhée glaireuse appelée *entéro-colite membraneuse*, il faudra ausculter attentivement le patient, parce que j'ai constaté qu'un très grand nombre de ces malades sont ou deviennent tuberculeux. Leur tuberculose est généralement une tuberculose à forme lente et est curable.

Enfin, l'un de ces divers signes prendra encore une plus grande importance si on l'observe chez un *jumeau*. Sur deux jumeaux, il est bien rare que l'un des deux ne soit pas un candidat à la tuberculose.

Il importe de savoir que la tuberculose latente n'est pas toujours une tuberculose débutante. Un être humain peut avoir été contagionné depuis de longues années, posséder un foyer tuberculeux presque éteint dans un coin de l'organisme, foyer qu'il est absolument impossible de découvrir. Et puis, un jour, ce foyer s'allume, d'abord lentement, puis bruyamment. Il faut savoir le dépister quand il est à peine allumé. C'est à ce moment qu'il est guérissable, quelque ancien qu'il puisse être. Mais si ce foyer peut être éteint, malgré sa vieillesse, il ne faut pas que le possesseur de ce foyer soit vieux lui-même. Pour obtenir la guérison de la tuberculose, le médecin doit trouver une résistance organique, dont la vieillesse est dépourvue. Donnez-nous de la jeunesse, nous vous rendrons la santé.

Souvent la tuberculose pulmonaire débute pendant les épidémies de grippe par une affection qui a été décrite magistralement par le professeur Grancher, la *spléno-pneumonie*. C'est une affection bâtarde, sorte de congestion pulmonaire à forme pleurétique, qui envahit presque tout un poumon et qui se termine lentement, soit par une issue fatale, soit par la guérison ; tandis que la pneumonie est toujours terminée en quinze jours. Quand vous rencontrez une telle spléno-pneumonie, si elle est accompagnée d'une faible fièvre, malgré l'étendue des lésions, si cette fièvre disparaît bien avant la disparition des signes physiques indicateurs des lésions pulmonaires, vous pouvez affirmer que vous êtes en présence d'une tuberculose débutante. L'événement vous donnera entièrement raison, car la convalescence sera lente, souvent accompagnée de petites rechutes presque afébriles. Ces poussées congestives sont accompagnées de crachats ne contenant pas encore les bacilles de Koch. Et, cependant, il faut affirmer l'existence de la tuberculose. Si on ne le fait pas, on commet une erreur de diagnostic grave, qui place le malade en grand péril, puisqu'on ne l'avertit pas du danger qui le menace à brève échéance. L'histoire suivante démontrera la vérité de cette assertion.

Il y a quelques années, au mois d'octobre, on m'amène un jeune malade de seize ans qui présentait les signes les plus manifestes de la tuberculose ; tous y étaient, sauf la fièvre. Chez ce jeune garçon, un voyage de vingt heures en chemin de fer lui avait fait perdre 4 kilogrammes ; la moitié supérieure de son poumon gauche était remplie de râles fins, et la blancheur de sa peau était caractéristique. Les parents ne voulaient cependant pas croire à l'existence de la tuberculose, parce que, me disaient-ils, il avait été soigné dix mois auparavant pour une spléno-pneumonie non tuberculeuse. On me montra quelques pages d'impression extraites d'un de nos recueils médicaux les plus autorisés, et donnant la relation de cette spléno-pneumonie. Au moment où je lisais le titre de ce Mémoire, l'enfant cracha dans son mouchoir. Séance tenante, j'examinai le crachat qui contenait de nombreux bacilles de la tuberculose. Je les montrai à la famille qui répétait : « Mais lisez ce Mémoire ; il a eu une spléno-pneumonie non tuberculeuse. » Je lus le Mémoire. On avait été, hélas ! en présence d'une spléno-pneumonie tuberculeuse type. L'erreur de diagnostic avait fait perdre huit mois à ce malade, qui aurait dû guérir complètement après un séjour prolongé à l'altitude. Mais, comme son état avait empiré progressivement pendant huit mois, la cure a été bien plus difficile, et six années de traitement hygiénique sévère ont été nécessaires pour atteindre le résultat désiré ; grâce à la viande crue, au lait, au repos, à la vie au grand air nuit et jour, ce malade reprit en six mois son poids perdu, il eut les apparences de la santé, et ses crachats ne continrent plus de bacilles de Koch. Mais ses lésions étaient encore en évolution très lente, et s'il avait cessé, même huit jours, sa vie disciplinée, il serait retombé dans l'état grave où il était au moment où je le vis pour la première fois. Il dut se soigner scrupuleusement pendant six ans, tandis qu'il se serait guéri en six ou huit mois si on avait immédiatement reconnu la nature tuberculeuse de la spléno-pneumonie. Règle générale : *Quand vous trouverez de grosses lésions pulmonaires avec une petite fièvre, craignez et dépistez la tuberculose.*

Il est très important de pouvoir faire le diagnostic précoce de la tuberculose pulmonaire, afin d'éliminer de l'armée, de la marine, de l'enseignement et de toutes les administrations de l'État des jeunes gens qui deviendront le plus souvent des non-valeurs, grèveront le budget sans pouvoir rendre le moindre service à la nation et répandront la contagion autour d'eux. La possibilité de faire avec précision le diagnostic précoce de la tuberculose permettra d'envoyer dans les sanatoriums les fonctionnaires, les ouvriers ou les petits employés capables d'être radicalement guéris de leur maladie.

Mais il faut bien savoir que certains tuberculeux, même soignés dès le début apparent de la tuberculose, n'ont aucune chance de guérir. Dès le début, ils n'ont plus de résistance et leurs cellules organiques sont incapables de lutter avec avantage contre l'envahissement du bacille tuberculeux. Au moment où les signes physiques permettent d'affirmer l'existence de la maladie, l'organisme a déjà été miné sourdement par le mal latent. Le malade n'a plus que des apparences ; les réalités se sont évanouies. La mine est belle, mais le corps n'est plus qu'une forme qui va s'effondrer. C'est, comme dit Régnier dans une de ses *Satires*,

Le mal qui caché nous ôte l'embonpoint,
Qui nous tue à vue d'œil et que l'on ne voit point.

On ne l'a point vu pendant des années. Car les recherches de M. Behring et celles de M. Grancher nous démontrent que la tuberculose infantile est extrêmement fréquente. Les enfants, les jeunes adultes emmagasinent les bacilles tuberculeux dans les ganglions lymphatiques, où ils sommeillent paisiblement jusqu'à ce que le travail intensif, ou l'alcoolisme, ou la vie de caserne vienne réveiller le foyer latent. Je n'oublierai jamais une superbe blanchisseuse de dix-huit ans, très laborieuse, rose et fraîche, que sa mère m'amena en me disant que depuis un mois elle s'essoufflait facilement et maigrissait, mais qu'elle ne toussait pas. Cependant, cette mère intelligente était inquiète parce que l'enfant avait eu autrefois des glandes dans le cou. Je l'auscultai, elle était déjà tuberculeuse. Un des sommets de ses poumons était rempli de petits craquements secs. Ses patrons et ses parents, stupéfiés de ce diagnostic, pour eux imprévu, auraient volontiers répété avec Regnard (*Folies amoureuses*, acte II, scène III) :

> On ne croira jamais qu'avec tant de beauté,
> Et cet air si fleuri, vous manquez de santé.

Cette histoire démontre que la toux n'est nullement un signe précoce de la tuberculose. Les signes d'auscultation la précèdent souvent. Mais souvent aussi l'amaigrissement, la dépression physique ne sont accompagnés ni par la toux, ni par les signes d'auscultation. On se demande alors si on est en présence d'un état purement neurasthénique, ou en présence d'une tuberculose débutante. C'est dans ces cas que l'on devra utiliser l'*étude de l'instabilité de la température* du corps, selon la méthode que M. Chuquet et moi avons conseillée depuis sept ans. Nous avons prouvé que les tuberculeux débutants voyaient leur température augmenter sensiblement après un exercice de marche ou de bicyclette exécuté pendant une heure ou deux. En Allemagne, M. Penzoldt a fait des constatations absolument identiques, et a pensé, comme nous l'avons fait, que l'étude de la température pouvait être utilisée pour le diagnostic précoce de la tuberculose. Nos assertions ont été combattues en Allemagne par M. Birgelen, qui a prétendu que cette élévation de la température s'observait aussi chez les obèses et les anémiques. J'ai répété les essais de M. Birgelen et je n'ai pas constaté que les obèses non tuberculeux, que les anémiques non tuberculeux réagissaient à l'épreuve de la marche.

Un malade vient trouver le médecin en se plaignant de

troubles dyspeptiques, il digère mal depuis plusieurs mois, il a une toux sèche, rien de plus; pas la moindre fièvre apparente. Si on se contente de lui faire prendre sa température en se couchant, on la trouve normale, 36°,8 à 37°. Mais si on lui demande de prendre cette température tous les matins au lit et toutes les après-midi entre 4 heures et 5 heures, on voit qu'il a le matin 36°,2 et 37°,7 l'après-midi, soit un écart d'un degré et demi entre les températures maxima et minima. Or, j'ai constaté que la fièvre, quoique non apparente, était réelle, quand l'écart entre les températures extrêmes de la journée dépassait 7 à 8 dixièmes, quelque bas que fussent ces extrêmes.

Non seulement la température est trop élevée chez ces malades, mais encore elle est très mobile. Faites étendre sur une chaise longue le patient qui a 37°,7 à 5 heures. Après s'être maintenu pendant dix à quinze minutes dans la position horizontale, il n'a plus que 37°,2 ou 37°,3. Ce nouveau signe de température mobile est vraiment caractéristique de la tuberculose et m'a souvent servi à diagnostiquer le début de cette infection chez des malades qui semblaient être atteints de simple grippe.

On conçoit que, judicieusement observée, cette instabilité de la température puisse être non seulement utilisée pour faire le diagnostic de la tuberculose au début, mais aussi pour savoir si nos tuberculeux sont guéris et peuvent être rendus à la vie commune.

Voici un exemple très démonstratif :

X... (vingt et un ans) a présenté les troubles prémonitoires de la tuberculose depuis trois ans et a été déclaré tuberculeux par plusieurs professeurs de la Faculté de médecine de Lyon. Nous avons constaté chez lui de la matité au sommet gauche, une grande faiblesse du murmure respiratoire au même point, et de temps en temps des craquements. Parfois on entend aussi des craquements au sommet droit. D'octobre 1898 à janvier 1899, l'examen du poumon a donné des signes identiques, mais à partir d'avril 1899 ils ont disparu et l'état général est devenu excellent; cependant les signes thermiques de la température instable persistent chez X.... Ils sont caractérisés par des élévations de température variant de quelques dixièmes de degré à plus d'un degré, sous l'influence d'une marche d'une heure à une heure et demie, et d'une baisse rapide de cette même température, dès que ce malade se repose; si au contraire le malade ne se repose pas, la température continue à monter.

Les températures ont été prises dans le rectum, le matin à 9 heures, à 4 heures et demie du soir, en rentrant de la promenade, puis à 5 heures et demie, après un repos d'une heure. Dans les tracés les lignes pleines indiquent les périodes de repos; les lignes pointillées, les périodes de marche.

Cette observation démontre que l'examen permanent de la température d'un tuberculeux ayant toutes les apparences de la guérison permet de constater que sa maladie reste toujours latente. Elle le montre par ces deux faits constants:

1° Élévation de la température après la marche, quelle que soit l'heure à laquelle la marche est effectuée (tracé n° 1); 2° abaissement de la température dès que le malade se repose vingt ou trente minutes. C'est l'ensemble de ces faits que nous considérons comme un élément très important du diagnostic de la tuberculose latente, débutante ou incomplètement guérie. Nous devons ajouter que les écarts entre la température du repos et celle de la fatigue doivent avoir une amplitude de plusieurs dixièmes de degré pour présenter une valeur indiscutable.

Le tracé n° 1 démontre aussi que la montée de la température dure pendant tout le temps de la fatigue. Si le malade marche de 3 heures et demie à 4 heures et demie,

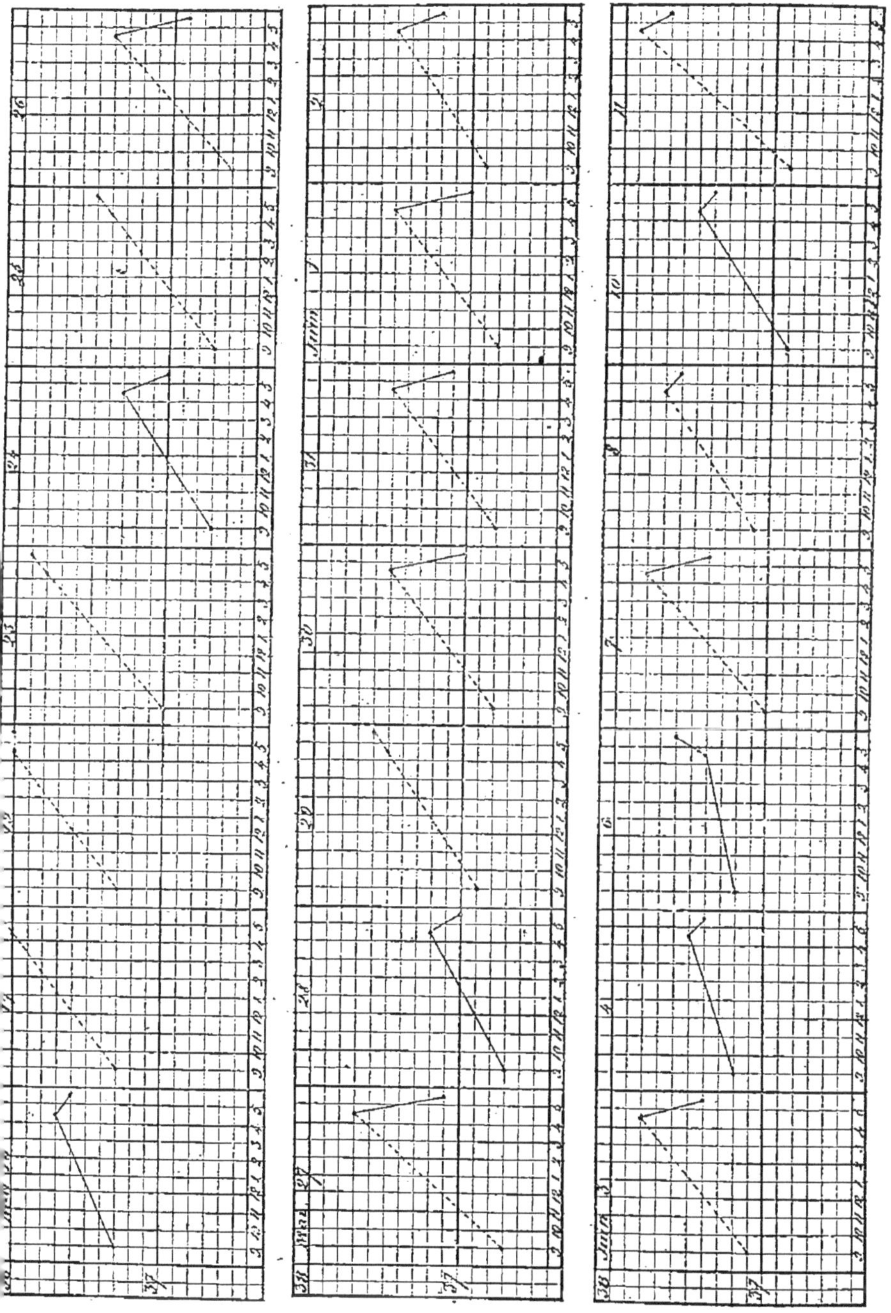

Tracé n° 1.

sa température monte; s'il marche de 4 heures et demie

à 5 heures et demie, sa température monte encore.

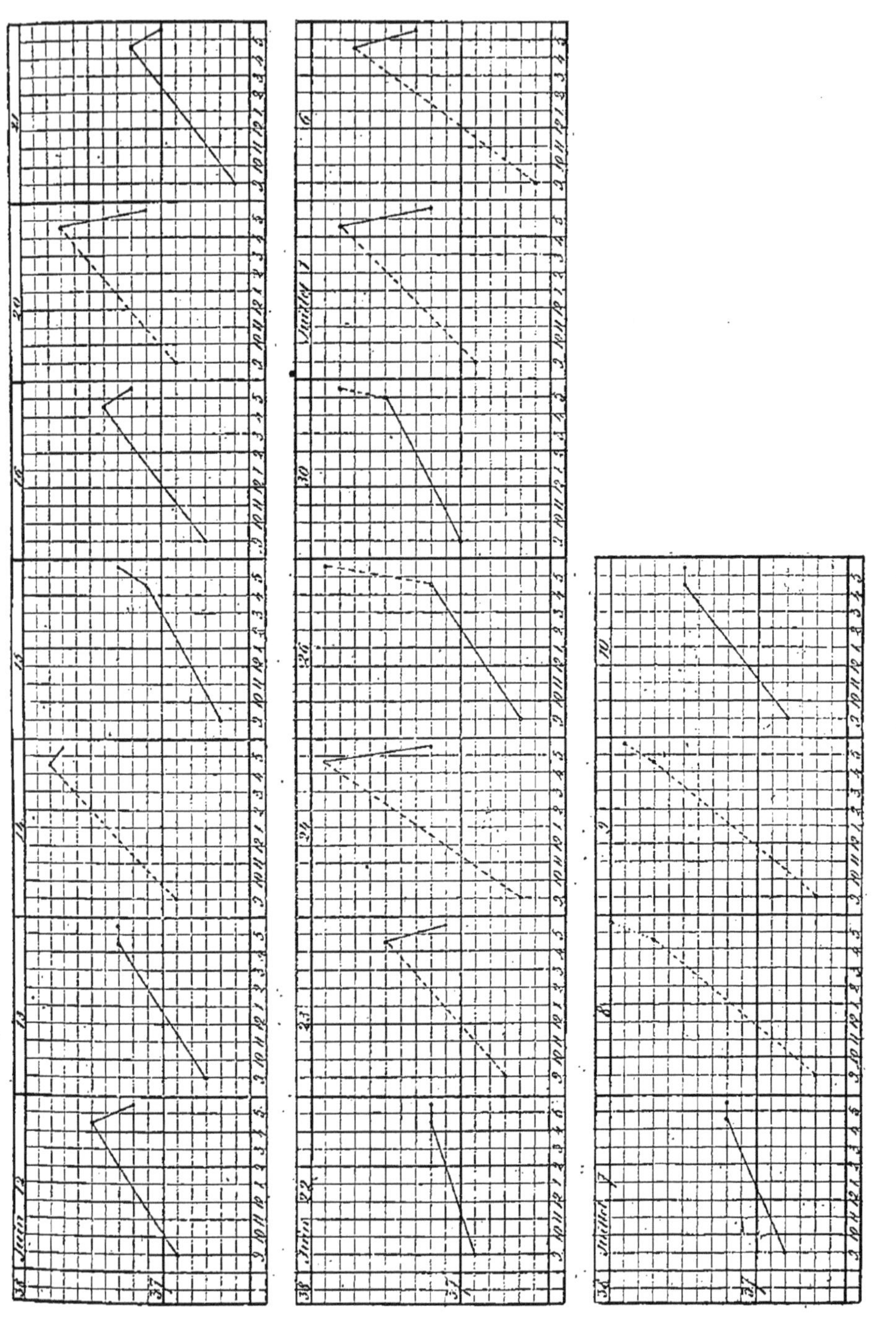

Tracé nº 1 (fin).

Nous devons remarquer que très souvent la température du tuberculeux subit une certaine accoutumance. Ainsi, dans le tracé n° 1 nous voyons notre malade avoir le 11 juin 37°,9 à 4 heures et demie, après une marche d'une heure ; il se repose une heure et n'a plus que 37°,7. Le 12 juin, il ne marche pas, il a cependant 37°,5 à 4 heures et demie et 37°,2 seulement à 5 heures et demie ; la courbe de ce jour ressemble à celle de la veille. Mais le malade ne marche pas le lendemain (13 juin) et alors la courbe devient normale : 37°,3 à 4 heures et demie et à 5 heures et demie. Il a donc fallu quarante-huit heures pour que l'accoutumance se fasse à la nouvelle manière d'être. La courbe des jours précédents et des jours suivants montre les mêmes particularités. Du reste, j'ai déjà observé les mêmes phénomènes sur les malades auxquels je donnais de l'antipyrine. Les anti ou les hyperthermiques ont chez les tuberculeux des effets accumulatifs comme la digitale chez les cardiaques. Il faut donc que les observations thermométriques soient faites pendant une dizaine de jours pour avoir une importance diagnostique.

Toutes les fois que le médecin est en présence d'un cas douteux de tuberculose pulmonaire, il doit prescrire au malade de marcher tous les jours entre 3 heures et 4 heures, de prendre sa température buccale ou rectale immédiatement en rentrant, de la reprendre une heure après, lorsqu'il se sera reposé, et de répéter cette expérience pendant dix jours de suite. Si, chaque jour, l'écart entre les températures de la marche et du repos atteint quatre à cinq dixièmes ; si, d'autre part, la température de 4 heures est plus forte les jours où il a marché que les jours où il s'est reposé, le malade est tuberculeux.

Je viens d'observer un fait qui démontre l'importance de notre méthode de diagnostic dans les cas très délicats.

L'an dernier je vis une jeune femme de vingt-deux ans qui paraissait être atteinte de neurasthénie pure. Cependant, comme elle s'enrhumait facilement, je lui fis faire pendant cinq jours de suite *l'épreuve de la température*, à un moment qui précédait son époque mensuelle d'une quinzaine de jours. Chez cette jeune malade je constatai que la marche faisait monter la température, le matin de 36°,7 à 37°,5 et l'après-midi de 37°,2 à 37°,9 et même à 38°,2. Après avoir fait cette observation, je la prévins du danger qui la menaçait; mais elle ne voulut pas écouter mes conseils. En mars, à la suite d'une bataille de fleurs fort agitée pour elle, elle eut 38°,3 pendant un jour et une nuit. Puis tout rentra dans l'ordre et elle reprit encore sa vie mondaine, sans tousser, sans maigrir, sans perdre l'appétit et le sommeil, sans présenter le moindre signe d'auscultation. Je l'avais oubliée et j'espérais, pour elle, avoir fait une erreur de diagnostic, quand, tout récemment, elle vint en pleurant me dire qu'elle toussait depuis un mois, qu'elle crachait depuis huit jours et qu'on avait trouvé des bacilles tuberculeux dans ses crachats. On voit donc que l'épreuve de l'élévation de la température par la marche, pratiquée selon notre méthode, c'est-à-dire en prenant la température immédiatement après la marche et une heure après, donne des indications très précises. Quand l'écart des deux températures atteint plus de quatre dixièmes, il ne faut pas hésiter à redouter la menace immédiate de la tuberculose.

Depuis longtemps, Andral, Grisolle, Wunderlich, Charcot avaient constaté que la fièvre était souvent le premier signe apparent de la tuberculose pulmonaire. Nous avons simplement perfectionné cette recherche diagnostique, en créant la *fièvre provoquée*, signe encore plus précoce que la fièvre naturelle.

Cette méthode de diagnostic précoce s'adresse aux malades qui ont les apparences de la santé, n'éprouvent que certains symptômes vagues de fatigue, d'amaigrissement, de digestions pénibles, de douleurs dans le dos après des exercices musicaux ou des travaux de couture, mais continuent à vivre à peu près comme tout le monde. Elle s'adresse aussi aux individus *convalescents de grippe* et qui reviennent lentement à leur bonne santé antérieure. Si, chez un de ces malades, vous rencontrez une petite toux persistante, ou quelques frottements, soit à la base d'un poumon, soit entre les deux omoplates au niveau de la racine des bronches, même si votre sujet n'a pas maigri et a bon appétit, faites l'épreuve de la température observée successivement après une heure de marche et après une heure de repos, et vous trouverez quelquefois un écart de huit à quinze dixièmes entre les deux observations. En même temps vous constaterez qu'en rentrant de la promenade, ou après avoir joué du piano, l'oreille du côté atteint par les frottements pleuraux est chaude et rouge. Alors hâtez-vous de soigner votre tuberculeux débutant et vous le guérirez rapidement. Quand vous l'aurez guéri, vous trouverez certainement des âmes charitables, même parmi vos confrères, qui ne se gêneront pas pour répéter partout que vous avez guéri une personne qui n'était pas malade. Mais laissez dire, faites votre devoir, tout votre devoir, et les vrais médecins qui connaissent toutes les difficultés du diagnostic précoce de la tuberculose vous apprécieront et vous défendront contre les attaques des ignorants ou des envieux.

Pendant ces dernières années, nous avons vu nos diagnostics précoces se vérifier chez les malades qui n'ont pas voulu se soigner. Au contraire, ceux qui ont été assez sages pour mener une vie calme et hygiénique, dès que nous avions établi notre sombre pronostic, sont parfaitement bien portants. Une jeune fille très fortement menacée, et présentant une augmentation d'un degré après chaque marche du matin et de l'après-midi, eut la sagesse de se soigner scrupuleusement pendant quatre ans; malgré les craintes de son entourage, elle suivit mes avis et se maria. Elle est mère de deux beaux garçons et tout ce monde se porte bien. Comme dit La Fontaine dans *le Lion et le Rat* :

Patience et longueur de temps
Font plus que force ni que rage.

Si par hasard cette jeune femme devenait plus faible et moins résistante dans quelques années, il faudrait lui interdire toute nouvelle grossesse.

L'examen méthodique de la température d'un tuberculeux douteux est très important chez les individus tousseurs et essoufflés dont la lésion tuberculeuse débutante est voilée par une zone d'emphysème qui dilate les vésicules pulmonaires au sommet du poumon malade et empêche de percevoir la matité, l'obscurité, la rudesse ou les saccades de la respiration.

Dans de tels cas assez fréquents, le diagnostic doit être fondé sur un ensemble de signes, parmi lesquels l'examen thermométrique occupe la place dominante.

Nous avons constaté un très grand nombre de fois que, chez l'homme sain, les marches ne font pas varier la température ou produisent seulement une élévation de température de deux à trois dixièmes de degré. Nous avons vérifié ce fait, à plusieurs reprises, chez d'anciens tuberculeux guéris et, cette année même, l'un d'entre eux, assez bien guéri pour que nous l'ayons rendu à la vie commune, a bien voulu se soumettre à une observation rigoureuse de plusieurs mois. Le tracé n° 2 donne les températures obtenues durant quelques jours du mois d'avril 1900.

Dans une récente thèse de la Faculté de Bordeaux (*Sur la température des tuberculeux*), M. le Dr Alfred Gassin a démontré qu'une marche de 4 kilomètres, effectuée en une heure, n'a eu aucun effet sur 90 p. 100 des sujets sains. Sur 10 p. 100 d'entre eux, elle a

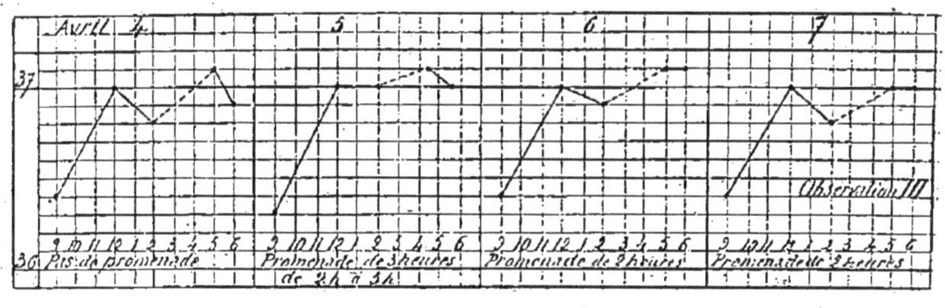

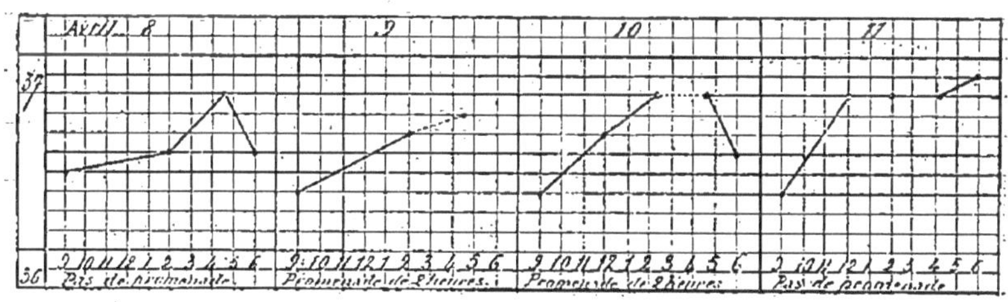

Tracé nº 2.

provoqué des écarts de un à deux dixièmes. Il a observé au contraire que chez les tuberculeux n'ayant pas de bacilles dans les crachats, mais ayant des modifications légères de l'inspiration et de l'expiration, 63 p. 100 voyaient leur température monter sous l'influence de la marche. L'ensemble de ces faits confirme très exactement ceux que nous avons observés.

Les écarts de température que nous avons signalés sont généralement peu élevés. Nous devons en signaler quelques autres, aussi fugitifs qu'élevés, mais nous devons ajouter que généralement ils se manifestent chez des tuberculeux, non pas débutants, mais invétérés. Voici un exemple de température instable sous l'influence d'un travail digestif pénible.

Mlle X... (dix-sept ans) suit sa cure avec la plus grande ponctualité. Elle ne quitte jamais la chambre ou le jardin de l'hôtel où elle habite. Sa température est absolument régulière. Les lésions consistent en infiltration des deux sommets

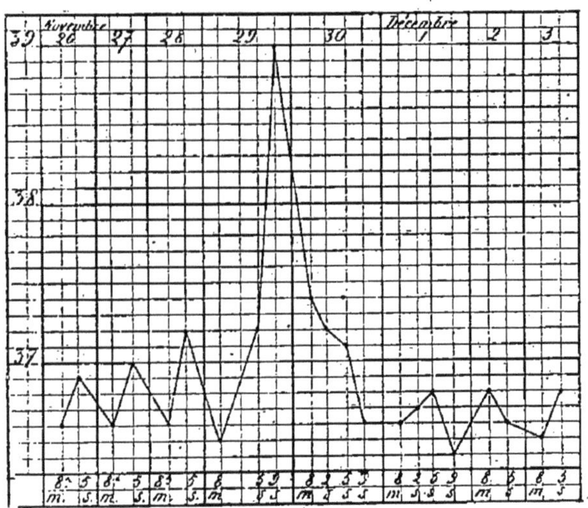

Tracé n° 3.

se traduisant à l'auscultation par des craquements secs très nets. Ni toux, ni expectoration. Nous essayons un jour de faire prendre du koumys à la malade : la température monte à 39° (tracé n° 3).

Quand, chez un enfant ou un adulte, on constate, sans aucune raison apparente, un *accès de fièvre*, qui pendant dix à vingt heures atteint 39°-40°, au milieu de la santé la plus florissante, il faut se méfier : on a les plus grandes chances d'être en présence d'un tuberculeux. Il faut demander si autrefois ce malade n'a pas eu une fièvre typhoïde qui a duré deux ou trois mois, c'est-à-dire une poussée tuberculeuse à forme typhoïde ; il faut demander s'il n'a pas eu de glandes au menton ou au cou, s'il n'a pas eu d'écoulements d'oreilles. Si l'on répond affirmativement à l'une de ces interrogations, on peut être certain que cette *fièvre éphémère*, si elle n'est pas le produit d'une indigestion toxique, est l'indice d'une poussée tuberculeuse, à peine née et aussitôt disparue. Soignez-la de suite. Sinon, quatre ou cinq ans après cette manifestation fugitive, le malade deviendra un vrai phtisique.

Le diagnostic de la tuberculose débutant par un accès brusque et éphémère de forte fièvre sera encore plus certain si cet accès a été déterminé par une grande marche, par une ascension, par un long voyage, par des jeux très prolongés. Nous avons observé de tels accès chez des adultes et chez des enfants. En général, malgré la parfaite apparence des malades, nous avons été dans ces cas en présence de sévères tuberculoses latentes, évoluant malgré toutes les précautions et tous les soins, et que l'on ne pouvait enrayer qu'avec les plus grandes difficultés. Dans ces cas, l'abaissement brusque de la température est aussi important à noter que la rapidité de son ascension. La malaria et la tuberculose sont les seules maladies dans lesquelles on peut constater 39°,5 à 10 heures du matin et 37°,4 à 6 heures du soir, quand on fait mettre le malade au lit, ainsi que je l'ai constaté bien souvent.

Souvent on croit qu'un ancien tuberculeux est complètement guéri, et un accès de fièvre imprévu vient démontrer que la guérison est encore incomplète. J'ai vu une jeune fille de quinze ans qui paraissait être guérie de sa tuberculose depuis trois ans. Elle eut la varicelle et un accès de fièvre qui atteignit 39° et dura deux jours, et perdit 2 kilos; tandis que sa sœur aînée eut la même varicelle, n'eut pas la moindre fièvre et ne perdit pas de poids.

Sa tuberculose n'était pas encore définitivement guérie. Elle était encore fragile.

Souvent les règles provoquent avant leur apparition des poussées de température élevée ; en voici un exemple chez une jeune tuberculeuse, démontré par l'examen du tracé n° 4.

L'examen de la température au moment des règles

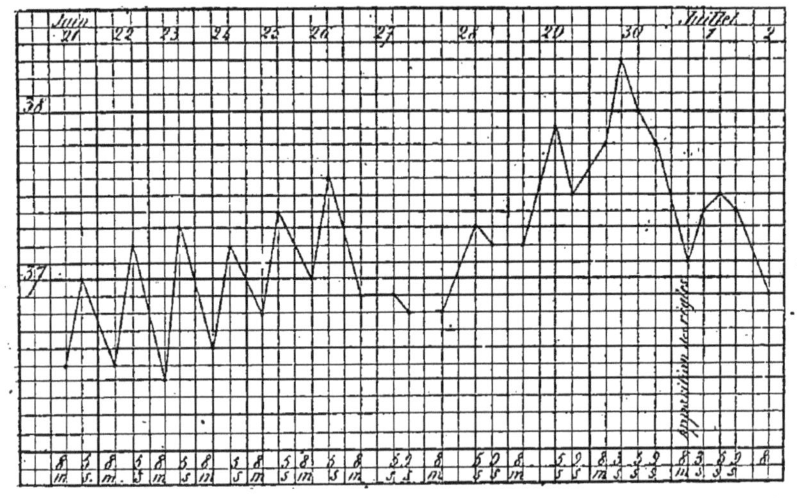

Tracé n° 4.

est très important. Ainsi, tout récemment nous observions une malade qui était déclarée non tuberculeuse par tous les médecins qui l'examinaient. Quoiqu'elle n'eût que des signes très fugaces de congestion à un sommet, quoique son état général fût insuffisamment mauvais pour affirmer la tuberculose, quoique ses rares crachats fussent absolument indemnes de bacilles de Koch, les écarts entre la température du repos et celle de la fatigue nous avaient permis de diagnostiquer une tuberculose au début. Notre diagnostic précoce fut affirmé par l'examen de la température au moment des règles. A deux reprises successives, la température buccale, qui atteignait 36°,6 le matin, 37°,2 le soir, nous donna, malgré un repos absolu, 37°,4 le matin et 37°,6 le soir. Cette constatation nous démontre aussi qu'il faut condamner au repos les tuberculeuses pendant leurs règles et pendant les deux jours qui les précèdent.

Le médecin des tuberculeux doit savoir que chez ces malades, même très proches de la guérison, la température extérieure a une légère action sur la température centrale. Quand la température extérieure passe brusquement de 14° à 18°, surtout à une période anormale, en automne et au printemps, les bons tuberculeux voient leur température monter de 37°,3 à 37°,5 ou 37°,7. Ce fait n'a aucune importance; le tuberculeux doit seulement surveiller un peu plus qu'à l'ordinaire son alimentation et ses exercices. Il faut consulter la marche des phénomènes atmosphériques avant de considérer une température de 37°,7 comme l'indice d'une légère poussée fébrile.

Le thermomètre rend les plus grands services au médecin qui soigne les tuberculeux, et il faut plaindre les malades qui ne peuvent se résigner à en faire un usage constant. Il est un important agent de diagnostic et de pronostic, il est aussi un guide rigoureux pour l'institution d'un régime hygiénique permettant d'éviter les fatigues et les aliments indigestes. Souvent il indique qu'il faut cesser immédiatement l'essai malencontreux de médications intempestives.

On a voulu récemment chercher à faire le diagnostic de la tuberculose débutante par l'examen du sang. On a dit que la décoloration du sérum sanguin était presque constante dans la tuberculose. A cette assertion hasardée, il n'y a qu'une seule objection à faire. Si le sérum des tuberculeux est décoloré, il faut que le sérum du sang normal soit coloré. Or, il y a trente-cinq ans, à la fin de l'été 1870, quelques jours avant la guerre franco-allemande, nous avons démontré, avec le regretté Georges Salet, professeur à la Sorbonne, que *le sérum du sang frais et normal est toujours incolore.* Grâce à l'emploi de la force centrifuge, que la raffinerie Constant Say avait bien voulu mettre à notre disposition, nous avons pu constater que le sérum fraîchement extrait des veines ou des artères était incolore comme de l'eau de source, quand il était complètement débarrassé des globules rouges sanguins.

Avant d'étudier le sérum du sang, il faut savoir le préparer. Le sérum, d'après sa définition même, ne doit contenir aucun globule rouge. Or, ce liquide organique ne peut être complètement débarrassé de ses globules rouges que par une force centrifuge énergique, comme je l'ai confirmé en 1892, grâce à l'essoreuse du laboratoire municipal de Paris, que M. Charles Girard avait bien voulu mettre à ma disposition. Donc le sérum décoloré n'est nullement indicateur de la tuberculose.

Quand, chez un malade présentant une auscultation douteuse, l'analyse des urines démontre l'existence permanente d'une *diminution des chlorures*, le diagnostic de tuberculose imminente est presque certain. Je n'ai jamais constaté la diminution des chlorures chez les individus non fébriles, non albuminuriques, et non tuberculeux. Il est bien entendu que ces individus ainsi examinés ne doivent pas diminuer la quantité de sels qu'ils absorbent ordinairement, et ne doivent pas modifier leur alimentation. Donc si le malade n'a ni fièvre ni albuminurie, craignez la tuberculose. La diminution ou l'augmentation des phosphates dans l'urine existent au contraire dans un grand nombre de maladies, et ne peuvent éclairer le diagnostic de la tuberculose débutante.

Quand, chez un tuberculeux, vous voyez le taux des chlorures monter sensiblement sans changement de régime alimentaire, vous pouvez affirmer que ce tuber culeux est devenu capable de guérir rapidement.

L'apparition du sucre dans l'urine d'un individu jeune, maigre, s'affaiblissant depuis plusieurs mois, indique l'apparition très prochaine d'une tuberculose aiguë, rapidement mortelle. Dans ces cas, la tuberculose et le diabète sont une seule et même maladie, sous deux formes différentes nécessitant toutes deux l'usage de la suralimentation. L'avenir démontrera que la plupart des diabètes sont des tuberculoses latentes dont on ignore encore le siège. Quand on guérira le diabète, on guérira aussi la tuberculose par une méthode plus rapide que ne l'est la méthode hygiénique. Quand on aura découvert dans quel organe il faut inoculer des bacilles ou des poisons tuberculeux pour déterminer le diabète expérimental, on aura très probablement trouvé le chemin qui mènera à la découverte de l'immunisation tuberculeuse.

Grâce aux travaux de Landouzy, on sait que la *pleurésie* est presque toujours d'origine tuberculeuse. Cette affection est souvent le premier accident apparent de la tuberculose. M. Mosny vient de nous apprendre combien il faut être attentif à dépister l'origine tuberculeuse de la pleurésie. Dans la *Tribune médicale*, il a rapporté l'histoire d'une jeune fille arrivant à l'hôpital Saint-Antoine avec une fièvre typhoïde. Au déclin de cette maladie elle eut une pleurésie qui n'était nullement de nature typhoïde, mais bien de nature tuberculeuse, puisque l'inoculation de 20 centimètres cubes du liquide pleurétique à un cobaye le fit mourir en un mois d'une tuberculose généralisée. La fièvre typhoïde avait donc réveillé chez cette jeune fille un foyer tuberculeux qui sommeillait dans quelque ganglion pleural. Tout est prétexte au réveil de la tuberculose.

La *bronchite pseudo-membraneuse* peut être l'élément initial d'une tuberculose. Cette maladie, constituée par l'expulsion très pénible de filaments fibrineux, est souvent accompagnée d'hémoptysie. Trois fois j'ai observé de pareils cas et trois fois, au milieu des filaments fibrineux décolorés ou sanglants, j'ai constaté la présence du bacille de Koch, qui était mélangé avec un microbe bizarre appelé *tétragène* et formé par la réunion de quatre micro-coques lenticulaires. La bronchite pseudo-membraneuse est-elle toujours d'origine tuberculeuse ou est-elle une maladie de nature spéciale provoquant le réveil d'une tuberculose latente ? Je penche vers la seconde hypothèse.

Quand on est en présence d'un malade présentant une auscultation douteuse, il est bon de mesurer l'épaisseur de ses membres et, si on trouve une atrophie musculaire de la jambe et surtout du bras correspondant à la lésion pulmonaire douteuse, on verra que l'avenir montrera du côté douteux le développement des signes nets de tuberculose pulmonaire. Je suis depuis une vingtaine d'années quatre malades, deux hommes et deux femmes, qui ont eu dans une jambe et un bras une légère atrophie musculaire du côté lésé. La différence à la mensuration des deux côtés était fort sensible et atteignait de 2 à 3 centimètres. Ces quatre malades se sont guéris et leur atrophie musculaire a disparu quelques mois après la cicatrisation de leur poumon tuberculeux. La preuve de l'importance diagnostique de l'*atrophie musculaire des membres du côté malade* est donc certaine.

Les recherches de M. Poncet (de Lyon) sur le *rhumatisme tuberculeux* nous permettront de faire quelquefois avec plus de certitude le diagnostic précoce de la tuberculose; car cet accident peut être le phénomène initial de l'infection. Chez les jeunes gens, garçons ou filles, on constate assez souvent des épanchements dans le coude ou le genou sans cause apparente connue. Cependant, si l'on veut bien interroger à fond ces malades, on constate qu'ils ont eu précédemment une pleurésie sèche, ou une pleurésie liquide. Comme ce sont généralement des adolescents frais et gras, on ne pense pas à la tuberculose, et on a tort. J'ai observé une famille où le père tuberculeux avait contagionné sa femme. Il était mort; la femme avait résisté. Elle avait deux enfants qui avaient été également contagionnés. L'un, le garçon, eut des accidents tuberculeux très nets et en guérit rapidement. La fille, vers seize ans, eut un point de pleurésie sèche à droite, dont elle guérit très facilement; puis, un mois après, elle eut un épanchement dans le genou droit; je n'hésitai pas à dire que ce rhumatisme était tuberculeux et qu'il fallait soigner cette fille de superbe apparence. Mon diagnostic était contesté, quand l'épanchement devint si abondant qu'il fut nécessaire de le ponctionner. Le liquide fut inoculé à quatre cobayes et trois d'entre eux moururent tuberculeux, le premier après vingt et un jours et le dernier après trente-trois jours. Cette jeune fille fut très bien soignée, elle est aujourd'hui mariée et mère de deux beaux enfants.

Il est important de faire le *diagnostic précoce de la tuberculose intestinale*, qui est du reste très curable, mais vient souvent compliquer le traitement de la tuberculose pulmonaire. Quand un tuberculeux mange beaucoup, se suralimente avec la plus grande facilité, et cependant n'augmente pas de poids, et même maigrit, quoiqu'il n'ait pas de fièvre, il faut analyser ses urines. Si alors on trouve qu'il ne perd pas plus d'urée, de chlorures et de phosphates qu'un homme sain, surtout s'il en perd moins, on peut affirmer que ce tuberculeux a son intestin infiltré de jeunes tubercules, que ses glandes intestinales fonctionnent mal, et que peu à peu elles ne fonctionneront plus. Si on ne modifie pas son alimentation en la restreignant au lait, aux œufs, à la viande crue, on verra survenir les douleurs abdominales, les embarras gastriques et la diarrhée.

Le *diagnostic précoce de la tuberculose cérébrale* est fortement éclairé par l'étude du caractère et de l'écriture du malade. J'ai déjà publié en 1883 plusieurs observations probantes dans les *Archives générales de médecine*. Je puis en ajouter quatre récentes :

Observation I. — Un jeune homme faisait d'excellentes études ; il devient inattentif, paresseux, malgré sa volonté de ne pas l'être ; on le retire du collège. Il a une attaque d'épilepsie, on le croit donc épileptique. Mais, huit mois après surviennent des maux de tête continus, des bourdonnements d'oreilles incessants, et des vomissements incoercibles. On croit alors à l'existence d'une méningite. Puis, tout à coup, la tuberculose pulmonaire se déclare. La diminution brusque des facultés intellectuelles avait déjà indiqué le début de la tuberculose cérébrale.

Observation II. — Un jeune homme, extrêmement distingué, appelé certainement à devenir un homme éminent, devient tout à coup misanthrope, il cesse de travailler, l'insomnie survient ; puis, brusquement, la tuberculose apparaît. Il supporte assez vaillamment cette invasion infectieuse, mais reste morose, il fuit même la lumière et son écriture devient irrégulière, hachée, déséquilibrée ; puis, il lui est impossible d'écrire des lignes droites ; les lettres de ses mots s'écartent démesurément, malgré tous les efforts qu'il fait pour les rendre régulières. Cet état durait depuis trois semaines quand la première convulsion se manifesta, suivie d'une centaine d'autres et d'une mort navrante.

Voici l'écriture du sujet de l'observation II, environ trois mois avant sa mort :

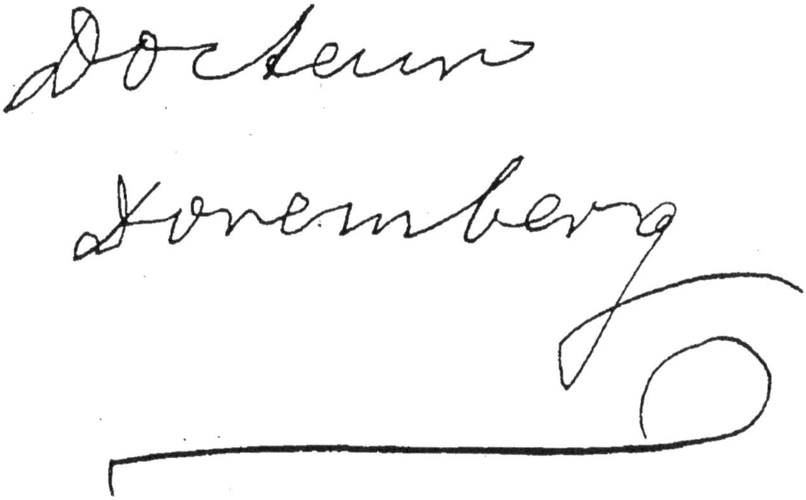

Voici son écriture trois jours avant sa mort :

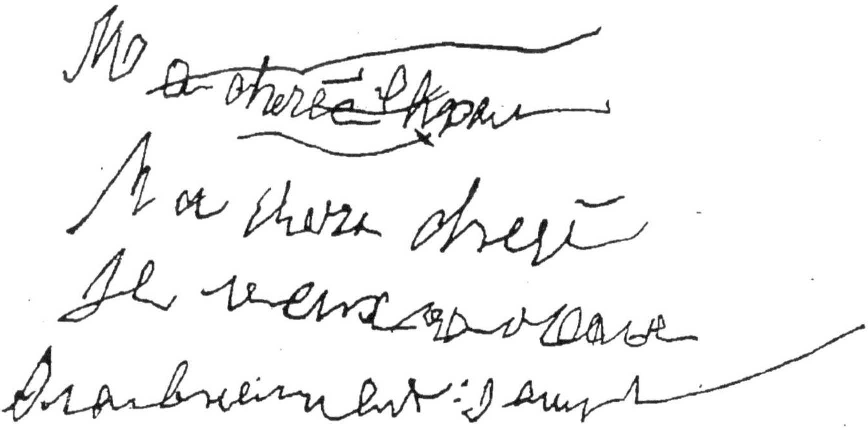

Observation III. — Un homme d'une quarantaine d'années, fonctionnaire zélé et très instruit, maigrit progressivement, puis présente tous les signes d'une pleurésie liquide. Il en guérit très bien, reprit ses occupations, quand tout à coup il devint soucieux, soupçonneux et se crut persécuté. Puis une petite fièvre survint, il parla en mâchonnant, devint de plus en plus soupçonneux, puis il délira franchement, et, quoique sa fièvre fût forte, il mangeait de plus en plus ; il eut une convulsion ultime et mourut. Depuis trois mois ses lettres présentaient l'écriture caractéristique que nous venons de décrire dans l'observation précédente.

Voici les spécimens d'écriture du sujet de l'observation III.

1° Quatre mois avant sa mort :

Monsieur le docteur

J'ai eu, il y a un an,
une pleurésie. J'ai passé
l'hiver à Menton. Je me

2° Un mois avant sa mort :

Monsieur le Docteur
Je suis menacé d'être mis
à pied pour avoir dû
quitter mon poste deux

3° Dix jours avant sa mort :

Prière de me dire ce que
je vous dois
Remerciments

Observation IV. — Notre dernier malade vit encore et vit bien ; il a une occupation peu fatigante à la campagne. Sa maladie a débuté, il y a environ cinq ans, par une crise épileptiforme. Pendant son repas, il pousse un cri, perd connaissance, se mord la langue qui devient très enflée et rend une ou deux cuillerées de sang. Il reste dans un état somnolent pendant vingt-quatre heures, et cette scène, se reproduisant deux ou trois fois par mois, présentait toutes les apparences de l'épilepsie. Cependant son médecin, étonné de voir une telle quantité de sang être produite par la morsure de la langue, me pria de l'examiner. Ce malade était franchement tuberculeux. Il avait des hémoptysies qui retentissaient sur un tubercule cérébral et son mal se manifestait en même temps par un crachement de sang et une attaque épileptiforme. Il va beaucoup mieux depuis qu'il prend quotidiennement 5 œufs, 150 grammes de viande crue, un litre de lait et un bon repas ordinaire ; il a engraissé de 4 kilos en un an. Deux ou trois fois par an, il a encore un crachement de sang et une crise épileptiforme ; ses crachats sanglants persistent pendant quarante-huit heures et sa température monte de 37°,6 à 38°,7. Ce malade n'a jamais présenté aucune modification intellectuelle, aucune modification dans l'écriture ; je pense donc qu'il est peu atteint et qu'il verra sa tuberculose cérébrale se guérir. Si mon hypothèse favorable se réalise, on pourra faire, par l'étude du caractère et de l'écriture, le *diagnostic différentiel entre la tuberculose cérébrale incurable et la tuberculose cérébrale curable.*

L'*hémoptysie* doit être un élément important du diagnostic précoce de la tuberculose pulmonaire. On doit d'abord ne pas confondre une hémorragie d'origine bronchique ou pulmonaire, avec un vomissement de sang venant de l'estomac, avec des hémorragies venant de l'arrière-nez, si fréquentes chez les individus atteints d'artériosclérose rénale ou hépatique, de varices du pharynx, ou provenant d'un anévrysme de l'aorte communiquant avec les bronches. Quand on a bien établi que l'hémorragie est d'origine bronchique ou pulmonaire, on peut affirmer l'existence de la tuberculose pulmonaire, même si on n'entend aucun signe physique anormal d'auscultation ou de percussion dans les deux poumons. MM. Trousseau, Potain, Lancereaux, Huchard, ont pensé que les hémoptysies pouvaient survenir chez les nerveux ou chez des arthritiques non tuberculeux. Nous pensons, au contraire, que le nervosisme et l'arthritisme sont absolument incapables de provoquer une hémoptysie, et nous affirmons avec Laennec, Louis, Andral, Germain Sée, que *toute hémoptysie est d'origine tuberculeuse*. Nos contradicteurs citent de nombreux cas de clients, d'amis, de confrères qui ont craché du sang et qui vivent très bien sans avoir eu d'autres accidents tuberculeux. Ils oublient que la tuberculose est très souvent naturellement curable. On n'admettait guère ce fait au temps de Trousseau, mais aujourd'hui il est impossible de le nier. Donc l'hémoptysie qui survient chez un individu, homme ou femme, une ou plusieurs fois sans altérer en apparence la santé, est un accident tuberculeux, et du reste un accident peu dangereux, le moins dangereux de tous les accidents tuberculeux.

On a souvent prétendu que les femmes qui crachaient du sang au moment de leurs époques mensuelles pouvaient ne pas être tuberculeuses. Nous pensons, au contraire, que toutes les femmes qui crachent du sang au moment de leurs époques mensuelles sont des tuberculeuses. On ne crache pas de sang sans lésion des artérioles pulmonaires, de même qu'on ne rend pas de sang par l'intestin sans lésion des artérioles intestinales. Il n'y a pas d'effet sans cause matérielle. La fâcheuse influence de Trousseau doit disparaître et on doit adopter celle de son contemporain, esprit bien plus pondéré, notre grand maître Andral. On doit aussi combattre les idées surannées exprimées par M. A. Schmidt dans la *Deutsch. med. Wochenschrift* du 1er octobre 1903, qui prétend que les hémorragies provenant des dilatations bronchiques ne sont pas tuberculeuses. Depuis longtemps Charcot et Grancher ont démontré que les dilatations bronchiques sont toutes de nature tuberculeuse.

J'ai soigné pendant une dizaine d'années un gros garçon qui crachait beaucoup, qui avait souvent de petites hémoptysies. Il mangeait bien et réparait les pertes énormes qu'il subissait par l'expulsion de ses crachats extrêmement abondants. Jamais ces crachats ne renfermèrent un seul bacille tuberculeux. Il avait tous les signes de la *dilatation bronchique*. Mais, quoiqu'il n'eût pas de bacilles dans son expectoration, il était bien tuberculeux. Il mourut et nous fîmes son autopsie avec le regretté Verneuil. Il avait d'énormes dilatations bronchiques, et autour de ses bronches nous trouvâmes une multitude de petits ganglions lymphatiques qui contenaient une véritable purée de bacilles tuberculeux.

J'ai suivi pendant vingt ans, régulièrement, un homme vigoureux qui avait des hémoptysies quatre ou cinq fois par an. Il crachait fort peu et ses crachats ne contenaient jamais de bacilles tuberculeux. Ses hémoptysies devinrent de plus en plus abondantes. Malgré tous les avis contraires, j'affirmai qu'il était tuberculeux, quoique son auscultation fût bonne. Il aima mieux ne pas écouter mes avis, se maria, fréquenta le monde, les théâtres, les concerts. Après avoir ainsi vécu pendant trois ans, il fut pris par la fièvre et, en deux ans, malgré tous les meilleurs soins, il mourut archi-tuberculeux, avec des crachats remplis de bacilles. Cet homme avait craché du sang pendant dix-huit ans sans avoir aucun autre signe de tuberculose, et cependant il était tuberculeux.

En 1877 et 1878, je fus consulté plusieurs fois par une jeune dame blonde, grasse, bien portante qui crachait du sang assez abondamment à chaque époque mensuelle. Elle ne présentait aucun signe physique anormal à l'examen de la poitrine. Je la prévins cependant qu'elle devait se soigner, comme si elle était incontestablement tuberculeuse. Je la perdis de vue ; puis, en 1897, elle revint me voir ; elle était pâle, amaigrie, elle me dit qu'elle ne crachait plus le sang depuis quatre ans, mais qu'elle avait uriné du sang et qu'elle venait d'Heidelberg où on lui avait enlevé un rein tuberculeux. Voilà encore une tuberculeuse qui cracha du sang pendant quinze ans avec toutes les apparences de la santé et qui cependant était tuberculeuse.

L'hémoptysie, chez les tuberculeux avérés, est un accident évitable ; il est dû à l'insouciance du médecin ou à l'imprudence du malade. Un tuberculeux qui ne fait aucun excès de marche, d'alimentation, d'ascension, de causerie, de coït n'a jamais d'hémoptysie. On a prétendu que certains climats toniques prédisposent aux hémoptysies. Il faut dire que dans les climats secs et toniques les tuberculeux sont poussés à trop marcher et à se congestionner ; mais, s'ils sont prudents, ils n'ont jamais d'hémoptysies dans les climats quelque secs et quelque toniques qu'ils soient. Dans les climats humides et sédatifs, les tuberculeux n'ont pas d'hémoptysies parce qu'ils sortent peu, l'air et le temps ne les engageant pas souvent à la promenade.

On *pronostiquera* une mauvaise forme ou tout au moins une forme incurable de la tuberculose quand on constatera chez un candidat à la tuberculose ou chez un tuberculeux avéré un *abaissement anormal de la température* dans certaines circonstances. Depuis douze ans, je répète que l'indice de la fièvre n'est pas seulement l'élévation de la température, mais surtout l'*écart entre la température minima et la température maxima de la journée.* Si la température prise dans la bouche pendant six minutes vous donne chaque jour 37° à 8 heures du matin et 37°,9 à 5 heures du soir, vous n'hésiterez pas à dire que votre malade a un léger état fébrile quotidien, caractéristique de la tuberculose évoluant lentement. N'hésitez pas à faire le même diagnostic si vous êtes en présence d'un malade qui constate 36°,2 à 8 heures du matin et 37°,5 à 5 heures du soir ; ou 35°,8 à 4 heures du matin et 37°,4 à 6 heures du soir. Vous pouvez même hardiment affirmer qu'un écart quelconque, dépassant six dixièmes entre les températures maxima et minima, est un indice certain de fièvre et que les malades fournissant des températures buccales minima inférieures à 36°,3 ont beaucoup moins de chances de guérir que les malades dont la température minima n'est jamais inférieure à 36°,8. Que ces tuberculeux soient jeunes, que ces tuberculeux soient vieux, ils ont de mauvaises artères, ils se refroidissent vite ; ils ont très fréquemment les pieds, les mains, le nez gelés ; leur circulation sanguine se fait mal dans des vaisseaux qui, ayant une texture altérée, ne sont pas souples; leurs artères superficielles, comme celles des tempes, sont sinueuses, gonflées, cessent d'être élastiques au toucher. Ces tuberculeux peuvent vivre pendant de longues années, mais ils ne guérissent jamais. Leur organisme, usé avant l'âge, ne sera pas capable de faire le grand effort nécessaire à l'expulsion définitive et irrémédiable des bacilles de Koch. Ils lutteront longtemps, mais la victoire ne couronnera jamais cette lutte interminable. C'est pour ces tuberculeux que la vie est une longue renonciation. Mais c'est encore la vie, que l'on peut meubler de quelque satisfaction physique, intellectuelle ou sentimentale, qui la font encore aimer, quand on sait se contenter de peu.

Lorsque les *grands minima de la température* surviennent brusquement chez un tuberculeux jusque-là assez résistant et peu fébricitant, ils permettent de prononcer un fâcheux pronostic. Le malade cesse d'être résistant. Aussi, lorsqu'un malade a ordinairement 37°,2 à 8 heures du matin et 37°,8 à 5 heures du soir, et supporte bien cette fébricule tuberculeuse, si, tout à coup, il a 35°,8 à 8 heures du matin, il est probable qu'il aura un fort accès de fièvre le soir, ou les plus prochains jours suivants ; souvent la forte fièvre s'établit définitivement, et la tuberculose marche rapidement. Si le grand minimum de la température atteint 35°,8 pendant la nuit, entre 2 heures et 4 heures du matin, le pronostic est beaucoup moins grave. Une telle température très basse remonte progressivement, atteint 36°,2 à 8 heures du matin, 36°,7 à midi et 37°,2 à 4 heures du soir ; puis elle descend à 37° à 6 heures du soir, 36°,4 à 10 heures du soir, 36° à minuit. Une telle marche de la température peut durer pendant un ou deux mois; elle s'accompagne d'un grand affaiblissement moral et d'amaigrissement, quoique l'appétit soit conservé et que la constipation domine. Mais, petit à petit, sous l'influence d'un changement d'air, de l'usage des boissons glacées ou fraîches, du régime lacté, de l'absorption du képhir ou du koumys, de la cessation presque complète de l'ingestion de la viande, les forces renaissent, le poids du corps augmente, la température remonte, la fébricule quotidienne reparaît, et avec elle la santé relative.

Les grands minima de la température sont donc tout aussi redoutables que les grands maxima, et une petite fièvre est moins dangereuse qu'un grand abaissement de la température. *Les grands minima thermométriques acquièrent leur plus grande gravité pronostique quand ils surviennent après 7 heures du matin et avant minuit.*

Pour établir le pronostic de la tuberculose, on a prétendu que la *numération des bacilles* dans les crachats pourrait donner des indications très précises. J'ai poursuivi des recherches patientes sur ce sujet pendant trois ans. Après avoir fait chaque mois deux ou trois examens des crachats de chaque malade soumis à mon examen, je puis affirmer que la numération des bacilles dans les crachats ne peut nullement éclairer le médecin. J'ai souvent constaté dans l'expectoration des cultures presque pures de bacilles tuberculeux, qui remplissaient le champ du microscope. Tantôt cette expectoration appartenait à des malades qui étaient mourants, tantôt, au contraire, à des malades qui étaient en voie de guérison. Chez ces derniers, une granulation tuberculeuse avait été rejetée, et elle ne contenait que des bacilles morts, tandis que chez les premiers les bacilles étaient vivants; mais actuellement le microscope ne peut pas dire si les bacilles tuberculeux sont morts ou vivants.

Je connais trois tuberculeux qui ont eu des vomissements de sang très abondants, des transpirations nocturnes profuses et tous les signes physiques de la tuberculose la plus nette, et qui cependant n'ont jamais eu de bacilles tuberculeux dans leurs crachats. Deux d'entre eux vivent encore. Ils ne sont pas brillants, mais chacun, dans sa petite sphère, rend encore quelques services à ses semblables. Le troisième, qui crachait énormément, est mort et les bacilles n'ont apparu dans ses crachats que deux mois avant sa mort. Jusque-là, on avait pu se demander s'il n'avait pas une simple dilatation bronchique simulant une caverne tuberculeuse. Mais la fin de sa vie nous a montré qu'il avait une tuberculose scléreuse ayant dilaté les bronches, que cette tuberculose avait une marche très lente, mais que les lésions étaient indubitablement de nature tuberculeuse.

Quand on ausculte des enfants, il faut se souvenir qu'ils ont très souvent des attitudes vicieuses des bras. Ils contractent le deltoïde et les muscles épineux. Cette contracture produit une fausse matité, et les contractions fibrillaires déterminent de faux craquements. Il suffit de mettre l'épaule en place pour faire disparaître tous ces faux symptômes morbides.

Il faut ne pas oublier que souvent, chez les rhumatisants et les goutteux, la tuberculose ou une rechute de tuberculose débute par un engraissement trompeur. Le malade fait de la *mauvaise graisse*; il n'assimile plus bien ses aliments ; il est atteint de cet état physico-chimique que M. le professeur Bouchard a très heureusement appelé *ralentissement de la nutrition*. Il ne nourrit plus facilement ses cellules ; mais il offre un excellent aliment aux bacilles tuberculeux. Aussi il faut se méfier des tuberculeux gras et savoir les dépister. Ils vivent ordinairement assez longtemps avec leur tuberculose, mais ils ne guérissent presque jamais, parce que, étant atteints de ralentissement de la nutrition, ils ont de la graisse dans les artères et dans les reins. Aussi ils ne peuvent pas supporter la suralimentation.

Ils sont incapables de brûler un excès d'aliments, qui les empoisonne, si l'on insiste sur cette pratique hygiénique, si utile pour d'autres tuberculeux à leur restauration organique.

Il faut bien se garder de croire qu'infailliblement « un tuberculeux dont le poids augmente est un tuberculeux qui s'améliore, et qu'un tuberculeux ne saurait être considéré en amélioration tant que son poids ne s'accroît pas ». Il existe au contraire des tuberculeux qui guérissent sans engraisser, et d'autres tuberculeux qui ne vont jamais plus mal que quand ils s'engraissent par une suralimentation exagérée, qui les affaiblit au lieu de les fortifier. On constatera ce fait surtout chez les phtisiques dont le poids augmente trop rapidement, de 10 à 12 kilos en cinq ou six mois. Aussi je proscris absolument ces concours d'engraissement auxquels se livrent quelques malades désœuvrés dans les sanatoriums. On ne refait pas un tuberculeux comme on fait un animal de boucherie.

On voit combien est délicate l'étude de la tuberculose, et cependant aucune connaissance approfondie n'est plus nécessaire, puisqu'on peut guérir cette maladie quand on la soigne au début de son évolution, et qu'on est impuissant devant elle quand elle a usé l'organisme, lorsqu'elle est assez grave « pour changer, comme dit Bayle, les plus beaux jours de la vie en une suite non interrompue de maladies cruelles, de convalescences douteuses et de rechutes désespérantes ». Il faut préférer la médecine préventive à la médecine curative.

Mais, hélas ! la réalisation de cet idéal nous échappe bien souvent. Le diagnostic précis de la tuberculose effraie encore un grand nombre de familles. On ne veut pas comprendre qu'une tuberculose, dépistée dès sa naissance chez un homme ou une femme jeune, est une tuberculose presque infailliblement guérie. On ne veut pas accepter ce diagnostic hâtif, on repousse craintivement la planche de salut, et, imitant la politique de l'autruche, on se répète : « Pensons-y toujours, mais n'en parlons jamais ». Puis, à force de n'en parler jamais, on n'y pense plus et on est atterré quand tout à coup la mine souterraine reçoit le choc qui la fait éclater. Les accidents graves apparaissent, se succédant les uns aux autres, on prend à la hâte les grandes résolutions qu'on avait dédaigneusement écartées depuis plusieurs mois ou depuis plusieurs années. Mais bien souvent il est trop tard. L'organisme, envahi sournoisement, a été tellement détérioré qu'il est incapable de lutter avec succès contre un ennemi qui a pu tout à son aise s'installer dans la place.

Je ne cesserai donc de répéter aux médecins qu'ils doivent sévèrement avertir la famille d'un jeune tuberculeux, qu'il n'est pour elle aucun instant à perdre, aucune faute à commettre. L'heure de la guérison possible est fugitive. Elle ne sonne qu'une fois : il ne faut pas la laisser fuir dans l'irréparable. Toutes les ressources de la diplomatie médicale doivent être employées à l'accomplissement de cette œuvre bienfaisante. Si l'on est persuadé que la famille, faible ou indifférente, ne pourra imposer l'exécution des règles hygiéniques nécessaires à la cure de la tuberculose, il ne faut pas hésiter à envoyer le malade dans un sanatorium. Cette prescription sera absolument indispensable si la famille du tuberculeux est tendre. La tendresse est l'ennemi du tuberculeux guérissable. La tendresse est fatalement agissante, et le tuberculeux, condamné au repos, ne doit vivre qu'avec des gens inactifs. Cette tendresse ne doit être accordée qu'au tuberculeux incurable, auquel nous devons préparer une douce fin, éclairée par la lueur des gracieuses illusions et charmée par la musique d'aimables paroles.

Le mensonge consolateur soulage plus ce malade que tous les remèdes de la pharmacie. Il déchire devant lui le rideau bornant l'horizon de la triste réalité et lui permet de contempler jusqu'à son dernier jour le mirage de la mer bleue de l'espérance.

Souvent les parents des tuberculeux vous diront : « Surtout, docteur, ne me prévenez pas quand vous croirez que notre cher malade est perdu. » Respectez leurs craintes pusillanimes et jusqu'au dernier jour cachez-leur la vérité. Cela ne servira à rien. Mais, hélas ! bien souvent nous ne servons à rien.

CHAPITRE VI

Psychologie des tuberculeux. — Leur esprit. — Leur cœur. — Devoirs du médecin des tuberculeux.

Il est absolument nécessaire de connaître la psychologie des tuberculeux quand on veut les guérir. Aussi est-il indispensable aux parents de ces tuberculeux de l'étudier ; nous essaierons de leur faciliter cette tâche, afin qu'ils puissent aider et non plus contrecarrer la nôtre.

L'état mental des tuberculeux peut présenter deux aspects différents.

Souvent, le tuberculeux est indocile et agité ; il consulte tous les jours un nouveau médecin ; il est indigné de ne pas guérir et voudrait voir un médicament ou une médication lui rendre en vingt-quatre heures les forces, l'appétit et le sommeil perdus. Ce tuberculeux est généralement un homme intelligent, riche, mais présomptueux. Il croit que son intelligence est supérieure à l'expérience de ses médecins et que sa richesse doit nécessairement lui permettre de triompher du mal. Un tel malade est irrémédiablement perdu.

Jamais on ne rencontre une femme tuberculeuse aussi dénuée de bon sens et aussi ridiculement prétentieuse. Mais, souvent, on trouve auprès d'elle un père ou un mari qui se permet de juger et de critiquer à tort et à travers le traitement institué, qui force la malade à essayer toutes les drogues de la médecine ou du charlatanisme. Le devoir du médecin est d'éliminer ce gêneur, et, s'il a scruté l'âme des tuberculeux, il arrive rapidement à s'emparer de l'esprit de sa malade, à le dominer; par des raisonnements clairs, par des explications précises il démontre à la tuberculeuse que jamais un médicament n'a guéri une phtisique ; qu'elle guérira seulement et sûrement par le traitement hygiénique, fondé sur ces trois principes: *repos, vie au grand air pur, alimentation facilement digestive et exclusivement réparatrice.* La femme malade écoute très volontiers les paroles suggestives de son médecin. Il faut convaincre, il faut donner la foi, et les femmes, même les plus obstinées et les plus futiles, se laissent plus facilement convaincre que les hommes. Peut-être serait-il bon de faire soigner les tuberculeux par des femmes médecins. L'avenir nous éclairera à ce sujet.

Fort heureusement, l'esprit du tuberculeux est assez malléable. Généralement, le malade est devenu tuberculeux parce qu'il s'est surmené. Si c'est un homme, il a abusé de toutes les distractions à la fois, et souvent il a mené de front un travail acharné et des plaisirs épuisants. Il est ordinairement assez facile au médecin de contraindre le tuberculeux à supprimer ou tout au moins à diminuer considérablement ses plaisirs; il comprend que, en s'en privant, il détruit une source profonde d'affaiblissement. Mais il est bien plus difficile de l'empêcher de travailler, parce que le travail fait vivre. En outre, le tuberculeux qui ne s'amuse plus, qui ne travaille plus, est comme un corps sans âme et il se décourage très facilement. Aussi est-il plus facile de guérir un paresseux qu'un travailleur. La difficulté ne doit, cependant, pas arrêter l'effort du médecin. Il peut guérir les hommes ardents et nerveux aussi facilement qu'il guérit les femmes affinées et émotives. C'est une autre forme d'apostolat, mais toujours fondée sur une méthode persuasive. Il faut toujours expliquer, démontrer, s'occuper du malade et le contraindre à être sans cesse préoccupé des conseils et des prescriptions du médecin. La cure doit être une obsession. Mais cette obsession revêtira une forme humaine, le souvenir constant du directeur de conduite, du professeur d'hygiène pratique, de l'éducateur patient, bienveillant, persuasif qui doit être immuablement obéi.

Si le médecin doit être bon, il doit aussi être ferme avec le tuberculeux. Comme tous les êtres faibles et délicats, le phtisique n'est guère persévérant. Du reste, la persévérance est assez facile à acquérir quand on poursuit un but que l'on connaît bien, par des moyens que l'on connaît encore mieux; c'est ainsi que le savant sait poursuivre une découverte, que le financier atteint la fortune, le guerrier la gloire et l'artiste son idéal. Mais le tuberculeux se passionne rarement pour sa guérison. Ordinairement, il voudrait bien guérir, sans se donner trop de mal, parce qu'il n'est pas bien sûr qu'en se donnant ce mal il guérira plus sûrement. Il lutte avec des moyens d'action qu'il ne connaît guère, puisqu'il n'a étudié ni l'anatomie, ni la physiologie, ni la médecine. Il faut lui apprendre un peu de tout cela, lui donner des notions suffisantes pour qu'il puisse suivre les progrès de son amélioration, les apprécier, les enregistrer. C'est pourquoi il importe tant que le tuberculeux surveille et note sans interruption la température et le poids de son corps.

Pendant cette cure de patience et de persévérance, le tuberculeux guérissable et non encore guéri devra être sans cesse guidé par son médecin, qui sera le tuteur indispensable pour redresser sa pauvre volonté défaillante qui s'écroule à la moindre alerte, et pour contenir son imagination excitée par l'inaction forcée, et qui voudrait tout entreprendre à tort et à travers. Le phtisique trouvera rarement ce guide sûr auprès de sa famille, composée de personnes bien portantes et actives qui s'agitent autour de lui et l'énervent. Le tuberculeux, surtout le tuberculeux débutant, privé de la direction du médecin qui sait instituer son régime et tous les détails de sa vie, est comme une frêle barque désemparée de sa voile directrice pendant la tempête, et qui sombre infailliblement si elle n'est pas promptement secourue. Aussi, le jeune tuberculeux guérissable doit-il s'attacher au médecin qui a su conquérir sa confiance par la netteté et la précision de ses prescriptions. Il doit lui obéir scrupuleusement, car, dans le traitement hygiénique et long de la tuberculose, la guérison est une récompense. Le tuberculeux croit toujours avoir obtenu ce qu'il désire : cette guérison qu'il attend comme le Messie. Au moindre signe heureux qui apparaît à l'horizon de sa santé, il pense que l'étoile de son sauveur va luire et illuminer sa vie. Mais que de vaines lueurs viennent tromper ainsi sa raison énervée par de folles espérances ! Il faut savoir canaliser ces débordements d'espoir ; car le malade, se croyant guéri, reprend trop tôt la vie active et la rechute ne tarde pas à survenir. Alors s'ouvre l'ère des grands désespoirs, des découragements infinis, heureusement plus facilement curables que les présomptions exagérées.

Voici un exemple de cette facilité avec laquelle les tuberculeux croient successivement que pour eux tout est gagné ou que tout est perdu. Cet exemple, je le prendrai en copiant deux lettres adressées tout récemment à son médecin par une jeune dame tuberculeuse. Ce n'est pas du Sévigné, mais je n'en ai pas sous la main. La première lettre est tout à la joie : « Vous avez tout fait pour essayer de me ressusciter et je vous en suis reconnaissante. C'est à vous que je dois de vivre paisiblement dans un nid de verdure auprès de mon mari et des miens, au lieu d'être dans ce Paris infernal, où j'étouffais. Vous seul avez compris vraiment ce qu'il fallait à mon corps et aussi à mon âme. Je suis heureuse ; car ici je puis rêver, et il me faut un peu de rêve dans la vie. » Deux mois après, adieu les beaux rêves et le bonheur : tout est perdu.

La malade a consulté un médecin du voisinage qui lui a conseillé d'aller faire un voyage pour trouver un peu de fraîcheur ; la malade a fait son voyage malgré la défense de son médecin ordinaire, et elle s'accuse : « La prédiction s'est accomplie : j'ai craché du sang. Je suis au lit. Je vous en prie, conseillez-moi. Suis-je perdue ? Eh ! j'ai tant envie de vivre ! Je veux, je veux guérir. »

Vous voulez guérir, chère Madame ; mais vous ne prenez pas le chemin de la guérison. Vous êtes dans la catégorie des instables, qui ne peuvent jamais rester tranquilles. Souvent les Orientaux sont aussi des agités ; ils se résignent rarement à rester tranquilles. Quand ils sont installés dans une résidence, ils ne savent pas s'astreindre à s'étendre dans leur jardin, à faire de courtes promenades en voiture ; ils ont l'amour de la locomotion. Il leur faut des voitures rapides, des longues excursions. Et puis bientôt cela ne suffit plus : une résidence est vite usée, il faut se hâter d'aller ailleurs. Ces malades mènent ainsi jusqu'à leur dernier souffle une vie errante, véritable course après la santé qui fuit sans cesse et qu'on espère toujours rencontrer au coin d'un nouveau site ensoleillé pendant l'hiver ou ombreux pendant l'été ; course folle, vraie ronde du Brésilien tuberculeux qui semble répéter à satiété : « Guérison, écoutez-moi donc ! » Et la guérison dédaigneusement répond : « Jamais. »

En face de ces agités, nous devons placer et donner en exemple les malades placides, tranquilles, qui s'observent attentivement et ne font que ce qu'ils peuvent faire. S'ils sont fatigués après une promenade d'une heure, les jours suivants ils ne marchent plus que pendant une demi-heure. Si la marche les fatigue, ils vont en voiture. Je connais un grand chasseur, devenu tuberculeux, qui se contente maintenant de se faire conduire en voiture jusqu'au point où il doit s'arrêter et s'asseoir sur une chaise en attendant le gibier. Voilà un sage et je recommande son exemple à toutes les têtes folles qui ne savent ni se limiter ni se contraindre. Que ces mauvais tuberculeux méditent cette vieille sentence orientale : « Celui qui suit sa passion est un esclave ; s'il en triomphe, il est roi. »

Pour que le malade puisse se soigner efficacement et prendre toutes les précautions indispensables à sa guérison, il faut lui dire qu'il est profondément atteint d'une maladie qui ne permet pas une seule faute. Le patient n'exécute bien que ce qu'il comprend. Mais il faut le lui faire comprendre sans brutalité, avec toutes les douceurs que peut inspirer une bienveillante diplomatie. Puis, quand le malade est éclairé, le médecin doit le conduire avec la traditionnelle main de fer gantée de velours. Il ne doit pas être le « bon docteur » aimable et banalement approbateur. Il doit montrer son dévouement à ses malades, non pas en calant leurs oreillers ou en leur versant d'émollientes tisanes, mais en étant le guide sûr et obéi.

Il faut essayer de distraire et d'occuper les pauvres malades auxquels les plaisirs actifs sont refusés, les reclus volontaires qui ne demandent qu'à rompre leur réclusion. Fort heureusement le moral des tuberculeux est généralement excellent, quand on sait le diriger, et mettre en œuvre les ressources infinies d'un admirable égoïsme. Le tuberculeux n'est pas d'emblée égoïste, mais peu à peu le constant examen de soi-même l'amène à s'aimer plus que tout au monde, à admirer tout ce qu'il fait et à se croire invulnérable par la maladie. Autant il méprise la maladie des autres, autant il choie la sienne. Il guérira parce qu'il sait se soigner, parce qu'il est intelligent. S'il contagionne les membres de sa famille, il plaint non pas ceux qui meurent, mais lui qui vit et qui souffre.

« Plaignez-moi ; je souffre un martyre inouï. Mon pauvre père étouffe par l'asphyxie. Je ne puis même plus le voir souffrir. » Son père se meurt, ce n'est pas son pauvre père qu'il faut plaindre, c'est elle la tuberculeuse neurasthénique, dont la douleur seule doit intéresser le monde. Au grand siècle, les femmes nerveuses étaient aussi théâtralement égoïstes qu'au nôtre. Dernièrement, la *Chronique médicale* nous citait le cri du cœur d'une grande dame écrivant à Fagon : « Fagon, mon fils se meurt. Il râle, il ne me reconnaît plus. Je ne sais que devenir. Avec lui toute ma vie s'en va. Je ne savais combien l'on peut être malheureuse. Rien ne m'est qu'affreuse misère. » C'est toujours la même note féroce : Mon fils se meurt, plaignez-moi !

Les cœurs les plus tendres peuvent s'endurcir par un contact continu avec la maladie. Une délicieuse tuberculeuse, la jeune duchesse Decazes, femme de l'ambassadeur de Louis XVIII à Londres, écrivait très franchement : « Mon père et ma mère sont partis. Il paraît que la souffrance rend indifférent. Car je n'ai pas été très affligée en leur disant adieu. » Elle fut cependant une malade héroïque. Quoique les médecins de Londres n'eussent aucun espoir de la guérir, ils avaient eu la férocité inutile de lui dire la vérité : « Ils ont déclaré que j'étais poitri-

BIBLIOTHÈQUE NATIONALE R.F. IMPRIMÉS

naire, mais qu'à mon âge et avec de grands ménagements, cela pourrait être long ; c'est-à-dire, durer jusqu'à mes couches. Je n'aurai pas encore dix-neuf ans. On dit que nous naissons avec la crainte de la mort, ou avec l'amour de la vie. Pour moi, je n'ai ni l'un ni l'autre. » La chère petite poitrinaire revint à Paris : « Arrivée à Douvres on crut que je ne pourrais pas aller plus loin. Mais la volonté m'en donna la force... Débarquée à Calais, je fus plus malade encore.

« La volonté qui m'avait donné la force de supporter le voyage semblait m'avoir abandonnée, une fois le but atteint. » Cette volonté fugitive des tuberculeux est une ressource importante qu'il faut savoir ménager.

C'est encore elle qui permettra à la duchesse Decazes de ne pas s'effondrer, quand elle lut, par mégarde, une consultation de ses médecins français destinée à son mari : « L'état de Mme la duchesse Decazes, sans menacer d'une fin très prochaine, laisse cependant peu d'espoir de guérison. » Quelques semaines après, la malheureuse jeune femme fut encore inutilement effrayée : « Un jour, dit-elle, je vis entrer mon confesseur. Il fit signe à ma belle-mère qui était près de moi de se retirer. Il me dit que j'étais bien mal, qu'il fallait me préparer à mourir, à recevoir les sacrements. Je lui demandai d'attendre. Il chercha à me faire comprendre que cela ne se pouvait pas.

« Mais, comme j'insistais, il craignit de m'effrayer et me dit qu'il reviendrait dans deux jours. — Non, plus tard, répliquai-je. » La petite duchesse avait raison : elle accoucha et ne mourut pas.

On voit combien il est cruel de ne pas ménager les malades tuberculeux. Donnez-leur les plaisirs du cœur. Autorisez les déplacements qui leur permettront de voir les êtres qu'ils aiment.

Un tel rapprochement leur fera gagner en quinze ou vingt jours les 1 000 ou 1 500 grammes qu'ils auraient acquis péniblement en un an, si le cher contact leur avait été refusé. Ne craignez pas d'autoriser de temps en temps un changement de milieu, même dans un climat peu favorable. Le malade est souvent saturé de la vie de famille, quelques tendres attentions qu'on lui prodigue. Mais il faut savoir doser ces douces distractions. *Est modus in rebus*. Le médecin des tuberculeux doit être leur confident et exciter leur patience en leur répétant ces sages paroles de La Bruyère : « La vie est courte, si elle ne mérite ce nom que lorsqu'elle est agréable, puisque, si l'on cousait ensemble toutes les heures que l'on pourrait passer avec ce qui plaît, on ferait à peine d'un grand nombre d'années une vie de quelques mois. »

Elle est longue, cette cure de la tuberculose; il faut que le médecin, le malade et sa famille se munissent d'une forte provision de patience. Le médecin convaincu de la curabilité de la phtisie pulmonaire saura imposer sa foi au malade éclairé sur la nature de son mal. Il lui apprendra à se nourrir intelligemment, à user du grand air avec prudence et persévérance. En quelques semaines, s'il est bien dirigé, ce phtisique sera le miroir de son médecin et reflétera automatiquement ses théories et ses pratiques. Il sera dressé pour la cure hygiénique, qui suivra son cours régulier et méthodique. Et on sera tout étonné de voir un homme autrefois prodigieusement actif, une femme brillante, mondaine, maîtresse de maison toujours sur la brèche, cesser de travailler, de conduire des chevaux, de courir les dîners en ville, fuir les courses, les expositions, les tennis, éviter les longues causeries le soir sous les arbres, les séances prolongées au piano, les broderies minutieuses. Ces bons phtisiques savent se priver de toutes les occupations amusantes, distrayantes ou sérieuses qui nécessitent un effort permanent, qui épuisent le système nerveux et rendent l'organisme vulnérable pour ce bacille tuberculeux, toujours à la recherche d'une proie facile. Ils savent se contenter de petites occupations de malades, toutes petites, mais encore agréables : la lecture, les jeux paisibles, les causeries entrecoupées de courtes promenades à pied ou en voiture, les collections de médailles, de timbres, de gravures, d'autographes, et une agréable correspondance.

Et puis, pour chasser la tristesse et l'ennui, pour éviter cette funeste oisiveté qui fait naître les idées noires ou provoquent les actions les plus nuisibles, il importe de placer le malade dans un site sympathique. Le tuberculeux doit pendant tout le jour pouvoir admirer les aspects variés d'une nature gaie et lumineuse. Il doit devenir un être contemplatif, sachant analyser et admirer les ciels changeants, les eaux mobiles, les verdures infiniment variées, les rochers sévères, les modulations tristes ou gaies des oiseaux, la voile qui file au vent, et de loin, de très loin, la poussière des automobiles, qui semble voiler le soleil d'un nuage épais. Aussi, malgré les coups de vent de la mode, les tuberculeux reviendront toujours avec joie sur les bords de cette mer ensoleillée baignant l'admirable côte qui se déroule entre Cannes et Menton, versant abondamment au malade des flots d'air marin, pur et attiédi, avec la lumière, la gaîté et l'espérance.

Oui, tout cela, c'est de la médecine. Elle rend le tuberculeux heureux, docile, obéissant ; elle le prépare inconsciemment à la guérison, en lui faisant oublier la maladie, en lui permettant de songer seulement à la vie, un peu végétative d'abord, et doucement humaine ensuite. « Vous savez, a dit Voltaire, qu'on a créé l'homme avec deux besaces; il faut mettre les plaisirs dans la besace de devant et les chagrins dans celle de derrière. » L'art du médecin consiste à décharger les tuberculeux de la besace des plaisirs et de la besace des chagrins. Ainsi allégés, ils sont prêts pour la guérison.

L'esprit des tuberculeux malléables est l'esprit que leur impose leur médecin. Le cœur n'est pas aussi malléable que l'esprit. La moitié des tuberculeux a bon cœur, l'autre moitié a mauvais cœur. Ces derniers sont incapables de la moindre reconnaissance. S'ils vont mal, c'est la faute du médecin, du climat, de la nature et des hommes. Ils accusent tout, les éléments et les êtres; tandis qu'ils devraient n'accuser qu'eux-mêmes, eux qui se sont rendus malades par leur obstination ou leur insouciance, et qui ne se guérissent pas parce qu'ils ne veulent écouter aucun conseil. Ils n'aiment personne, ils s'adorent, s'admirent, sont seuls capables de se soigner. « Je me connais bien, docteur, je sais bien ce qu'il me faut. » Pauvres orgueilleux, vous ne connaissez rien, vous ne savez rien, que faire du mal aux autres. Voilà des êtres néfastes, qui refusent absolument de cracher dans des vases désinfectés ou dans des crachoirs de poche.

Malgré toutes les observations, toutes les supplications du médecin, ils continuent à cracher dans des mouchoirs ou sur le bord des cheminées. Ils savent qu'ils peuvent contagionner leurs parents, leurs domestiques. Mais cela leur est bien indifférent. Ils n'ont pas de cœur. Ils sont méchants; ils cherchent à être désagréables à tous ceux qui les soignent avec le plus grand dévouement. Ils désobéissent au médecin, pour le seul plaisir de l'ennuyer; ils exagèrent leurs souffrances, les inventent quelquefois pour effrayer une mère, un mari, une sœur. Ils sont tout heureux de les avoir affolés. N'attendez aucune reconnaissance d'eux. Si vous parvenez à améliorer leur état, ils vous disent et vous répètent qu'ils guérissent parce qu'ils n'ont rien, qu'on les trompe pour se vanter d'avoir guéri des gens qui n'ont jamais rien eu. De tels malades peuvent voir sans un remords, sans un regret, tout leur entourage mourir successivement par les fatigues ou la contagion. Eux vivent, et c'est assez.

Ceux-là ne feront pas couler une larme quand ils disparaîtront. Lorsque la mort les emportera, on poussera autour d'eux un soupir de soulagement. On n'aura eu aucun plaisir à les soigner, on n'éprouvera aucun chagrin en les perdant. Quand on a semé le dur égoïsme, on ne récolte que la vénalité indifférente.

Mais que d'inépuisables dévouements savent inspirer autour d'eux les bons tuberculeux! Comme il est tendre le cœur de ces bons tuberculeux, aussi tendre qu'un fruit mûr : le doigt qui le presse, le pénètre sans résistance! Comme il est doux de guider, d'encourager, de soulager ces sympathiques malades; comme ils savent vous témoigner leur sincère et profonde reconnaissance! Ils aiment à crier bien haut leurs bons sentiments. Ils remercient la nature et les hommes; ils aiment tous les éléments et les êtres qui leur font du bien. Le bon tuberculeux est un être d'amour. Il dira les louanges du médecin qui a compris son âme tendre et sensitive, qui jamais ne s'est moqué de ses craintes, même les plus pusillanimes, qui n'a pas ménagé sa peine pour faire entrer dans son cerveau les bons principes de la cure hygiénique, à coups de répétitions réitérées; qui s'est efforcé de vivre de sa vie, en écoutant le récit, parfois imaginaire, de ses peines et de ses déboires, qui a partagé ses moindres joies et a dissipé ses plus gros chagrins, qui a dû être inflexible devant les plus petites velléités d'indiscipline ou de révolte.

Le bon tuberculeux aime le bon médecin pour sa bonté, mais aussi pour son autorité. Il sent que l'une et l'autre sont indispensables pour le diriger vers la guérison. Sa reconnaissance affective est une affection égoïste; elle n'en est que plus vraie et plus durable, car ce qu'on aime surtout chez les autres, c'est soi-même; on les aime pour le bien qu'ils vous font.

C'est ce même sentiment d'amour égoïste et reconnaissant qui fait chanter au tuberculeux les louanges de la nature au milieu de laquelle il voit sa santé s'améliorer, sa vie s'adoucir. Quand, après avoir passé plusieurs mois enfermé dans quelque appartement calfeutré et obscur d'une grande ville, il arrive sur les côtes lumineuses de la Méditerranée, il pousse un cri d'admiration; il aime à dire et à écrire son bonheur. Les hommes les plus éminents n'ont pas craint de raconter leurs joies enfantines, après avoir éprouvé les caresses veloutées de notre doux soleil d'hiver. Le 25 décembre 1856, Mérimée écrivait, de Cannes, à son collègue M. Lenormant : « Je me porte beaucoup mieux qu'à Paris, et vous ne vous en étonnerez pas, quand je vous aurai dit que je vous écrit la fenêtre ouverte, en face d'une mer admirable avec un soleil trop chaud de 1 heure à 4 heures. Il fait froid, comme à Rome, aussitôt que ce beau soleil s'est couché. Il tombe une rosée glaciale qui dure un quart d'heure, puis l'air redevient doux et on sort, le soir, sans paletot. J'ai mangé une fraise mûre dans les bois; les jasmins et les cassis sont en fleurs. » Ce soleil, cette mer, ces fleurs, ce beau ciel, ces montagnes couvertes de pins et de mélèzes, ces rochers noirs parsemés de sapins sombres, cette nature si mobile sous les feux changeants de la lumière orientale, viennent, à chaque minute du jour, enchanter le cœur du tuberculeux, reconnaissant au médecin qui lui a appris à se servir de l'air, du soleil, et à aimer les beaux paysages. Il est aussi heureux que l'est l'oiseau en cage rendu aux arbres feuillus et à l'espace immense.

Il rend heureux tous les êtres qui vivent autour de lui; ses parents, ses serviteurs, son médecin sont joyeux de le voir renaître à la vie, reprendre goût à l'existence, aimer à contempler le soleil du matin, et à regretter sa disparition le soir quand il tombe avec la brise dans la mer immobile. Quelle heure charmante que celle du coucher du soleil, au bord de la Méditerranée, pendant les beaux jours de mars ou d'avril, quand les derniers souffles de l'air viennent onduler la surface brillante de la mer, gonfler les hautes voiles des lourdes et lentes tartanes implorant les tardives agitations des vents qui s'assoupissent! Les petites barques des pêcheurs se hâtent de partir au loin pour jeter les filets qui arrêteront les bandes de sardines ou d'anchois; avec leurs longues rames qui s'agitent à leur bord, elles ressemblent à de grosses araignées aquatiques agitant leurs pattes grêles à la surface de l'eau. De larges travées de rose tendre, de vert pâle, de gris clair, alternent sur la mer et sur le ciel qui semblent nuancés des mêmes tons les plus doux et les plus brillants. Le rose s'étend, remonte dans les nuages, se marie au bleu foncé, puis se change en un délicieux mélange de violets et de mauves chatoyants. Une brume bleuâtre enveloppe les monts et les plages. Des reflets d'incendie se perdent sur la surface déjà sombre de la mer. Puis les dernières lueurs pâlissent et disparaissent derrière l'impénétrable horizon, pendant qu'à petits pas les ouvriers rentrent en chantant, chargés de grosses bottes de fleurs des champs. La nuit tombe douce et bienfaisante sur le tuberculeux heureux de sa journée; elle n'est plus la nuit redoutée, la nuit de l'insomnie, mais l'obscurité reposante qui apporte la détente du corps et entretient la joie du cœur.

La teinte du cœur des tuberculeux est le tendre ; mais que de nuances! Elles sont infinies. Nous étudierons ici celle du jeune tuberculeux, celle du vieux tuberculeux et enfin celle du tuberculeux qui se sent irrémédiablement frappé par la mort.

Le tuberculeux jeune n'est pas un être malheureux. Si sa cure est longue, si sa santé est lente à revenir, il rencontre à travers ses pérégrinations de douces affections, parce qu'il est sympathique. Il fait naître de grands dévouements. Insouciant, il ne compte pas plus avec lui-même qu'avec les autres. Prêt à rendre tous les services, à soigner ses compagnons de maladie et d'infortune morale, il sait se sacrifier. Quelquefois, il en meurt. Mais sa mort est belle, car il a été heureux en voyant le bonheur se répandre autour de lui. Il n'a pas été inutile, il a pu remplir ici-bas une petite part de la tâche commune qui nous incombe.

On peut, on doit le choyer, ce jeune tuberculeux; la longue maladie semble si anormale quand elle frappe la jeunesse, qu'elle invite irrésistiblement à la compassion.

Ce jeune malade, encore plein d'illusion, est un trésor de tendre reconnaissance. Le phtisique, privé de plaisirs bruyants et fatigants, ayant peu d'occasions de développer ses muscles et son cerveau, réserve toutes ses ressources pour son cœur, où peuvent s'accumuler les affections; sa sensibilité s'aiguise et les sentiments deviennent les seuls mobiles de ses actions. Un regard caressant, un serrement de main profond, une douce parole le comblent de joie. C'est, bien souvent, en lui entr'ouvrant discrètement la fenêtre qui donne sur le bonheur et l'amour, qu'on obtient de lui la plus ponctuelle docilité, la plus grande résignation. Les phtisiques sont toujours heureux d'être écoutés et encouragés par un être qui soutient leur faiblesse, console leurs tristesses, excite leurs illusions, illumine leur vie d'un rayon doucement teinté d'espérance et les promène moelleusement à travers les chaos de la maladie.

Le tuberculeux peut répéter avec Alfred de Vigny : « Je crois autant que Gœthe aux affinités électives. Il y a des âmes auxquelles il me semble que je suis uni par des liens invisibles. » Il est aimant; mais, comme il est errant, comme il passe sa vie à quitter une résidence d'été pour une résidence d'hiver, il emporte son cœur dans sa valise. Son besoin d'aimer et d'être aimé ne peut guère se concilier avec la fidélité. Il est le Juif errant de l'affection et de l'amour. Il voudrait bien pouvoir fixer ses attachements dans son cœur ; mais heureusement le froid ou le chaud le chasse vers de nouvelles contrées et vers de nouvelles relations. Excusez-le, encouragez-le ; il doit penser constamment à sa cure et à ses exigences.

C'est elle sa seule vraie maîtresse, c'est à elle qu'il doit sacrifier les distractions de son cœur, qui doivent rester de simples distractions fugitives et passagères.

Elles sont si charmantes, ces relations d'hommes ou de femmes dans lesquelles on se donne tout entier, bien certain de ne pas s'attacher par des soudures indélébiles ! Pas de réticences, pas de crainte de l'avenir.

Le tuberculeux la sème à pleines mains, cette affection du passant, qui tombe sur un sol que n'arroseront pas les larmes du chagrin, que ne féconderont pas les joies et les efforts de la vie commune. C'est le repas rapide pris sur le pouce, qui n'a pas besoin d'être laborieusement digéré. Autant en emporte le vent. On est triste, vraiment triste en se quittant ; on a vraiment les yeux humides quand on se dit adieu sur le quai de la gare ou sur la passerelle du bateau. Ils étaient si gentils, si bons, si affectueux, si dévoués, les amis avec qui on a passé si agréablement de longues journées, qui vous ont reçu comme un enfant de la maison. Vous êtes certain que vous ne les oublierez jamais, et vous les oubliez. Vous les oubliez dès le lendemain. A la prochaine étape de votre vie errante, vous rencontrez des amis aussi gentils, aussi bons, aussi affectueux, aussi dévoués, qui s'attachent à l'aimable poitrinaire faible, doux et reconnaissant, et vous les aimez comme vous avez aimé les autres. Il semble que vous inspirez l'affection à première vue, et que toujours vous deviez trouver des âmes sympathiques qui se laissent prendre à ces yeux ardents et voilés de poitrinaire qui disent : « Je veux être aimé, aimez-moi, je vous aimerai. » L'amour, c'est la seule force, c'est le seul soutien du poitrinaire, son seul espoir dans la vie. Et voilà pourquoi on recueille partout ce tuberculeux comme un enfant chéri.

Mais il ne faut pas avoir le cœur plus gros que le poumon. Il faut demander aux autres leur tendresse, leur dévouement, et ne leur rendre que de la tendresse, toute la tendresse passive qu'on pourra dépenser, mais pas de dévouement. Le phtisique qui veut guérir est incapable de se dévouer ; il doit être égoïste, il ne doit penser qu'à se soigner, qu'à se faire soigner le corps et le cœur. Il lui est défendu sous peine de mort de se fatiguer, de se sacrifier pour un être aimé. C'est un amoureux de vitrine : « Fragile : touchez avec précaution. »

Mais c'est un être affreux, ce phtisique que vous couvez pour la guérison ! — Oui ; mais laissez-nous faire. Cet être égoïste, inutile, qui prend l'amour destiné aux forts, aux bien portants, aux puissants, en étant si profondément aimé, apprend lui-même l'amour, et, quand il est guéri, il a accumulé dans son âme adoucie des trésors d'affection et de tendresse, qu'il rendra au centuple à l'être qui s'attache à lui. Les anciens tuberculeux qui se marient après leur guérison seront toujours d'excellents maris ou des épouses dévouées. Ils ne seront plus inutiles dans la vie. Ils pourront faire le bonheur d'une famille par les qualités de leur cœur et intéresser leurs contemporains par les ressources de leur esprit.

Bien moins heureux sera le vieux tuberculeux, celui qui n'a pas eu la chance de guérir, qui a traversé l'âge mûr traînant la vie, sans avoir pu faire l'œuvre ou fonder la famille de ses rêves, qui aborde l'âge mûr sans foyer, sans espoir, sans le phare lumineux qui éclaire la vie d'illusions. Il n'est plus assez fou pour avoir les exigences de la jeunesse, il ne demande plus rien, parce qu'il ne peut plus rien offrir en retour. Le jeune phtisique était le phtisique de la renaissance, le vieux phtisique est le phtisique de la décadence. Il n'est plus bon à rien parce qu'il n'a plus ni cœur, ni vaisseaux, ni rein, ni foie, ni système nerveux. Toute la machine est détraquée ; on peut y mettre du charbon, mais elle ne le brûle plus. La mécanique grince, mais ne marche pas. Laissez-les, ces pauvres tuberculeux, finir tristement dans leur coin. Ils sont résignés et peuvent répéter sans amertume ces vers désolés de Leconte de Lisle :

> Ah ! tout cela, jeunesse, amour, joie et pensée,
> Chant de la mer et des forêts, souffles du ciel
> Emportant à plein vol l'Espérance insensée,
> Qu'est-ce que tout cela, qui n'est pas éternel ?

Le vieux tuberculeux n'est plus bon que pour la solitude. Justement mécontent de la destinée, il devient grognon et ne peut supporter même les dévouements qui s'offrent à lui. Il sent qu'il est incapable de vraie recon naissance; il est usé moralement autant que physiquement. Il sait qu'il répétera toujours les mêmes litanies, qu'il ne cessera de regretter ses forces perdues, son impuissance à la marche, au travail, à l'affection même. Il dirait volontiers comme Balzac à Mme de Hanska : « Je comprends que vous me paraissiez disposée à me planter là, comme un mauvais pauvre qui ne sait que le *Pater* et dit toujours la même chose. » Mais Balzac ne pensait pas un mot de ce qu'il écrivait, puisqu'il épousa Mme de Hanska et qu'il en mourut. Le vieux tuberculeux ne peut donner ni l'amour avec son abnégation, ni l'affection prête à tous les sacrifices. Il est quelquefois capable de donner, un instant, l'apparence plus ou moins brillante de ses sentiments ; mais, en échange, il ne peut demander que de petites affections à fleur de cœur. Il a conscience de son incapacité, de son impuissance, de son impotence. Il est à la fois un malade et un infirme.

Tout autre est le jeune tuberculeux qui sent sa fin approcher. On doit embaumer son cœur dans un bain d'amour et de tendresse. C'est à lui que le médecin doit cacher la vérité. Puisque ce praticien a été impuissant à lui donner la santé, après avoir partagé ses déceptions et ses espérances, après avoir vécu avec lui sa vie tour à tour joyeuse et attristée, après l'avoir dirigé avec une indulgente fermeté, il doit laisser la suprême faiblesse s'abîmer dans les ultimes affections. Comme elle est attristante, cette faiblesse des forts qui succombent ! Est-elle assez navrante et vraie, cette lettre de Rachel, envoyée en 1857, à un vieil ami : « Mon ami, je suis bien malade, je vais partir, non pour l'autre monde encore, mais pour un climat meilleur. Il me semble parfois que la nuit se fasse subitement en moi ; je sens comme un grand vide dans ma tête et dans mon intelligence. Tout s'éteint tout à coup, et votre Rachel demeure anéantie. Ah ! pauvre moi ! ce moi dont j'étais si fière, trop fière peut-être, le voilà aujourd'hui si affaibli qu'il en reste vraiment bien peu de chose. Adieu, mon ami, cette lettre sera peut-être la dernière. Vous qui avez connu Rachel si brillante, qui l'avez vue dans son luxe et dans sa splendeur, qui l'avez tant de fois applaudie dans ses triomphes, que de peine n'auriez-vous pas à la reconnaître aujourd'hui dans cette sorte de spectre décharné qu'elle est devenue. » Elle est profondément navrante, la déchéance des tuberculeux célèbres. D'un bond, on tombe de l'activité glorieuse dans l'éternel oubli. On voit peu à peu son nom disparaître pendant qu'on dépèce l'œuvre qu'on a créée et que la meute des affamés s'en partage d'avance les morceaux.

Combien sont moins malheureux les tuberculeux qui meurent au début de la vie? Ils s'en vont vers l'autre monde sans bagage encombrant, sans regrets profonds, et la fin leur est douce, si un peu d'amour peut leur permettre de mourir dans l'attendrissement. Vous avez tous lu ce délicieux conte de Jules Lemaître : *Mariage blanc.* C'est l'histoire touchante d'un homme qui épouse une jeune phtisique, mourante, pour lui faire croire qu'elle guérira, lui rendre l'agonie douce et heureuse. Souvent, ces amours ultimes ne sont pas des unions légitimes ; mais il faut les pardonner. Le médecin n'est pas un professeur de morale. Il n'est pas chargé de défendre les mœurs austères, il est chargé de mettre un peu d'huile dans cette pauvre petite lampe d'espérance dont la lumière rassurante est encore ce qu'on a trouvé de mieux pour nous aider à quitter ce bas monde.

Il ne faut pas demander à un tuberculeux qui finit un grand discernement dans le choix de ses dernières affections. Il sent qu'il n'a pas de temps à perdre. Il se raccroche à toutes les branches de salut apparent, qui semblent lui procurer quelques instants de sécurité. Il craint la solitude, l'abandon, les soins franchement mercenaires, et accepte à cœur ouvert l'âme sensible qui lui fera doux ces instants si parcimonieusement comptés. Il sera si heureux de ce contact tendre et dévoué, que souvent un testament inattendu viendra témoigner sa débordante reconnaissance. Il est trop heureux de livrer sa dépouille foncière et mobilière à ceux qui lui ont doré la pilule mortuaire.

Nous avons prêché l'autorité et la vigueur au médecin des tuberculeux qui doivent guérir ; nous prêcherons la faiblesse et l'indulgence au médecin des tuberculeux qui meurent. Le médecin qui veut être utile aux phtisiques doit être tour à tour un maître ou un apôtre, un homme de science ou un homme de cœur, et surtout il ne doit pas réduire son rôle à celui d'une machine à médicamenter. Il ressemblera au portrait tracé par Marc Aurèle. Il aura : « La gravité sans prétention ; la sollicitude qui devine les besoins, la patience à supporter les fâcheux et leurs propos irréfléchis ; l'habileté à saisir, à trouver, à classer les préceptes nécessaires à la vie ; le soin de ne jamais montrer d'emportement, ni aucune autre passion excessive ; le talent d'être, à la fois, le plus impassible et le plus affectueux des hommes ; enfin une instruction immense sans ostentation ».

CHAPITRE VII

Méthodisation de l'aération pour les différents tuberculeux. — Influence du froid. — Vêtements. — Ameublements.

Un des éléments de la cure hygiénique est la vie au grand air, au dehors, et, dans la chambre, avec la *fenêtre ouverte*; mais aucune prescription médicale ne doit devenir un dogme infaillible ou une brutalité inflexible, et il importe de poser les règles et les restrictions suivantes :

La fenêtre de *tous les tuberculeux* doit être ouverte pendant le jour.

La fenêtre des jeunes tuberculeux peut être ouverte pendant la nuit, sans inconvénients, quand leur température minima ne descend pas au-dessous de 36°, entre 2 heures et 5 heures du matin.

Les vieux tuberculeux, qui ont le sentiment du refroidissement pendant leur sommeil, même sans abaissement de leur température au-dessous de 36°, ne doivent pas dormir avec la fenêtre ouverte.

Les tuberculeux rhumatisants ne doivent pas coucher dans une chambre dont la fenêtre est ouverte. Ils peuvent entr'ouvrir la fenêtre de la chambre voisine de celle où ils couchent. Ils doivent tout fermer pendant la nuit, quand l'hygromètre indique que l'atmosphère est très humide et quand le baromètre fait pressentir que la pluie est menaçante. De tels malades ne doivent pas non plus s'asseoir ou s'étendre sur le sol, sous les arbres. Ils doivent faire leur cure de repos sur des chaises longues, installées dans des kiosques, sous des tentes, des galeries, des hangars. Ils doivent fuir le soleil direct, autant que l'humidité directe. Ils peuvent parfaitement vivre dans des pays très ensoleillés, mais à la condition de voir le soleil et de ne pas se faire toucher par lui. Ils peuvent aussi vivre dans un climat humide, mais à la condition expresse d'éviter le sol et les arbres qui emmagasinent cette humidité.

Dans les milieux riches ou aisés, où la propreté aseptique est en honneur, il n'est pas nécessaire que les tuberculeux ouvrent leur fenêtre pendant la nuit. Il leur suffit d'entr'ouvrir un vasistas mobile que le malade peut ouvrir ou fermer sans quitter son lit, grâce à un système très simple de cordes et de poulies.

Si on veut bien suivre ces conseils, on évitera les fréquentes poussées bronchiques et pulmonaires occasionnées par la prescription irraisonnée de la fenêtre ouverte pendant la nuit à tous les tuberculeux sans exception.

Le repos doit être effectué dans un *air pur*. L'action continue de l'air sur la rénovation du tuberculeux est un fait vérifié par l'observation de cinquante ans.

L'explication de son action est fort simple, depuis que Pasteur nous a démontré le mécanisme des fermentations. En 1879, l'illustre chimiste rappelait une des belles expériences qu'il avait exécutées lorsqu'il étudiait la fabrication et la conservation de la bière, et, se fondant sur elle, nous montrait comment l'oxygène de l'air excitait les cellules de l'organisme et les rendait indéfiniment propres à remplir leurs fonctions. Voici cette curieuse et décisive expérience : quand le liquide sucré exprimé du raisin ou des fruits subit à l'abri de l'air une fermentation trop lente, il suffit de soutirer une partie de ce liquide, de le reverser immédiatement par le haut de la cuve, pour que la fermentation prenne une activité nouvelle. Le passage rapide des cellules au contact de l'air a suffi pour les rajeunir, pour activer leurs forces fermentatives. En généralisant les résultats de cette expérience, Pasteur pense que, dans l'économie animale et humaine, l'apport constant de l'oxygène de l'air donne aux cellules de l'organisme une activité, une jeunesse, une vigueur, qui leur permet d'accomplir sans cesse des décompositions analogues à celles qui se produisent dans les fermentations.

La conception de Pasteur est certainement exacte, car l'oxygène de l'air est destiné, non seulement à la combustion des éléments organiques assimilés, mais, quand il est fixé à ces éléments, il sert à l'entretien vital des cellules fermentatives préposées à la décomposition des éléments qui, sans cette intervention, seraient incapables d'être facilement éliminés de l'organisme. Nous savons que l'organisme humain est entretenu à l'état de santé par des phénomènes d'oxydation et par des phénomènes d'hydrogénation. L'oxygène de l'air pur, sans cesse renouvelé, est doublement nécessaire aux tuberculeux dont l'activité cellulaire est déséquilibrée. L'oxygène leur permet d'oxyder les substances qu'ils ont assimilées ; il leur permet aussi de décomposer et de réduire à leur terme final les substances que leurs cellules ont désassimilées. Enfin, il donne sans cesse une nouvelle vie aux cellules destinées, dans l'estomac, dans l'intestin, dans le pancréas, dans le foie, à fournir les sucs nécessaires à la digestion, à l'assimilation des aliments absorbés. Comme les aliments absorbés par les tuberculeux sont abondants, il importe que leurs glandes gastro-intestinales soient sans cesse excitées par l'oxygène de l'air indéfiniment renouvelé.

L'air confiné, privé d'une partie de son oxygène, augmente la température des tuberculeux. Cette observation presque séculaire est due à un mécanisme facilement élucidé, grâce à l'expérience suivante. On asphyxie un animal en le privant de l'oxygène de l'air. Sa température devrait baisser, puisque ses combustions organiques ordinaires ont complètement cessé. Or, sa température augmente, parce que, grâce à la vie sans air des ferments gastro-intestinaux, ceux-ci, débarrassés de la concurrence vitale des cellules, pullulent et se livrent avec débordement à leurs actes fermentatifs.

L'aération et l'oxygénation des cellules du tuberculeux doivent être faites aussi bien pendant la nuit que pendant le jour. Car, pendant la nuit, l'air confiné d'une chambre encombrée n'apporte plus l'oxygène nécessaire à la lutte des cellules chargées de sécréter les substances digestives contre les ferments nocifs et tumultueux. Et l'assimilation lente et progressive est remplacée par des fermentations malsaines qui empoisonnent le malade ; ainsi, un tuberculeux qui couche dans une chambre fermée perd toujours 2 à 300 grammes, sans rien absorber et sans rien éliminer par les reins. Quand il s'est fatigué pendant la journée, il perd 6 à 800 grammes pendant la nuit suivante. Ces déperditions sont nulles ou bien plus faibles quand le malade dort avec la fenêtre ouverte, respirant l'air pur de la montagne, de la plaine ou de la mer. Les cellules préparées à l'assimilation n'ont pas été entravées dans leur fonction par la concurrence des ferments anormaux; elles ont reçu, grâce à l'oxygène de l'air pur, une excitation qui leur a permis de ne pas se reposer. En outre, les cellules anaérobies des tissus, toujours tenues en alerte par l'apport vasculaire de l'oxygène, ont pu sans cesse, malgré la cessation apparente de la vie, continuer à décomposer les déchets de la dénutrition, de façon à les rendre solubles, non toxiques et facilement éliminables.

A la montagne, aux altitudes situées entre 1000 et 1 500 mètres, la vie oxydante au grand air est complétée par deux actions importantes. Les combustions sont plus lentes qu'en plaine, il y a une véritable économie de dépenses. Or, comme le tuberculeux est un gaspilleur, il est important de lui permettre de faire des économies. Cet avantage est perceptible sur les montagnes pendant l'été et pendant l'hiver. Pendant l'hiver seulement le tuberculeux bénéficie d'une grande sécheresse de l'atmosphère. Cette sécheresse lui permet de subir des froids dépassant 20 degrés pendant la nuit sans aucun inconvénient.

Dans les sanatoriums d'altitude, les malades qui doivent coucher avec les fenêtres ouvertes voient souvent le contenu de leur crachoir se geler, sans qu'au milieu de cet air froid, mais sec, le moindre accident survienne. Cette grande sécheresse empêche les malades de transpirer, et la transpiration est une des causes les plus fréquentes des congestions chez les tuberculeux; aussi c'est surtout pendant l'hiver que la cure de montagne doit être conseillée aux malades; car pendant l'été, s'ils retrouvent l'action tonique de l'altitude, ils ne retrouvent plus son action décongestionnante due à la sécheresse.

La vie au grand air diurne et nocturne ne doit pas être imposée brusquement aux tuberculeux. On doit les amener progressivement et méthodiquement à l'endurcissement, sans exagération et sans règles inflexibles. Il faut savoir unir les principes de l'hygiène scientifique avec les nécessités de la thérapeutique opportuniste. Les jeunes gens supportent sans accidents les froids les plus rigoureux ; les tuberculeux vieux ou demeurés infantiliques, ce qui est la même chose au point de vue clinique, supportent mal le froid ; aussi on ne leur imposera que ce qu'ils peuvent supporter.

L'influence du froid a été fort bien étudiée en 1880 par Colin (d'Alfort), et les expériences de ce physiologiste démontrent quelle est la grande importance des vêtements épais pour lutter contre le froid. Si on lance de l'eau froide sur un cheval velu, ses tissus sous-cutanés se refroidissent fort peu. Après quinze minutes d'arrosage, ils ont passé de 35°,5 à 31°,6 et n'ont perdu que 4 degrés. Mais, si on tond la région costale de l'animal, le refroidissement est de 8 degrés pendant la première minute et de 20 degrés en quinze minutes. Sur un chien à gros poils, l'arrosage ne lui fait perdre qu'un degré et demi en quinze minutes ; mais, si on coupe les poils, on détermine ainsi un abaissement de température de 20 degrés.

Des expériences du même auteur ont démontré que la température des tissus sous-cutanés met, pour remonter à son état normal, quatre fois autant de temps qu'elle en a mis pour descendre. De sorte qu'un animal ou un homme qui a subi l'action directe du froid pendant un quart d'heure subit l'action indirecte de ce froid pendant une heure. L'action de ce refroidissement, si court qu'il ait été, est donc toujours profonde. Les expériences de Colin ont montré que les parties superficielles refroidies restaient pendant un très long temps fraîches, perdant encore 1 ou 2 degrés, si la réaction n'est pas aidée par des frictions ou des applications chaudes. Si les pratiques de réchauffement artificiel ne sont pas appliquées, l'animal est atteint de coryza, de bronchite, de raideur des articulations.

Le froid agit en refoulant le sang de la peau et des

autres tissus superficiels dans les organes profonds qu'il encombre et qu'il congestionne. L'air froid agit tout à la fois sur la peau et sur les poumons. Les poumons sont directement atteints par la respiration de l'air, et secondairement par l'afflux d'un sang refroidi au contact de l'air dans la peau et les parties sous-cutanées. Il conviendra donc de couvrir très chaudement les tuberculeux pendant les temps froids. Ils devront revêtir des habits de laine et des fourrures ; la tête elle-même devra être entièrement couverte quand il gèle.

Lorsque le malade marche au soleil, il doit être beaucoup moins couvert que lorsqu'il se repose à l'ombre sur une chaise longue, au grand air, sous une galerie ou une véranda. S'il rentre de la promenade avec une sensation de froid, surtout s'il transpire, il devra se faire frictionner énergiquement et ensuite il prendra du repos après s'être fortement couvert.

Les femmes tuberculeuses devront prendre les plus grandes précautions contre le froid et le vent froid, un peu avant et pendant leur époque menstruelle. A ce moment, leurs poumons sont naturellement congestionnés, et très facilement ils sont envahis à leur base par un léger œdème qui disparaît rapidement si on ordonne le repos aux malades, mais qui se transforme en poussée congestive et fébrile, si la tuberculeuse ne prend aucune précaution. Souvent cet œdème de la base d'un ou des deux poumons est accompagné du gonflement des ganglions lymphatiques situés au-dessus de la clavicule. Il est certain que, dans ces cas, cet œdème est causé par le gonflement des glandes péribronchiques qui compriment les vaisseaux sanguins du poumon.

Les refroidissements sont très dangereux pour les tuberculeux rhumatisants qui ressentent très vivement tous les changements de température, surtout si le refroidissement est accompagné d'une augmentation de l'humidité de l'air. L'homme perd chaque jour 600 grammes d'eau par la respiration pulmonaire et 300 grammes par la perspiration cutanée. Quand la tension de la vapeur d'eau est considérable dans l'air, la peau et le poumon éliminent moins d'eau. Chez les hommes sains, les reins et l'intestin suppléent à la diminution momentanée des fonctions cutanées et pulmonaires. Mais, chez les rhumatisants, les reins et l'intestin ne sont pas capables de remplir cette suppléance, et il surviendra alors dans l'organisme un encombrement de substances qui auraient dû être éliminées par la sueur et par la buée pulmonaire. Cet encombrement produira un léger empoisonnement qui détermine une fatigue générale et une moindre résistance des organes aux influences extérieures. Dans ces conditions, le poumon des tuberculeux rhumatisants sera facilement la proie des inflammations si funestes à de tels malades.

Les phtisiques gravement atteints doivent éviter soigneusement les causes de refroidissement nocturne, surtout à la montagne, et faire entretenir le feu dans leur chambre pendant la nuit. M. le Dr Muleur (de Thorenc) m'écrivait récemment qu'il avait observé au commencement d'octobre 1904, chez une malade que je lui avais confiée, un abaissement de température centrale atteignant 34°,8 à 7 heures du matin. Quand il vit la malade vers 8 heures du matin, il la trouva véritablement gelée; le pouls était mou et irrégulier, l'intelligence presque anéantie. Il eut toutes les peines du monde à la réchauffer, et seulement vers midi la fièvre bienfaisante vint ranimer cette malheureuse phtisique qui ne voulait jamais faire entretenir son feu pendant la nuit. C'est dans les chambres de ces tuberculeuses avancées que le *chauffage électrique*, qui n'a pas besoin d'être surveillé, pourra rendre les plus grands services.

D'inutiles exagérations ont été conseillées pour l'*ameublement* des chambres et des appartements des tuberculeux. On a blanchi les murs à la chaux, supprimé les tapis et les rideaux, remplacé les meubles rembourrés par des chaises en bois ou en fer. Cette pratique est mauvaise et inutile. Elle est mauvaise, parce que le tuberculeux qui se soigne doit passer une partie de sa vie dans ses chambres; et il les prend vite en horreur, s'il est obligé de vivre entre des murs nus, au milieu de sièges durs et inconfortables, sur un carrelage ou un parquet glacial. Cette pratique est inutile, parce que les tapis mobiles peuvent être facilement battus et brossés ; les chaises, les fauteuils, les chaises longues peuvent être frottés, brossés, battus et aérés sur les balcons, comme le sont les couvertures, les oreillers, les matelas. Mais ce qu'il faut supprimer, ce sont les tapis fixes, les alcôves, les étoffes fixées sur les murs, les tentures inutiles et encombrantes. Le tuberculeux peut avoir toutes ses aises, mais il doit éviter l'encombrement des appartements, le capitonnage des meubles, qui deviennent des nids à poussières. Il peut égayer les murs avec du papier et des tableaux qui pourront être facilement essuyés. En agissant ainsi, le tuberculeux vivra dans un air sain, à l'abri des poussières. Il sera certain de ne pas infecter son logis, s'il crache dans un crachoir et s'il place un mouchoir ou de la ouate devant sa bouche quand il tousse.

CHAPITRE VIII

Repos et exercice. — Sports. — Travail intellectuel. — Voyages. — Exercices génitaux. — Mariage des tuberculeux. — Traumatisme.

La cure de repos, que je crois avoir scrupuleusement méthodisée, doit être la règle chez les tuberculeux; l'exercice ne doit être que l'exception : il sera parcimonieusement dosé. Depuis douze ans je m'efforce de démontrer aux tuberculeux que le thermomètre doit être leur seul indicateur, leur permettant de savoir s'ils doivent marcher ou se reposer. Le tuberculeux ne doit pas marcher si sa température prise dans la bouche dépasse 37°,5. Il ne devra pas recommencer sa marche le lendemain, si la veille cette marche a fait monter sa température de plus de trois dixièmes. Les malades qui veulent bien suivre cette règle inflexible évitent de nombreuses rechutes.

Le repos le plus complet est obtenu par l'immobilité dans la position horizontale, dans laquelle le relâchement des membres et des articulations est presque absolu, et la circulation du sang rencontre le moins d'obstacles à son fonctionnement régulier. C'est dans l'horizontalité que l'usure des tissus est la plus faible, la plus lente. Les gens du monde commettent une erreur lorsqu'ils disent que le séjour au lit fait perdre des forces. Le repos permet au contraire de reprendre des forces. Quelques médecins ont certainement exagéré les prescriptions que nous avons instituées et, se basant sur les travaux de Weir-

Mitchell, ils ont ordonné sans mesure le séjour au lit à leurs tuberculeux, comme à de simples neurasthéniques. En dehors des incidents aigus, le tuberculeux chronique doit se contenter de se reposer sur une chaise longue pendant cinq à six heures par jour. Il doit se reposer pendant la demi-heure qui précède les deux grands repas et pendant les deux heures qui les suivent. La petite sieste précédant le déjeuner et le dîner est très importante, aussi bien pour les tuberculeux qui font de l'exercice des membres que pour ceux qui font travailler leur cerveau; ils doivent cesser d'agir, d'écrire, même de lire avec attention. Une bonne causerie sans importance, une simple flânerie sans pensée obsédante sont la meilleure préparation au repas des tuberculeux. Ces malades n'ont pas d'appétit s'ils se mettent à table immédiatement après un exercice ou un *travail intellectuel*; ils mangent sans faim, par devoir ou par habitude, et digèrent mal les aliments absorbés. Le repos donne des forces à l'estomac des tuberculeux et le prépare à bien opérer son travail de chymification.

On croit souvent que le tuberculeux est capable d'entraînement et qu'un travail le prépare à un autre travail. Le contraire seul est vrai. Chez les patients, un repos prépare à un travail et il en est ainsi jusqu'à la guérison complète. Si le tuberculeux veut bien se conformer à ces prescriptions, lorsque sa température sera bonne il pourra travailler pendant cinq heures par jour, en deux séances de deux heures et demie chacune : la première de 10 heures à midi et demi, et déjeuner à 1 heure; la deuxième de 4 heures et demie à 7 heures et demie. Si le tuberculeux veut travailler jusqu'à l'heure du repas, ou s'il fait une séance de travail intensif de quatre heures sans arrêt, il peut être certain d'avoir, deux ou trois jours après, une crise aiguë fébrile, qui se manifestera tantôt par une bronchite, tantôt par une diarrhée intense.

Le tuberculeux qui travaille intellectuellement, qui fait produire du travail effectif à ses cellules cérébrales, ne doit pas travailler plus de trois à quatre jours par semaine; les dimanches doivent être nombreux pour lui. Mais celui qui n'a à effectuer qu'un travail de bureau, un travail de surveillance ne l'occupant doucement que pendant deux ou trois heures sans grande contention d'esprit, celui-là peut faire sa besogne pendant les six jours ouvrables de la semaine.

Pour les tuberculeux qui ont l'habitude de travailler intellectuellement, ce genre de travail les fatigue moins que ne peuvent le faire les exercices physiques. Un des exercices les plus fatigants pour ces malades est certainement la *conduite d'un cheval ou d'un automobile*. La contention d'esprit, l'attention incessante nécessaire pour diriger son animal ou sa machine provoquent rapidement la fièvre chez les tuberculeux. Ils supportent bien une promenade en voiture, ou même en automobile fermé, mais la conduite des véhicules les fait transpirer très rapidement et le moindre courant d'air les glace dès qu'ils sont au repos. Ce que nous disons de la conduite des voitures et des automobiles est applicable au patinage et au luggage dont on abuse beaucoup dans certains sanatoriums de montagne.

De tous les exercices, celui qui réussit le mieux au tuberculeux, c'est la marche, parce qu'il est celui que l'on peut le plus facilement doser et qui n'entraîne à aucune griserie de vitesse.

Les parents, quelquefois même les médecins, disent aux tuberculeux qui n'ont point d'appétit : « Il faut marcher; l'exercice au grand air donne seul de l'appétit ».

Combattez cette croyance : si un tuberculeux n'a pas d'appétit, prenez sa température, pesez-le ; vous verrez qu'il a une légère fièvre et qu'il perd du poids. Dites-lui au contraire : « Il ne faut pas marcher, le repos au grand air donne seul de l'appétit ». Et en une quinzaine de jours votre malade, qui aurait eu une forte poussée tuberculeuse s'il avait suivi le premier conseil, verra sa température baisser, son poids augmenter, son appétit renaître, en suivant le second. Le hasard m'a permis de constater trois fois des effets vraiment merveilleux du repos, sur trois enfants, qui, atteints d'une tuberculose pulmonaire fébrile, subirent en outre une atteinte de coxalgie. Ces trois enfants, immobilisés dans un appareil contenteur nécessaire à la cure de leur coxalgie, virent leur phtisie pulmonaire s'éteindre comme par enchantement après trois ou quatre mois de repos, ou plutôt d'immobilisation complète.

On dit quelquefois aux tuberculeux qu'ils ne dorment pas bien parce qu'ils ne font pas assez d'exercice, parce que, dit-on, on ne dort jamais mieux qu'après s'être fatigué. On veut toujours donner aux tuberculeux les conseils que l'on donne aux gens bien portants. On ne peut pas se figurer que les tuberculeux sont des malades, parce qu'ils ne meurent pas en trois ou quatre semaines. Non, les tuberculeux ne doivent pas se fatiguer s'ils veulent bien dormir. Les malades qui savent bien s'observer vous disent tous : *moins je me fatigue, mieux je dors*. L'influence bienfaisante du repos est manifeste, indiscutable, sur les tuberculeux peu avancés. Elle est moins importante chez les sujets avancés, ou dans les mauvais cas. Mais on peut être certain que ces mauvais cas auraient été de bons cas si on les avait traités dès le début par le repos. En effet, le repos est seul capable de ralentir les combustions organiques. Et comme MM. Charles Richet et Henriot ont démontré que l'on exhale moins d'acide carbonique quand on est couché que lorsqu'on est assis, la station horizontale devra être préférée par le tuberculeux fébrile.

Un tuberculeux qui a des bacilles dans les crachats doit très peu marcher, même si sa température est normale, même si son poids augmente, même si son périmètre thoracique augmente. La présence des bacilles dans les crachats prouve que les lésions tuberculeuses ne sont pas cicatrisées et que la moindre fatigue les congestionnera. De tels malades ne doivent pas marcher plus de deux heures par jour en deux fois, jusqu'à la disparition complète des crachats pendant trois mois consécutifs.

Pendant la cure intensive, le patient ne devra jamais se livrer à aucun jeu d'argent. Le *jeu* passionne, énerve, congestionne, fait transpirer et rend plus apte aux refroidissements. Je viens de voir un tuberculeux bien portant qui, envoyé dans une station d'eau minérale, a passé presque toutes ses soirées au Casino, a joué, a perdu son argent et a gagné une belle poussée de pleurésie sèche. Il a perdu 4 kilogrammes en trois semaines et sa température est légèrement fébrile. Le théâtre doit aussi être interdit aux tuberculeux non guéris qui ne peuvent pas veiller et être exposés aux atmosphères surchauffées ou exagérément ventilées.

Le tuberculeux dont les lésions sont encore en activité doit soigneusement éviter les réceptions, les cérémonies fatigantes. Les personnages officiels doivent devenir de simples citoyens, s'ils veulent guérir de leur tuberculose. On a pu observer les méfaits de l'officialité sur un malheureux prince qui vint hiverner, il y a une dizaine d'années, sur les rives ensoleillées de la Méditerranée, à la Turbie. Sa santé était très gravement atteinte. Cependant le bon air marin, le soleil attiédi par la brise, le climat idéal de la Riviera allaient certainement produire une de ces résurrections que nos stations méditerranéennes savent si bien opérer, quand un déplorable hasard voulut que le président Félix Faure vînt visiter nos côtes provençales. Ce fut un désastre pour la santé du prince.

Les exigences inexorables du protocole forcèrent le malheureux convalescent à subir toutes les fatigues des présentations officielles. Il vint à Nice visiter le Président. Sur un long parcours, il fut obligé de saluer la foule qui l'acclamait. Puis il se crut obligé de faire une visite officielle à notre escadre mouillée à Villefranche. Ce qui devait arriver fatalement arriva. La maladie, qui sommeillait, se réveilla soudain et, au milieu du mois d'avril, une crise terrible faillit l'emporter. Cependant, grâce à sa robuste constitution, grâce aux soins éclairés qui lui furent prodigués par sa mère et son entourage, le prince sembla triompher des méfaits causés par cette implacable politique, qui fait tant de victimes parmi les princes trop scrupuleux, trop dévoués à la grandeur de leur pays et de leur famille, pour ne penser qu'aux soins de leur santé. Ce prince n'avait pas su, n'avait pas pu être égoïste, et son abnégation le rendit définitivement incurable.

Sa vie ne pouvait être prolongée que s'il cessait d'être prince pour devenir un malade résigné. Une seule conversation suffit pour faire pénétrer cette notion dans son esprit. Quelques jours après, une consultation réunissait un médecin de la cour, le médecin attaché au prince et un médecin français, chargés de formuler par écrit cette importante décision, afin que leur prescription fût envoyée au souverain et conservée dans les archives. Elle était ainsi résumée : « Le prince ne doit plus revenir en France, afin qu'il ne soit plus victime des politesses diplomatiques. Il ne devra jamais régner, même en cas de guérison apparente. »

Cette consultation ne put sauver le jeune prince; il était déjà trop tard. Il eût pu probablement se guérir si de tels conseils lui eussent été donnés quelques mois auparavant.

Les déplacements fréquents sont un mauvais exercice pour les tuberculeux. Je voyais récemment un jeune tuberculeux qui avait quitté Cannes en bon état à la fin d'avril. Pendant l'été, il voyagea de Plombières aux lacs italiens, aux lacs suisses, puis aux environs de Paris.

Toutes ces pérégrinations lui firent perdre 3 kilogrammes et déterminèrent chez lui une forte crise de diarrhée incoercible. Il garda le repos complet à la chambre pendant un mois; sa diarrhée cessa et il reprit 2 kilogrammes. En janvier dernier, il revint de Paris à Cannes; le voyage seul lui fit perdre 2 kilogrammes; il les regagna en gardant le repos et reprit même un nouveau kilogramme. Ce sont surtout les malades atteints d'*entérite tuberculeuse* chronique qui ont besoin de repos. Dès qu'ils ont des coliques, ils doivent se reposer et cesser de manger de la viande. Je suis régulièrement plusieurs de ces malades depuis une dizaine d'années et je constate qu'ils peuvent vivre ainsi assez confortablement, sans grand accroc.

Il ne faut cependant pas que le repos devienne une cause de mélancolie : « L'ennui, dit Figaro, n'engraisse que les sots. » Ainsi les jeunes gens supporteront bien mieux le repos dans un sanatorium, où ils trouveront des malades de leur âge, que dans leurs familles. Il sera bon de les faire surveiller par leurs parents pendant une partie de leur séjour au sanatorium, car la jeunesse est insouciante; quand elle est malade, elle a souvent besoin, hélas! des conseils des gens raisonnables.

Les voyages doivent être réduits à leur plus simple expression. On ne doit pas faire voyager un tuberculeux qui a un accident bronchique, pulmonaire, pleural, intestinal. Il faut attendre une accalmie pour le mettre en voiture ou en wagon. Les déplacements hygiéniques du tuberculeux ne sont pas toujours nécessaires ; ils sont quelquefois nuisibles. J'ai vu pendant plusieurs années une jeune fille tuberculeuse qui passait l'été et l'automne à la campagne, qui venait passer le mois de janvier à Paris et qui arrivait ensuite dans le Midi. Elle se portait parfaitement bien à la campagne. A Paris, elle recevait un grand nombre d'amis; elle vivait dans un air peu vivifiant ; elle perdait 1 kilogramme ou 1^{kg},500, et sa température, qui oscillait à la campagne de 36°,6 à 37°,4, atteignait souvent 38°. Elle faisait le voyage de Paris à la Côte d'Azur dans de mauvaises conditions, et, en arrivant, elle avait toujours une poussée congestive, avec une température de 39°. Elle ne pouvait reprendre, pendant son séjour de trois mois dans le Midi, le terrain ainsi perdu. Un séjour de trois mois dans le Midi est plus nuisible qu'utile aux tuberculeux dont la maladie est encore en activité. Ils doivent y faire une cure climatérique de six ou sept mois ; sinon, ils pourront tout aussi bien rester chez eux.

Les déplacements, les déménagements et les installations trop fréquemment répétés fatiguent et tuent rapidement les tuberculeux. J'ai vu plusieurs phtisiques, surtout des femmes, supportant fort bien leur tuberculose, mourir un ou deux mois après leur emménagement dans un nouvel appartement.

Le *refroidissement nocturne quotidien des tuberculeux*, quel que soit leur âge, indique que l'on est en présence d'êtres rhumatisants, arthritiques, qui feront une tuberculose scléreuse, refroidie elle aussi, à marche très lente. Ces malades ne peuvent pas ouvrir pendant la nuit la fenêtre de leur chambre à coucher. Le refroidissement maximum de leur corps survient vers 4 heures du matin, au moment où l'on constate aussi le refroidissement maximum de l'air extérieur. Ces deux refroidissements combinés provoqueraient infailliblement une congestion du poumon ou de la plèvre, le jour où le refroidissement de l'atmosphère serait plus intense que les jours précédents.

De tels malades se refroidissent facilement et rapidement au repos, et surtout pendant le repos dans la position horizontale, même dans le cours de la journée. Comme ils ont une forte tendance à la transpiration, ils devront très peu se couvrir en marchant, et s'entourer de paletots ou de châles quand ils s'arrêteront, ou quand ils rentreront dans leur appartement. Ordinairement, on quitte son paletot quand on rentre chez soi ; ces tuberculeux devront, au contraire, le mettre à ce moment. Ils devront être très couverts sur le dos et sur les jambes pendant qu'ils travailleront, liront ou causeront, assis dans une pièce dont la fenêtre est ouverte, ou quand ils circuleront dans une voiture découverte. Ils devront être plus couverts encore quand ils s'étendront sur une chaise longue ou dans leur lit. Le mouvement seul leur permettra de se découvrir. Ces malades ne devront jamais se promener ou voyager dans un automobile non fermé. Pour eux, l'*automobile* doit être un véritable wagon de chemin de fer, dont on peut ouvrir les fenêtres, baisser les stores, afin d'éviter la poussière, le grand soleil, tout en s'aérant sans excès. Dans ces conditions, ce genre de locomotion est très recommandable aux tuberculeux non fébriles. Il leur permet de se distraire sans fatigue, de s'arrêter quand ils veulent, de prendre leur repas aux heures les plus favorables, tout en voyageant beaucoup plus vite qu'avec la plus rapide des voitures. Aussi l'automobile fermé doit-il être recommandé aux tuberculeux pour les déplacements de moyenne longueur et surtout pour les ascensions si insipides en voiture.

La *bicyclette* doit être généralement interdite à tous les tuberculeux. Un tuberculeux non fébrile peut bien pédaler pendant une demi-heure à petite allure sans inconvénient. Mais, s'il rencontre un camarade, il pédalera à forte allure, il transpirera, il se fatiguera, et, au troisième ou quatrième essai, il aura une rechute congestive ou un crachement de sang. Quand on est tuberculeux, il faut se faire véhiculer et ne pas se véhiculer soi-même. Ce n'est pas l'activité qui doit être la note dominante du tuberculeux ; il doit se contenter généralement de la passivité. Et tout n'est pas à dédaigner dans ce genre de non-exercice.

Lorsque les malades devront faire la cure de repos chez eux, il sera bon de les installer dans une maison ayant un jardin. Là on les étendra sur une chaise longue moelleuse, abritée par une cabane capitonnée, mobile, selon le modèle que j'ai décrit en 1891 dans le *Bulletin de thérapeutique*. La vie dans un jardin est moins triste pour les malades que la vie dans une maison. Il faudra savoir que les malades qui toussent et crachent beaucoup ne supportent pas longtemps la position horizontale ; ils devront s'asseoir dans un bon fauteuil sous leur cabane, qui les protégera du vent et du soleil.

Le repos doit être dosé pour chaque malade. Il sera presque absolu quand la température buccale du malade dépassera 37°,5. Quand, en raison d'un malaise fébrile, un tuberculeux a gardé le lit pendant trois ou quatre jours, il se sent beaucoup mieux, et est réellement beaucoup mieux qu'auparavant. De temps en temps une petite cure de repos complet est toujours favorable aux malades. Le tuberculeux doit être avare de ses actions. Il doit beaucoup recevoir et peu dépenser.

Le travail cérébral sera aussi scrupuleusement dosé que le travail musculaire ; l'un et l'autre augmentent la température du tuberculeux, de même qu'ils augmentent l'albumine des albuminuriques. On doit même remarquer que la sensation de fatigue est aussi grande dans les reins et les jambes du tuberculeux, après un travail cérébral absorbant, qu'après une longue marche. En effet, chez le tuberculeux chronique, tout travail provoque des décompositions chimiques considérables dans ses muscles ou dans sa substance cérébrale ; les produits de ces décompositions s'accumulent dans les reins, et c'est l'encombrement des reins qui fait naître la sensation de fatigue. La rétention dans les reins et les vaisseaux sanguins, qui traversent nos principaux organes, des déchets organiques incomplètement combinés, tels que l'acide urique, les urates, la créatine, la créatinine, la xanthine, etc., détermine un léger empoisonnement qui se manifeste par une forme plus ou moins aiguë de l'impotence.

Pour traiter rapidement les crises de fatigue, il faut d'abord se reposer dans la position horizontale, car il est bien démontré que cette position active considérablement l'élimination urinaire. Le rein sera ainsi débarrassé des impuretés qui l'encrassaient. On aidera cette élimination par l'absorption de boissons peu minéralisées, telles que l'eau et le lait. Un bon remède adjuvant est quelquefois fourni par un agent diurétique, généralement méconnu, la pomme de terre. Cet aliment contient une petite quantité de sels de potasse qui excitent la contraction des vaisseaux sanguins et contribuent à l'expulsion des matières qui encombraient le sang et le filtre rénal.

Un certain nombre de tuberculeux ne sentent jamais la fatigue; après une longue marche, après une étude absorbante, après une émouvante séance de musique, ils ne sont nullement fatigués. Mais si leur cerveau ne perçoit pas la sensation de la fatigue, leurs organes centraux l'ont bien perçue, car le lendemain ils éprouvent un malaise dû à un léger accès de fièvre. Ces malades ont une énorme confiance en eux; ils croient toujours qu'ils vont bien, qu'ils guériront prochainement, que jamais la maladie n'osera les terrasser. Cette confiance exagérée en leur étoile est fort dangereuse pour eux et peut les conduire aux pires imprudences. Mais, s'ils sont bien dirigés, leur résistance nerveuse peut être une aide puissante dans la marche vers la guérison.

A toutes les femmes tuberculeuses on devra recommander l'absence de fatigues, pendant l'époque mensuelle. A ce moment critique, les visites nombreuses, les essayages de robes répétés, les déménagements, les déplacements causent presque toujours des accidents congestifs. Ceux qui ne sont pas perceptibles à l'auscultation se manifestent par une élévation de température et une perte de poids.

Le médecin du tuberculeux ne saurait trop insister auprès de ses malades sur l'importance du repos. Un très grand nombre de mauvais cas, trop tardivement soignés, peuvent cependant atteindre la guérison s'ils sont traités par le repos prolongé. Quant aux bons cas, le repos imposé pendant un ou deux ans est pour eux un véritable remède héroïque.

Dès qu'un tuberculeux est guéri d'une de ses poussées fébriles, on s'empresse de le rendre à la vie active. On lui conseille les promenades, les distractions; si c'est un enfant, on lui laisse la liberté de jouer pendant toute la journée. Les rechutes ne se font guère attendre, et, de rechute en rechute, le malade tombe dans l'incurabilité. Le médecin d'un tuberculeux doit se souvenir que tant que la maladie est en activité, la cure hygiénique doit être caractérisée par le repos. Quand le malade est très amélioré par une longue cure de repos, le traitement hygiénique peut comporter une certaine activité.

On a aussi très souvent les idées les plus erronées sur l'*accoutumance* des tuberculeux à l'exercice, à la marche. Chez un tuberculeux non guéri, l'accoutumance à la fatigue n'existe pas ; l'*accumulation* des fatigues seule existe pour lui. Un tuberculeux porteur d'une bonne tuberculose non guérie, n'ayant pas de fièvre, mais ayant une température dépassant la normale de trois ou quatre dixièmes, peut, après un long repos, sans éprouver aucune fatigue, faire une longue promenade en voiture ou une petite promenade à pied ; l'accumulation de la force acquise par ce long repos antérieur lui permet de tenter avec succès cette épreuve. S'il la recommence le lendemain et le surlendemain, la fatigue survient ; s'il la renouvelle plusieurs jours de suite, les accidents apparaissent. Si, au contraire, il se repose pendant une semaine avant de refaire cette promenade, il n'éprouvera aucune fatigue et aucun inconvénient. L'exercice n'est possible qu'après une phase de repos ayant permis d'emmagasiner de la résistance. Ce que nous disons de l'exercice physique doit être répété pour le travail intellectuel, pour les jeux de cartes, de billard, pour tout ce qui exige la fixité de l'attention et provoque des émotions passionnantes. Cette vie graduée, calme et reposante devient agréable pour le tuberculeux sage et résigné, qui sait alors goûter avec plus de finesse et d'acuité les jouissances délicates que les humains actifs ignorent, parce qu'ils n'ont pas le temps de longuement réfléchir, de patiemment observer, de rêver doucement aux espoirs patiemment caressés.

« Tous les malheurs, a dit Pascal, viennent de ne pas savoir rester chez soi. » Cette pensée devrait être inscrite en tête du bréviaire des tuberculeux. Chez ces malades, l'être physique doit céder la place à l'être intellectuel et affectif. Il y a encore assez de ressources dans le cerveau et dans le cœur de l'homme pour l'occuper dignement et agréablement. La tuberculose n'a pas empêché Molière de créer une œuvre dramatique impérissable; Rachel, d'être la plus grande tragédienne de son temps ; Millevoye, de nous attendrir par ses poèmes de langueur; Chopin, d'émouvoir tous les êtres sensibles par ses divines harmonies ; Bichat, de scruter le premier la texture des tissus qui constituent le corps humain ; Laennec, d'étudier les secrets les plus intimes de la respiration pulmonaire et de ses diverses modifications dans la terrible maladie tuberculeuse qui l'emporta en pleine maturité cérébrale.

Les *rapports sexuels* doivent être très sagement dosés pour les tuberculeux des deux sexes. Quand un tuberculeux ou une tuberculeuse a des lésions encore en activité et une fièvre légère, les exercices sexuels peuvent provoquer une hémoptysie, surtout s'ils sont répétés plusieurs fois en quelques heures. L'acte voluptueux détermine chez ces malades une élévation brusque de température de 1 degré environ, de 38° à 39° ; puis, une demi-heure après, la température baisse brusquement de 2 degrés, jusqu'à 37°, et l'hémoptysie survient immédiatement. Chez les tuberculeux cicatrisés et qui n'ont pas de fièvre, l'acte voluptueux n'est accompagné ni suivi d'aucun changement de température ; il est généralement bien supporté quand ils n'en abusent pas. Le médecin devra interdire les rapports sexuels aux tuberculeux des deux sexes chez lesquels les actes seraient suivis immédiatement d'une élévation de la température, et ensuite d'un abaissement encore plus fort de cette température. On pourra seulement leur dire qu'ils sont moins offensifs lorsqu'ils sont pratiqués entre 9 heures du matin et 1 heure de l'après-midi, heures pendant lesquelles la température des tuberculeux légèrement fébriles est difficilement influençable.

On a prétendu que les tuberculeux des deux sexes étaient essentiellement génitaux. Je ne le crois pas. Les phtisiques, dont la phtisie est lente, sont des êtres très affectifs; le plus souvent ces sentiments affectifs restent sentimentaux, le phtisique étant foncièrement égoïste et désirant être tendrement soigné sans se fatiguer, sans se sacrifier. Il aime à être aimé; il désire qu'on s'occupe de lui.

La longue maladie des tuberculeux, leur faiblesse, leur inoccupation les poussent à chercher l'âme sœur qui les écoute, les soigne, les soutient, les aide tantôt à se guérir, tantôt à mourir.

L'âme sœur aide quelquefois la tendance naturelle à la mort. La vie constante avec un être dévoué, tendre, caressant, peut inviter les tuberculeux à l'exagération des actes génésiques, et dans ces cas l'abus des exercices génitaux les conduit rapidement à la mort. Mais il faut une occasion pour créer chez le tuberculeux une grande excitation génitale. C'est le plus souvent un sentiment de tendre reconnaissance qui l'entraîne sur le chemin de la débauche génésique.

Mais veuillez placer un neurasthénique, un dyspeptique, un goutteux, ou tout simplement un être bien portant dans les mêmes conditions d'oisiveté, de faiblesse morale, et mettez-le auprès d'une aimable personne appartenant à un sexe différent du sien, et je crois bien qu'il deviendra « l'embrasé » dont on a un peu abusé récemment.

J'ai connu de très nombreux tuberculeux des deux sexes qui étaient très chastes, qui ne recherchaient nullement les plaisirs de l'amour et ne couraient après aucune tentation. La légende des tuberculeux « embrasés » est née, je pense, en constatant que quelques tuberculeux gardent leur puissance génésique, ainsi que leur puissance cérébrale, jusqu'aux environs de la mort. J'ai constaté, en effet, quelquefois, le spectacle répugnant de femmes et d'hommes décharnés, haletants, et semblant demander à l'amour une dernière convulsion. Cette ultime étincelle n'est guère « embrasante », au moins pour les autres, d'après toutes les confidences que j'ai reçues.

On a aussi décrit les derniers moments de tuberculeux encore résistants et agréables, qui ont succombé brusquement pendant le coït. M. Octave Mirbeau a conté, dans les *Mémoires d'une femme de chambre*, l'histoire d'un jeune phtisique qui, dans le cours d'un rapprochement sexuel, est étouffé par une hémoptysie foudroyante. Je n'ai jamais vu un cas pareil ; mais il est parfaitement possible, car les hémoptysies sont extrêmement fréquentes pendant le coït.

J'ai vu trois fois des phtisiques mourir pendant une hémoptysie foudroyante, mais ils n'étaient nullement en action génitale ; tous trois dormaient profondément.

Le tuberculeux chronique est un être faible, égoïste et qui peut, à l'occasion, comme beaucoup de gens bien portants, être atteint de « folie amoureuse ». Mais, après une pratique de vingt-cinq ans, je crois pouvoir dire que les excès alcooliques ou sportifs, que le travail exagéré, que les grossesses répétées, sont, bien plus que les excès génitaux, les causes les plus fréquentes de l'aggravation des tuberculeux et des tuberculeuses.

Le *mariage* doit être interdit aux femmes tuberculeuses. La femme tuberculeuse non guérie ne peut être mère. Si elle se marie ou si elle est mariée, on peut sans crainte lui prescrire les injections quotidiennes acides. Autant il faut les interdire aux femmes saines qui peuvent impunément avoir des enfants, autant il faut les ordonner aux femmes tuberculeuses qui ne peuvent pas avoir d'enfants sous peine de mort. On leur est utile en les empêchant de mourir et on rend service à l'humanité en empêchant de naître des enfants malingres et facilement contagionnables.

L'homme tuberculeux, ayant toutes les apparences de la guérison, peut être père. La création de l'enfant ne lui donne pas grand'peine, sa maturation aucune ; ce n'est pas lui qui s'occupe de sa procréation et de son élevage. La tuberculose étant très rarement héréditaire, comme l'ont confirmé les dernières recherches du Dr Mosny (*Revue de la tuberculose*), le père guéri n'est pas un agent de propagation de la tuberculose. Mais l'homme tuberculeux guéri est quelquefois atteint par une rechute, quand le mariage est pour lui une cause de surmenage ; quand, en rentrant le soir de son travail, il devra fréquenter les dîners, les théâtres, les réunions mondaines, qui le priveront d'un repos réparateur. Le tuberculeux marié devra donc être un mari raisonnable. Mais il faut bien se garder d'interdire le mariage du tuberculeux.

La moitié de l'humanité est, a été, ou sera tuberculeuse. Si on forçait les hommes tuberculeux à rester célibataires, la plupart d'entre eux auraient de faux ménages, car le mariage légal n'est pas la seule forme de la vie en commun mise à la portée des humains. Et un tuberculeux a moins de chances de trouver dans l'union libre que dans le mariage une femme simple et tranquille qui lui procurera une vie douce et paisible, exempte de fatigues et d'imprudences.

La terreur inspirée par la tuberculose est encore tellement grande dans les familles aisées, que la plupart d'entre elles n'osent pas consulter pour leurs enfants phtisiques un médecin de tuberculeux, ou, s'ils l'osent, ils lui demandent de toujours dire qu'il ne les connaît pas. Les familles n'avoueront jamais que le père ou la mère ou la sœur d'une jeune fille sont morts de tuberculose ; et on rompt tout rapport avec le médecin qui a soigné les parents défunts. Si on le rencontre, on feint de ne pas le reconnaître. On voit combien il faut peu compter sur la bonne foi des familles, lorsqu'on veut avoir des renseignements sanitaires en vue d'un mariage. Les parents les plus honorables, les plus religieux, cachent en ce cas la vérité sans aucun scrupule.

Le *traumatisme* peut développer une première poussée de tuberculose pulmonaire chez des sujets qui n'avaient eu que des manifestations légères de tuberculose externe. J'ai vu un jeune homme, qui avait eu autrefois une attaque d'arthrite tuberculeuse du genou, guéri en un an par le repos au milieu de l'air marin. Ce jeune homme fit son service militaire dans la cavalerie. Il tomba de cheval et, pendant qu'il soignait ses contusions, il fut atteint d'une bronchite bâtarde, qui était une bronchite tuberculeuse. Il put quitter l'armée, et, après une année de soins scrupuleux, il fut guéri, se maria, et est père de deux enfants bien portants.

Il faut éviter aux tuberculeux toutes les causes d'affaiblissement. La *vaccination* est pour eux une maladie provoquant de la fièvre et de l'amaigrissement. Souvent aussi les *piqûres de moustiques*, même aux environs de Paris, produisent chez eux un malaise général, une perte de l'appétit et une fièvre légère. Les tuberculeux sont saturés de substances toxiques. Si les hasards de la vie en ajoutent d'autres à celles de leur organisme, le vase déborde et un véritable empoisonnement survient.

Le *sport* exagéré est très souvent une cause de rechute de la tuberculose enrayée. Les ascensions prolongées, les longues courses à bicyclette et à cheval, la gymnastique ou l'escrime exercées sans modération épuisent l'organisme et le rendent facilement vulnérable. L'ancien tuberculeux entraîné ne sent pas la fatigue, mais son corps l'éprouve; et puis, un jour, à la suite d'une forte transpiration, il sentira le froid l'envahir; un frisson violent le secouera et une broncho-pneumonie tuberculeuse le clouera au lit pendant deux mois, ou bien un grand crachement de sang de 1 ou 2 litres le terrassera et rendra sa guérison ultérieure très problématique.

Cette longue étude démontre que le tuberculeux se guérit avec peine, conserve difficilement cet état de guérison, est toujours guetté par le mal ne cherchant qu'à s'insinuer par la moindre fissure qu'il lui ouvrira. Le tuberculeux reste toujours un être fragile. Il peut vivre sans excès, travailler sans excès, se distraire sans excès, se passionner sans excès. Il sera centre gauche, ami de toutes les solutions et de toutes les actions modérées. Cet avenir des tuberculeux ne monte certes pas encore au Capitole; mais autrefois il s'arrêtait à la roche tarpéienne.

CHAPITRE IX

Alimentation des tuberculeux. — Valeur alimentaire et digestible des divers aliments. — Leurs indications chez les tuberculeux jeunes ou vieux, artérioscléreux, goutteux. — Bouillon. — Pain et sels. — Épices. — Viande crue, jus de viande, peptones, poudres de viande. — Conserves. — Lait. — Koumys, kéfir et yahourt. — Huile de foie de morue. — Boissons alcooliques, leur usage, leur abus. — Aliments à éviter. — Rations des différents tuberculeux.

Les tuberculeux ne donnent pas une attention suffisante aux détails de leur alimentation. Ils mangent tout ce qui leur plaît ; c'est une mauvaise pratique. Le tuberculeux doit ménager son tube digestif, sinon l'assimilation cessera de s'opérer; tout en mangeant énormément, il dépérira; sa résistance organique diminuera et il succombera dans sa lutte contre le bacille. Il importe peu d'absorber beaucoup d'aliments et d'engraisser à vue d'œil; il faut absorber des aliments qui donnent de la force et il est inutile de prendre un gros poids dû à une mauvaise graisse aqueuse. Aussi je ne cesserai pas de protester contre les assertions des médecins affirmant que : « un tuberculeux dont le poids augmente, même sans modification sensible de l'état du poumon, est un tuberculeux qui s'améliore ». Cette conclusion est absolument inexacte : de tels tuberculeux peuvent s'améliorer pendant un ou deux mois, mais ils ne sont nullement en voie de guérison. Le tuberculeux qui doit guérir améliore son poumon et engraisse en même temps, et il faut bien savoir que certains tuberculeux ne commencent à engraisser qu'après la cicatrisation de leurs lésions.

Le tuberculeux gras est souvent un mauvais tuberculeux parce qu'il est gonflé de mauvaise graisse due ordinairement à une alimentation intempestive. Ainsi, il ne faut abuser ni du pain, ni du lait, ni du sel, ni des boissons. Le pain, pris en trop grande quantité, fatigue inutilement l'estomac, qui est incapable d'en digérer un poids considérable, lorsque le sujet ne fait pas beaucoup d'exercice. De même, il ne faut pas exagérer l'absorption du lait, même s'il faut engraisser le malade. Ce liquide nourricier et bienfaisant ne doit pas empêcher l'alimentation normale, composée de viande, volaille, poisson, œufs, purées, riz, macaroni, fromages, figues, pêches et raisin. La suralimentation imposée aux tuberculeux ne doit pas être une brutalité; elle doit être, au contraire, une sélection éclairée d'aliments facilement digestibles, incapables de congestionner le tube digestif par leur lourdeur ou leur volume exagéré. L'ingestion d'aliments exclusivement liquides, comme le lait, provoque la distension de l'estomac et de l'intestin et une invincible paresse des fonctions digestives; l'ingestion d'aliments solides indigestes peut provoquer chez les phtisiques la tuberculisation intestinale. La prescription sera : alimentation intensive sous un petit volume ; donc, ne pas absorber d'inutilités, et ne pas rechercher les rapides augmentations de poids qui ne sont que passagères et n'ont aucun effet durable. Il ne faut pas croire tout sauvé parce qu'on engraisse ; mais il faut tout craindre si on maigrit sensiblement et graduellement. On ne devra cependant pas attacher une grande importance aux dimiuutions de poids qui surviennent après une période de suralimentation exagérée, surtout après une cure intensive de lait. Si les malades cessent l'usage du lait, ils peuvent perdre 1 ou 2 kilogrammes sans que leur état soit mauvais. Dans d'autres cas, l'abus prolongé du lait provoque la diarrhée et une grande diminution du poids du corps; le malade reprend, au contraire, son poids dès qu'on supprime le lait. On voit que l'alimentation, comme tous les éléments de la cure hygiénique, ne doit pas être immuable, qu'elle doit répondre aux indications multiples, précisées par les divers tempéraments des phtisiques. La médecine des tuberculeux est un art et non pas une routine.

Les médecines des tuberculeux doivent se fabriquer à la cuisine. Mais il ne faut pas plus abuser des aliments que des médicaments : au XVIIIe siècle, un malade du célèbre Dr Pomme écrivait: « J'ai pris quinze mille pintes d'eau, tant de veau que de poulet, et quatre cents pintes de petit-lait... Cependant j'ai toujours été dans le même état. Je meurs continuellement sans cesser de vivre. » Ce malade devait être bien robuste, pour ne pas cesser de vivre avec un tel régime. Le tuberculeux et son médecin devront s'efforcer de ne jamais exagérer l'alimentation quotidienne, de ne jamais surmener le tube digestif, le sauveur des tuberculeux.

L'alimentation chez l'homme sain maintient la nutrition et la structure normale des cellules, des tissus, des organes; elle permet à leur fonctionnement d'être régulier sans interruption. Chez le malade, l'alimentation permet de réparer les pertes dues non seulement au fonctionnement de la vie, mais celles qui sont dues à l'évolution de la maladie. L'alimentation du malade ne devra donc pas comprendre tous les aliments bons pour l'homme sain ; elle devra, au contraire, exagérer les doses de certains aliments que l'homme sain peut ou doit absorber en petite quantité.

D'après les travaux de Ranke, Moleschott, Andral et Gavarret, Rubner, Chauveau, A. Gautier, Ch. Richet, l'homme adulte bien portant détruit chaque jour environ 500 grammes de sa chair musculaire ou des composés albumineux formant son sang et ses tissus. En brûlant sa graisse, son sucre, son glycogène, il crée une quantité d'énergie qui se traduit sous forme de chaleur développée de 2 800 calories par vingt-quatre heures. Il perd chaque jour environ 2 litres et demi d'eau par les reins, les poumons et la peau. Il excrète par les différentes voies 600 grammes d'oxygène, 500 grammes de carbone et 25 grammes de sels minéraux. L'alimentation doit répa rer toutes ces pertes et assurer le fonctionnement de l'organisme. Les physiologistes déclarent que les vrais aliments doivent « pénétrer jusqu'aux organes sous une forme telle que ceux-ci puissent les utiliser comme matériaux de construction, ou comme moyen d'action ». Cette définition nous montre que l'alcool ne sera pas un aliment pour les gens sains et surtout pour les tuberculeux qui ont besoin d'aliments réparateurs. Les tuberculeux n'ont pas besoin de chaleur : ils en ont généralement trop, ils sont des êtres destructeurs qui brûlent leurs organes et leurs tissus par tous les bouts. L'alcool développe certainement dans l'organisme plus de chaleur, à poids égal, que l'albumine ; il procure plus de calories ; mais on ne vit pas de calories ; on vit des réserves sagement accumulées, capables de réparer les cellules qui s'altèrent ou de reproduire celles qui meurent. Il est bon de produire de la chaleur, mais il faut avoir une bonne machine capable d'emmagasiner et de distribuer la chaleur produite par les substances qu'elle reçoit.

Cette trame, ce n'est pas aux hydrates de carbone tels que l'amidon, le sucre et l'alcool, que l'organisme devra le demander, mais aux substances albuminoïdes, comme les diverses viandes, aux graisses comme le beurre, le lard et les huiles végétales, ou aux aliments comprenant à la fois des substances albuminoïdes, des hydrates de carbone et des graisses, tels que le pain, le lait, les légumes farineux.

Pour fournir les 2800 à 3 000 calories qui lui sont nécessaires pour vivre sans exécuter un travail manuel, et pour réparer les usures normales de l'organisme, l'homme adulte doit absorber : 2 litres et demi à 3 litres d'eau, 25 grammes de sels, 110 grammes de substances albuminoïdes, 80 grammes de graisse et 100 grammes d'hydrate de carbone. Mais cette alimentation moyenne est sujette aux plus grandes variations. L'homme de bureau, qui ne travaille pas musculairement, devra absorber fort peu de graisse, de pain et de légumes ; il devra absorber surtout de la viande, des œufs et du lait, facilement digestibles. L'ouvrier des villes devra manger plus de viande que celui des campagnes. Ainsi, en Angleterre, les ouvriers des villes prennent une alimentation produisant de 3 200 à 3 500 calories ; ils en demandent 30 p. 100 à la viande et 70 p. 100 aux végétaux. Les ouvriers des campagnes absorbent une alimentation fournissant 4 500 à 5 000 calories et composée exclusivement de pain, de lard et de pommes de terre. La viande ne vaut rien pour les travailleurs des champs. Elle doit être leur aliment des dimanches et des jours de chômage pendant l'hiver.

Notre administration militaire devrait s'inspirer de ces principes et suivre l'exemple des Japonais qui, en manœuvres ou en campagne, absorbent plus de riz que de viande. Les aliments de guerre doivent être le pain ou les farines, les légumes secs, le riz, le lard ou l'huile, la très bonne eau ; de temps en temps de la viande, du vin ou de la bière, du lait, des œufs, du fromage quand les ressources du pays le permettent. Mais ce qui est bon en campagne ou en manœuvres au grand air, n'est pas bon pour la vie de caserne. Aux soldats sédentaires, il faut de la viande dont les matières albuminoïdes se digèrent vite et facilement, tandis que celles des légumes, très peu abondantes, se digèrent difficilement. Le soldat qui marche peu ne doit pas abuser des hydrates de carbone calorifiques, de l'amidon, du sucre contenus dans les légumes. La viande dominera donc dans la ration alimentaire du soldat caserné ; pendant l'hiver on lui donnera, pour le réchauffer, un peu de graisse, cette substance étant environ une fois plus calorigène que l'albumine.

Le tuberculeux devra choisir les aliments qui contiennent une grande quantité d'éléments nutritifs sous un petit volume. Mais il ne faut pas oublier que ces éléments nutritifs doivent être mélangés à une quantité d'eau représentant environ trois parties, tandis que les matières solides ne doivent représenter qu'une partie. Ainsi le hareng frais est un bon aliment, un peu gras, parce qu'il contient, d'après M. Atwater, 9 p. 100 de graisse, mais facilement digestible, parce qu'il renferme 74 parties d'eau pour 14 parties de matières albuminoïdes. Tandis que le hareng salé et fumé est un aliment indigeste non pas parce qu'il contient du sel et des produits créosotés, mais parce qu'il est trop compact ; il ne contient que 34 parties d'eau pour 36 parties de matières albuminoïdes et 16 parties de graisse. Le caviar est aussi beaucoup trop compact ; il ne contient que 43 parties d'eau pour 30 parties de matières albuminoïdes et 16 parties de graisse. Il faut mélanger le caviar par parties égales, soit avec du jus de citron, soit avec du blanc d'œuf. Le jaune d'œuf est beaucoup trop gras et trop compact pour être absorbé seul ; il contient 31 parties de graisse pour

51 parties d'eau. Il doit être pris avec le blanc d'œuf qui ne contient que 85 parties d'eau et peu de graisse (Kœnig). Le chocolat en tablette ne contient que 2 p. 100 d'eau et 54 p. 100 de sucre, c'est aussi un aliment trop compact pour les estomacs délicats; tandis que le chocolat à l'eau ou au lait est un excellent aliment. Il en est de même du raisin qui contient 80 p. 100 d'eau et 20 p. 100 de sucre. Les tuberculeux devront au contraire éviter les raisins secs qui contiennent 54 p. 100 de sucre et seulement 32 p. 100 d'eau.

Parmi les poissons, il faut recommander aux estomacs délicats ceux qui contiennent peu de graisse, tels que l'esturgeon, la sole, la truite, la raie qui ne contiennent que de 0,50 à 2 p. 100 de graisse ; et défendre l'usage du saumon qui en renferme 12 p. 100, de l'anguille qui en renferme 28 p. 100. Parmi les mollusques et crustacés, on peut recommander le homard, discrédité à tort, qui renferme 77 parties d'eau, 2 parties de graisse, et 18 parties de substances albuminoïdes (Atwater). Les huîtres ne contiennent guère que de l'eau salée : 80 parties d'eau, 2 parties de sel, 1 partie de graisse et 9 parties de matières albuminoïdes (Balland). Ces mollusques encombrent inutilement l'estomac des tuberculeux. Seules, les huîtres portugaises sont riches en phosphore, d'après les travaux de MM. Chatin et Müntz. Quand les tuberculeux voudront se procurer l'agrément de déguster des huîtres, ils devront choisir les portugaises, injustement dédaignées. Le phosphore est un élément nécessaire à la nutrition des tuberculeux qui crachent; car les crachats des tuberculeux renferment une grande quantité de phosphates, ainsi que nous l'avons démontré en 1876.

Le tuberculeux doit absorber des substances amylacées, les seuls hydrates de carbone qui lui soient favorables; car le sucre et l'alcool ne peuvent être pris par lui qu'en si faible quantité qu'ils ne peuvent être qu'un agrément passager, et seulement lorsqu'ils sont ingérés à l'état de forte dilution aqueuse. Le pain, les purées de haricots, de lentilles et de pois sont les aliments qui sont les plus riches en matières amylacées ; ils contiennent 50 à 60 p. 100 d'amidon. Les pommes de terre n'en contiennent que 20 p. 100 (Balland) et sont très facilement digestibles, même lorsqu'elles sont bouillies sans addition d'eau. L'asperge doit être évitée par les tuberculeux. Elle contient 93 p. 100 d'eau et seulement 2 à 3 p. 100 d'amidon; il en est de même du chou-fleur qui ne contient que 4 à 5 p. 100 d'amidon. Ces deux légumes renferment plus de 1 p. 100 de cellulose, complètement inassimilable et irritante pour les tubes digestifs délicats. Le navet est un peu plus nourrissant; il contient 8 p. 100 d'amidon. La carotte en contient 9 p. 100; mais elle renferme de la cellulose insoluble. Les châtaignes ne sont pas un mauvais aliment; elles renferment 35 à 36 p. 100 d'amidon (Moleschott); leur purée légère peut être recommandée aux tuberculeux.

Le tuberculeux devra éviter l'usage des viandes compactes, comme le bœuf fumé et salé qui ne contient que 47 p. 100 d'eau pour 27 d'albuminoïdes et 16 de graisse, tandis que l'aloyau frais contient 73 p. 100 d'eau pour 19 d'albuminoïdes et 6 de graisse. L'aloyau doit être préféré au filet de bœuf, qui contient trop de graisse, 15 à 16 p. 100 (Kœnig). La viande de cheval sain est une excellente viande pour les tuberculeux; elle n'est pas trop grasse; elle renferme 2 à 3 p. 100 de graisse. La viande maigre de porc est aussi excellente; elle renferme 6 à 7 p. 100 de graisse et 20 p. 100 d'albuminoïdes (Mène).

Le poulet pas trop maigre est un parfait aliment ; il en

est de même du dindon. L'oie est trop grasse pour les tuberculeux. La perdrix, la gélinotte, le faisan sont des viandes maigres qui peuvent remplacer la volaille ordinaire, quand elles sont très fraîches.

Les physiologistes ont établi des tables de digestibilité des divers aliments ; les plus remarquables sont celles qui ont été instituées récemment par le savant américain Atwater. D'après lui, dans les viandes, les poissons, dans les œufs, dans le laitage, 97 p. 100 des matières albuminoïdes et 95 p. 100 des matières grasses sont utilisées. Dans les céréales et dans les légumes secs, 97 p. 100 des hydrates de carbone sont assimilés. Donc les expériences physiologiques les plus récentes confirment les données qui nous étaient fournies par l'étude de la composition chimique des aliments. La chimie scrupuleusement faite ne se trompe jamais. Leube et Penzoldt ont aussi démontré que le riz, le macaroni, le pain blanc pas trop frais, les purées de petits pois et de pommes de terre, les cervelles étaient des aliments très facilement digestibles, dont 95 p. 100 étaient utilisés par le tube digestif.

Les tuberculeux devront restreindre l'usage des légumes dont l'utilisation gastro-intestinale est faible, et concentrer leurs efforts digestifs sur les viandes, les œufs, les laitages dont le coefficient d'utilisation est très élevé et qui sont nourrissants sous un petit volume. Quand on ingère des albumines animales, on en assimile 96 p. 100 et on n'en rejette que 4 p. 100 ; quand on ingère des albumines végétales, on n'en assimile que 80 p. 100, et on en rejette 20 p. 100 par les matières fécales. Il ne faut cependant pas abuser des aliments concentrés compacts, lourds à l'estomac. Ainsi les viandes fumées, le lièvre rôti, le canard rôti, l'oie rôtie, les poissons fumés restent dans l'estomac pendant quatre ou cinq heures, tandis que les autres viandes quittent l'estomac trois heures après y être entrées.

Le régime des tuberculeux sera le régime des dyspeptiques, car les tuberculeux sont presque tous dyspeptiques, quand ils ont atteint la trentaine. On doit leur donner surtout de la viande qui se digère facilement et qui est un véritable antagoniste du microbe tuberculeux. Les animaux herbivores, comme la vache, sont bien plus souvent tuberculeux que les animaux carnivores, comme le chien. Mais la viande ne doit pas être, pas plus qu'une autre substance nutritive, l'aliment exclusif des tuberculeux. Pour procurer à un tuberculeux adulte les 3000 calories quotidiennes nécessaires à sa vie, il faudrait lui faire ingurgiter 3 kilogrammes de viande, ou 36 œufs, ou 4 litres de lait, ou 900 grammes de fromage. Le bon régime d'un tuberculeux doit consister en 200 grammes de viande crue râpée, ou 400 grammes de viande ordinaire, 2 à 300 grammes de pain, 3 œufs, 1 litre de lait, 1 litre d'eau, 200 grammes de pommes de terre et 100 grammes de légumes secs. Si le tuberculeux ne digère pas les corps gras, il devra prendre du lait écrémé.

Il faut que le régime ne fasse pas engraisser le malade de plus d'un kilogramme par mois. Les poids plus forts ne sont pas régulièrement acquis et n'indiquent qu'une surcharge graisseuse ou aqueuse sans aucune utilité. Le bon régime est plutôt un régime fortifiant qu'un régime engraissant ; dès que les ouvriers doivent fournir un travail dur, ils prennent de la viande. Le tuberculeux a un travail dur à accomplir, travail de réparation profonde.

On a accusé la viande d'intoxiquer les tuberculeux. Cette accusation est erronée. La viande bien digérée n'intoxique jamais nos malades. Il faut savoir la doser et ne pas dépasser la limite extrême qu'ils peuvent atteindre.

Les jeunes gens en supporteront une plus grande quantité que les gens approchant de la quarantaine. On a dit avec raison que les hommes sains étaient attaqués par l'artériosclérose quand ils mangent beaucoup de viande, et M. Huchard, dans ses *Nouvelles consultations médicales*, a insisté avec raison sur cette vérité clinique. Mais le tuberculeux en activité peut manger impunément de grandes quantités de viande, le double de la quantité utile à un homme sain, parce que ses lésions et sa constitution générale ont besoin de viande pour se réparer. Quand les lésions tuberculeuses sont définitivement cicatrisées par sclérose, il faut alors réduire la ration carnée à la dose normale, parce que le tuberculeux devient plus artérioscléreux que tuberculeux ; il faut alors insister sur le régime lacto-ovo-végétarien. Quand on constate que l'urée augmente anormalement, tandis que les chlorures diminuent dans les urines, il faut diminuer la quantité de viande ingérée. J'ai observé, l'an dernier, deux tuberculeux ayant les apparences de la parfaite santé, mais présentant encore des bacilles dans les crachats, et, à l'auscultation, des signes de lésions profondes ; l'analyse de leurs urines me montra qu'ils mangeaient beaucoup trop de viande ; l'un était un jeune homme et l'autre un vieillard. Le vieillard voulut bien exécuter mes prescriptions, réduire sa viande, augmenter ses œufs, ses pommes de terre et son lait. En huit mois, il fut heureusement transformé. Il n'eut plus de bacilles dans ses crachats et ses lésions se cicatrisèrent. Le jeune homme, au contraire, ne se soumit pas à ce régime; il ne voulut prendre ni lait ni œufs, et continua à se gorger de viande. Il est gros, mais il est toujours aussi tuberculeux. Il ne guérira probablement jamais parce qu'il est indocile.

La suralimentation carnée, qui est dangereuse chez un

grand nombre de tuberculeux, est encore bien plus néfaste chez les jeunes tuberculeux. J'ai guéri un gros enfant de quatre ans que l'on suralimentait comme un tuberculeux, en supprimant toute viande de son alimentation. Il avait des crises de bronchite aiguë durant deux ou trois jours, tous les mois; il était fils de goutteux, goutteux lui-même grâce à son alimentation intempestive. Il cessa d'être malade quand il cessa d'être goutteux. On le purgea, on lui donna de l'eau de Vichy. On le soigna comme on soignait autrefois les gros mangeurs. Ses urines cessèrent de contenir un excès d'urée; et ses chlorures remontèrent à l'état normal.

L'urologie nous éclairera aussi très utilement pour surveiller les tuberculeux qui se suralimentent très facilement, sans aucun accident apparent, mais qui, fatalement, ont des crachements de sang, des congestions fébriles, des coliques néphrétiques, dès qu'ils atteignent un certain poids maximum qui leur est interdit et qui varie proportionnellement à la taille. Ces cas sont assez fréquents; je les ai observés même chez des hommes très jeunes. En général ces malades peuvent vivre très longtemps avec leur tuberculose, mais ils ne guérissent jamais complètement. Seul, peut vraiment guérir le malade qui se suralimente facilement et longtemps.

Presque tous les tuberculeux supportent mal l'usage continu des boissons alcooliques, et, malheureusement, ils ont une tendance naturelle à en abuser, parce qu'elles leur donnent un instant l'illusion de la force perdue. Déjà en 1810, dans ses célèbres *Recherches sur la phtisie pulmonaire*, Bayle écrivait ces lignes très sensées : « Il faut surtout défendre aux tuberculeux les excès de café, de vin et de liqueurs alcooliques. Ces boissons contribuent à entretenir le vice de la digestion, l'insomnie et la fièvre. Quoiqu'on ne doive pas tout à fait en proscrire l'usage, il faut le limiter avec soin, attendu que la plupart de ces malades ont un penchant décidé pour les substances excitantes, qui paraissent leur redonner des forces et leur rendre la santé pour quelques instants. »

On a beaucoup abusé des boissons chaudes chez les tuberculeux. Toutes les tisanes font transpirer les malades fort inutilement. Les boissons fraîches et même glacées, légèrement sucrées ou acidifiées, et non alcooliques, sont excellentes pour les tuberculeux qui ont des troubles gastro-intestinaux.

Lorsqu'on classe les aliments d'après leur valeur calorifique, on dresse des listes fantastiques qui ne sont nullement en rapport avec la valeur nutritive de ces substances alimentaires. Ainsi on inscrit les nombres suivants :

100 grammes	de céréales fournissent	......	353 calories.
—	de légumineux —	.....	327 —
—	de viande —	.....	128 —

Si les aliments étaient uniquement chargés de nous fournir de la chaleur, nous devrions nous transformer en herbivores. Les aliments doivent non seulement nous fournir de la chaleur, mais aussi les éléments capables de constituer et d'entretenir la machine dans laquelle est produite cette chaleur. Or, le corps humain étant formé d'une grande quantité de matières albuminoïdes, nous devons les emprunter à la viande. Aux céréales et aux légumes, nous devons emprunter l'amidon, type des hydrates de carbone. Nous devons absorber beaucoup plus de céréales et de légumes qu'il n'est nécessaire à l'entretien de notre organisme, parce que la moitié et quelquefois les trois quarts de ces aliments ne sont pas assimilés par l'organisme et se contentent d'augmenter le volume des garde-robes. Les garde-robes des gros mangeurs de pain, de haricots, de choux sont très volumineuses et facilement reconnaissables.

Les céréales sont des aliments extrêmement importants, grâce à leur composition saline. Depuis longtemps des médecins des États-Unis font prendre aux petits enfants des gelées de céréales. Ces gelées ne sont pas nutritives, mais elles contiennent une grande quantité de sels minéraux nécessaires à l'alimentation des enfants. Pendant les premières années de la vie, il faut se constituer un squelette vigoureux. Or, le squelette minéral n'existe pas seulement dans les os, il existe aussi dans les organes et surtout dans les deux organes qui sont le plus souvent attaqués par la tuberculose, le poumon et le cerveau. Les études chimiques que j'ai effectuées au laboratoire de Würtz, de 1872 à 1876, ont définitivement démontré ces faits.

Récemment M. Springer a très heureusement conseillé l'usage des décoctions de céréales aux jeunes enfants.

Le riz ne contient pas beaucoup de sels. Aussi les Chinois et les Japonais compensent-ils le déficit salin par l'absorption d'une assez grande quantité de poisson salé ou d'algues marines. C'est l'orge qui contient le plus de sels, et surtout des phosphates ; aussi la farine d'orge est-elle très recommandable aux enfants tuberculeux. On trouvera beaucoup de phosphates dans les pois et les lentilles dont les farines sont d'excellents aliments pour les tuberculeux.

On a pensé que les phosphates combinés à des matières organiques sont mieux assimilés que les phosphates préparés dans des solutions pharmaceutiques. J'ai pu, en effet, constater que les phosphates étaient plus activement réparateurs dans le lait phosphaté que dans une simple solution de biphosphate acide de chaux ou de soude. On se procure le lait phosphaté en donnant chaque jour 100 grammes de phosphate de chaux du commerce à une vache, ou 20 grammes à une chèvre. Le lait de vache se phosphate plus facilement que le lait de chèvre. Moriez, le regretté directeur du laboratoire municipal de Cannes, a analysé le lait d'une vache et d'une chèvre que j'avais fait phosphater. Dans le lait normal de la chèvre, la teneur en acide phosphorique est de 0^{gr},21 p. 100; dans le lait de chèvre phosphaté, la teneur en acide phosphorique est de 0^{gr},22 p. 100; dans le lait de vache normal, la teneur en acide phosphorique est de 0^{gr},22 p. 100; dans le lait de vache phosphaté, la teneur en acide phosphorique est de 0^{gr},38 p. 100. Le lait de vache phosphaté est donc un agent reconstituant très important, non seulement pour les enfants, mais même pour les adultes tuberculeux.

On a cru que des bases organiques phosphatées, les lécithines, étaient appelées à régénérer la médication phosphatée. La lécithine a été découverte dans le jaune d'œuf par Gobley. Le jaune d'œuf en contient 7 p. 100; la cervelle 11 p. 100; le caviar rouge ou laitance de brochets 6 p. 100 et le caviar vert ou laitance d'esturgeon (sterlets) 8 p. 100. La chimie nous a ainsi appris pourquoi le jaune d'œuf, la cervelle, le caviar et les diverses laitances de poissons sont d'excellents aliments pour les tuberculeux. M. Springer nous a aussi montré que les décoctions de céréales contiennent environ 1 p. 100 de lécithines végétales, et nous savons maintenant pourquoi ces gelées et ces décoctions sont si reconstituantes. Puis on a cru que les malades incapables de digérer les matières grasses contenues dans les jaunes d'œufs, dans les cervelles, dans les laitances, ou les substances organiques contenues dans les décoctions des céréales, absorberaient avec avantage des lécithines pures. Les expériences de laboratoire ont parfaitement réussi, parce qu'on a opéré avec des lécithines très fraîchement préparées. Mais les préparations conservées m'ont paru être fort dangereuses parce qu'elles se conservent mal. Il ne faut pas oublier que la lécithine se dédouble en présence de l'eau de baryte en acide phosphoglycérique et en une base, la choline. Or, la choline a une constitution chimique très voisine de celles de deux bases très toxiques : la triméthylamine, extraite des produits de putréfaction, et la muscarine, extraite des champignons vénéneux. La lécithine isolée se corrompt trop facilement pour pouvoir être prescrite couramment. J'ai été obligé d'en faire cesser l'usage à tous les malades qui en prenaient; dès qu'ils ont abandonné cette médication, ils ont vu leurs fonctions digestives reprendre leur cours normal.

Le bouillon contient une quantité notable de sels de potasse. Ces sels, étant en solution, sont trop rapidement absorbés, et, arrivant en masse au contact des cellules, deviennent pour elles des poisons. Les sels de potasse sont, au contraire, très salutaires aux tuberculeux et surtout aux tuberculeux artérioscléreux, s'ils sont absorbés lentement; et la meilleure manière de les absorber lentement, c'est de prendre des pommes de terre. Ces légumes contiennent 1 p. 100 de sels presque exclusivement composés de sels de potasse. Si vous prenez 300 grammes de pommes de terre bouillies, ou 600 grammes de purée de pommes de terre, vous absorbez environ 1 gramme et demi de potasse, et vous pouvez sans inconvénient faire chaque jour cette absorption; car ces sels n'arrivent que lentement au contact des cellules et, de cette façon, ils peuvent utilement activer le fonctionnement des vaisseaux sanguins.

Le pain est un excellent aliment pour les tuberculeux, lorsqu'ils le digèrent bien et lorsqu'ils n'en prennent qu'une petite quantité; on peut le mélanger aux aliments et au lait. Il contient environ deux fois autant de substances nutritives que la pomme de terre, parce qu'il contient deux fois moins d'eau. Il est riche en phosphates, très utiles aux tuberculeux qui en perdent de grandes quantités par les crachats.

Au point de vue salin, le pain blanc ne contient pas normalement autant de sel que le pain coloré et complet. Mais les boulangers ajoutent toujours à la farine une quantité variable de chlorure de sodium ou sel marin. M. R.-G. Laufer a dit, à la séance du 16 janvier de la *Société de biologie*, que le pain ordinaire contenait 5 à 6 grammes de sel par kilogramme, le pain riche 8 à 10 grammes et le croissant 15 grammes. Aussi je conseille aux tuberculeux l'usage du pain ordinaire ; ils ne doivent pas absorber trop de sel marin, ni dans le pain, ni dans les aliments préparés à la cuisine. J'ai amélioré beaucoup d'estomacs de tuberculeux en leur faisant diminuer très sensiblement la quantité de chlorure de sodium ingéré. Le malade qui mange beaucoup de viande ne doit pas absorber beaucoup de sel, parce que, ainsi que l'a démontré M. Linossier, le chlorure de sodium ralentit la digestion pepsique de l'albumine. Les tuberculeux soumis à la suralimentation carnée devront manger peu de pain, surtout si leur pain est très salé.

L'excès de sel marin est particulièrement néfaste pour les tuberculeux, parce que les malades éliminent très mal le chlorure de sodium; aussi la rétention de ce sel, absorbé en grande quantité, peut-elle altérer les fonctions digestives. Les urines des tuberculeux contiennent fort peu de chlorure de sodium; dès que la quantité de chlorure éliminée devient normale, c'est la guérison définitive qui s'établit. On a dit à tort que l'élimination du chlorure de sodium est proportionnelle à la quantité ingérée. Mes expériences actuelles semblent au contraire démontrer que, plus les tuberculeux prennent de sel, moins ils en éliminent; et dès qu'ils en prennent fort peu, ils en éliminent plus pendant trois ou quatre jours. La rétention du chlorure de sodium ne peut être niée, même chez les gens dont les reins sont sains, car la plupart de mes malades étaient de bons tuberculeux, vivant fort bien. Quand on est en présence d'un malade atteint de rétention de chlorure de sodium, on peut très utilement lui donner un peu de phosphate de potasse. Le chimiste allemand Bunge a démontré que l'absorption des sels de potasse augmentait l'élimination du chlorure de sodium par le mécanisme suivant : les sels de potasse introduits dans le sang, en présence du chlorure de sodium, formeront du chlorure de potassium et du carbonate de soude en excès. Ces deux corps en excès seront éliminés par les reins dans lesquels ils se décomposeront en chlorure de sodium et bicarbonate de potasse. Voilà comment les sels de potasse, employés souvent dans le traitement de la dyspepsie, agissent favorablement, en supprimant la rétention des chlorures dans le sang.

Le régime sucré n'est pas recommandable aux tuberculeux. Nos malades étant presque tous dyspeptiques, ne supportent pas les boissons très sucrées. Ceux qui supportent un excès de sucre peuvent engraisser rapidement, mais cet engraissement ne tient pas plus que celui que l'on obtient avec le régime lacté intensif. Le bon engraissement des tuberculeux s'obtient avec un régime mixte. L'absorption d'une grande quantité de sucre ne peut être admise que lorsqu'un homme, un soldat, par exemple, est obligé de faire un travail intensif, une marche rapide. Mais le régime sucré journalier provoque la production de cette mauvaise graisse des Orientaux qui n'est ni esthétique ni hygiénique.

Un grand nombre de tuberculeux ne digèrent leurs aliments que lorsqu'on les aide, soit par des alcalins, soit par des épices. On a quelquefois prétendu que les eaux alcalines ou le bicarbonate de soude rendaient anémiques ceux qui en usaient largement. Les tuberculeux ne doivent pas écouter ces mauvais conseillers ; pour eux les eaux alcalines et le bicarbonate de soude sont d'excellents médicaments. Ils peuvent prendre pendant la moitié de l'année chaque jour deux grands verres d'eau alcaline ou 2 grammes de bicarbonate de soude.

Les tuberculeux ne doivent pas craindre de prendre de temps en temps des épices ou des substances aromatiques. La *moutarde* contient un corps aromatique, le sulfocyanure d'allyle. Cette substance, prise à doses très faibles, facilite la digestion des graisses. En outre, comme l'a démontré M. Liebreich, elle diminue la vitalité des bactéries de la putréfaction pendant la digestion et accroît l'action favorable des ferments normaux. Elle produit aussi une irritation salutaire de la muqueuse stomacale qui provoque la sécrétion du suc gastrique. L'*ail* contient du sulfure d'allyle et jouit des mêmes propriétés digestives que la moutarde. Mais ces deux ingrédients ne devront être employés par les tuberculeux qu'à faibles doses et à intervalles éloignés. L'ail n'a nullement une propriété immunisatrice contre le bacille de la tuberculose : cette substance facilite simplement la digestion et l'assimilation des aliments. Elle n'est pas plus immunisatrice que ne pourrait l'être le bicarbonate de soude. Les malades pourront aussi de temps en temps absorber, à la fin de leur repas, une petite tasse d'infusion de cannelle de Ceylan, ou de bétel, qui contiennent aussi des substances dépendant du groupe allylique : éther méthylénique d'une allylpyrocatéchine et paraoxyallylphénol.

C'est en choisissant et en dosant les aliments spéciaux à chacun de ses tuberculeux que le médecin devra exercer ses meilleures facultés observatrices et se souvenir de toutes ses connaissances chimiques et physiologiques. On ne peut pas alimenter les phtisiques sans connaître la composition chimique et la valeur alimentaire des substances nutritives. Le médecin chimiste saura ménager les forces de l'appareil digestif, la vraie place forte du tuberculeux. Le laboratoire de chimie doit être l'antichambre de la cuisine des tuberculeux. En instituant des régimes alimentaires proportionnés au poids, à l'âge, à la constitution héréditaire, aux antécédents personnels, aux réactions actuelles de chaque malade, on évitera bien des insuccès, on traitera sans fâcheux tâtonnements les patients les plus rebelles à la cure méthodique. On sera ainsi, et seulement ainsi, un médecin utile aux tuberculeux, guérissant les débutants sans préparer pour un avenir prochain la déchéance ou l'insuffisance de leurs organes, rendant la vie possible et même encore assez agréable aux tuberculeux trop âgés ou trop avancés pour prétendre à une complète guérison.

On ne devra jamais oublier que le régime des tuberculeux doit être mixte. Les recherches du physiologiste russe Pawlow montrent que si l'on ne donne pas de graisse le pancréas s'atrophiera, et ses glandes cesseront de sécréter de la lipase; si on ne donne pas de viande, les glandes fournissant la trypsine s'atrophieront. Les sécrétions sont adaptées à la nature des aliments.

Parmi les aliments qui ont été recommandés aux tuberculeux, le plus important est certainement la *viande crue*. MM. Charles Richet et Héricourt, dans leurs études sur le traitement de la tuberculose expérimentale des chiens par la viande crue, ont démontré que, si l'on donne de la viande crue aux chiens qui reçoivent dans une veine une culture de bacilles tuberculeux, ces animaux ne meurent pas, et qu'il en est de même pour les chiens auxquels on donne de la viande crue pendant les semaines qui précèdent l'inoculation tuberculeuse. Pour arriver à un tel résultat, il importe de donner quotidiennement 12 grammes de viande crue par kilogramme de poids vif, c'est-à-dire qu'il faudrait donner journellement 600 à 800 grammes de viande crue à des hommes tuberculeux, si on voulait transporter dans la thérapeutique humaine les pratiques usitées par MM. Richet et Héricourt dans la thérapeutique canine. Je ne crois pas que les jeunes tuberculeux traités dès le début de leur maladie, qui sont les seuls tuberculeux curables, pourront sans inconvénients supporter une telle alimentation pendant longtemps. Les hommes ne sont pas des chiens, et il est difficile d'affirmer, sans une longue expérimentation, que ces doses considérables seront salutaires et même utiles ; du reste, je ne crois pas qu'elles soient nécessaires. Je n'ai jamais pu donner pendant plus de quinze jours une dose quotidienne de 500 grammes de viande crue aux tuberculeux curables ; après cette période, il faut revenir aux doses journalières de 200 à 300 grammes, sinon on voit survenir la diarrhée, les pesanteurs d'estomac et la diminution du poids du corps, parce que le patient ne peut plus ajouter d'autres aliments à sa viande crue. Or, la viande crue est absolument insuffisante à nourrir un tuberculeux ; son alimentation doit admettre aussi des œufs, du lait, des purées, des poissons, des volailles, du riz, du macaroni. Je ne sais vraiment pas comment on arriverait à faire avaler tout cela aux tuberculeux sans révolte de leur tube digestif et sans congestion de leur rein.

C'est une véritable cure que M. le professeur Charles Richet préconise. La viande crue, dit-il, n'est pas un aliment, mais un médicament. Il pense qu'elle agit « par des ferments, des diastases inconnues, qui ont la propriété de s'opposer à l'infection tuberculeuse ». Je ne crois pas que la viande crue doit son action à des éléments vivants, parce que tous les bons résultats obtenus chez les tuberculeux humains par l'usage de la viande crue sont obtenus par l'usage de la poudre de viande, qui est de la viande desséchée à 100°, température peu favorable à la vie des ferments et des diastases.

J'adopterai, au contraire, une deuxième opinion de M. Richet : « La viande crue n'est pas seulement un aliment, c'est encore et surtout un agent antitoxique. » Je crois en effet que toute alimentation scientifiquement choisie est un agent antitoxique du poison répandu dans l'organisme par la vie des bacilles parasitaires de la tuberculose. L'air pur, lui aussi, est à la fois un aliment et un agent antitoxique. Tout ce qui éveille l'activité normale des cellules, tout ce qui active leurs fonctions d'élaboration des substances nécessaires à la structure de la trame organique et minérale de l'organisme, tout ce qui aide les fonctions naturelles, est un poison pour les parasites qui ne demandent qu'à pêcher en cellules troubles. La science dit au tuberculeux : « Aide-toi, et la nature t'aidera à fabriquer des contrepoisons aux poisons tuberculeux. »

Aussi nous semblerait-il superflu de nous demander si la viande crue est un aliment ou un médicament. L'aliment approprié est toujours un médicament; il importe de ne pas donner aux mots employés en médecine une valeur trop grande et immuable. Les théories changent, mais les faits restent. La viande crue et la poudre de viande seront toujours des substances appropriées à l'alimentation des tuberculeux, et on les regardera aussi toujours comme des agents curateurs imprégnant l'organisme de substances fort désagréables aux bacilles tuberculeux. Mais elles partageront ce privilège avec d'autres bons aliments tels que les œufs, l'huile de foie de morue et certains laits fermentés qui, eux aussi, sont des antitoxiques, parce qu'ils tendent à rétablir la nutrition normale, la constitution chimique normale des solides et des liquides de l'organisme, c'est-à-dire la santé, au milieu de laquelle il n'y a pas de place pour les parasites.

Parmi les nombreuses expériences de MM. Richet et Héricourt, les plus importantes sont certainement celles par lesquelles ils ont rendu les chiens réfractaires à l'évolution de la tuberculose inoculée, en leur faisant faire préalablement une cure de viande crue. Elles démontrent qu'on peut donner une immunité, dont l'avenir indiquera la durée, en introduisant des doses suffisantes de viande crue dans l'alimentation des êtres menacés de tuberculose. On ne donne pas assez la viande crue ou la poudre de viande aux enfants des tuberculeux et des autres dégénérés. Grâce aux expériences de MM. Richet et Héricourt, je crois qu'on pourra sauver un grand nombre d'enfants délicats, malingres, victimes fatales de la phtisie pulmonaire ou de la méningite tuberculeuse. Les enfants supportent du reste fort bien la viande crue ou la poudre de viande, beaucoup mieux que tous les vins et que tous les sirops dont on les abreuve fort inutilement en général. On pourra en alterner l'usage avec celui de l'huile de foie de morue, quand ce corps gras est toléré par le tube digestif. Les enfants supportent d'ordinaire très bien un excès de viande dans l'alimentation dès leur dixième année, parce qu'ils ont de bons reins, des reins jeunes, qui n'ont pas encore été usés, flétris par l'alcool, par les aliments avariés, par les innombrables drogues que l'industrie moderne ajoute au vin, à la bière, au cidre, au lait, aux conserves, par tous les poisons que notre civilisation nous prodigue et que notre magistrature protège.

Les chiens adultes de M. Richet ne connaissent pas ces dangereux frelatements et leurs reins vierges peuvent supporter des kilogrammes de viande crue. Mais je doute que des hommes de trente ans puissent tolérer d'énormes quantités de viande, parce que leurs reins ne laissent pas facilement passer toute cette masse de déchets produits par la désassimilation de la viande, substances funestes aux bacilles, mais aussi funestes aux cellules des reins déjà défraîchis et, en outre, maltraités par le passage incessant du poison tuberculeux, de l'élément irritant développé par la vie des parasites infectieux et que l'organisme doit sans cesse éliminer par la voie du filtre urinaire, depuis le début de l'invasion tuberculeuse, début toujours lent et insidieux.

Les enfants sont, comme les chiens, indemnes de ces tares organiques et on pourra continuer pendant longtemps leur cure intensive de viande crue. J'espère que les médecins suivront les indications très nettes fournies par les expériences de MM. Ch. Richet et Héricourt, et je suis persuadé qu'elles seront couronnées de succès, parce que, chez les enfants, le traitement pourra être exécuté impunément pendant longtemps. Et il faut bien savoir que ce n'est pas en quelques semaines, mais bien en plusieurs années qu'on peut procurer une immunité absolue à un organisme menacé de tuberculose.

MM. Richet et Héricourt pensent que non seulement la viande crue, mais même le jus de viande, est un agent antitoxique de la tuberculose. Leur hypothèse est certainement exacte; mais ici encore nous sommes arrêtés par les questions de doses. Ils demandent que l'on administre journellement aux hommes tuberculeux le jus extrait de 1 kilogramme à 1 kilogramme et demi de viande crue. Cette pratique peut être excellente chez les chiens; mais j'affirme qu'elle serait déplorable chez les hommes.

Les chiens digèrent les os; les hommes sont incapables de les digérer; et avant de faire absorber à l'homme la ration canine, il faudrait faire sécréter par l'estomac humain un suc gastrique de chien. Le jus de viande est irritant, les êtres délicats, et tous les tuberculeux sont des êtres délicats, ne peuvent en supporter que de faibles quantités et pendant peu de temps. Comment, me dira-t-on, le jus de viande est-il plus irritant que la viande crue, puisqu'il ne contient que les éléments de cette viande solubles dans l'eau ? Voici pourquoi : la viande contient, d'après les analyses du professeur Armand Gautier, des bases xanthiques, créatininiques, de la taurine, de l'acide inosique, des sels de potasse, toutes substances irritantes. Dans la viande complète, elles sont incorporées dans la trame cellulaire, et n'entrent que lentement au contact des surfaces absorbantes, tandis que dans le jus de viande elles sont en solution, en liberté, et sont absorbées en totalité dès qu'elles pénètrent dans l'estomac. Aussi, je conseillerai aux tuberculeux qui prendront du jus de viande de le verser sur leur purée de viande crue, de façon à former une pâte dans laquelle les substances solubles seront mélangées aux fibres musculaires. Une bonne ration quotidienne peut être composée de 200 grammes de viande crue arrosée du jus extrait de 150 grammes de viande.

Quand on exécute des expériences de laboratoire, on fait passer brusquement les animaux de l'état de santé à l'état de maladie. Quand on observe les malades humains, on les voit passer très lentement de la santé à la maladie, ou, plutôt, on n'est appelé à les soigner qu'après une longue période latente et préparatoire qui n'était déjà plus la bonne santé. Aussi des êtres déjà ainsi déprimés sont incapables d'absorber de grandes masses alimentaires qui n'effraient pas les estomacs des chiens bien portants.

Le jus de viande est certainement moins nourrissant que la viande totale, puisqu'il ne contient pas la substance alimentaire la plus importante du muscle, la myosine, corps albuminoïde qui est insoluble dans l'eau pure et n'est soluble que dans les solutions acides et salées telles que l'est le liquide sécrété par l'estomac, le suc gastrique. Il faut donc le donner, non pas tant comme une substance alimentaire que comme une solution destinée à activer l'assimilation des autres substances nutritives introduites dans le tube digestif.

Il faut bien recommander aux tuberculeux de prendre du jus de viande *crue*. M. Richet a démontré que le jus de viande cuite n'a aucun des effets antitoxiques produits par le jus de viande crue. La chaleur détruit la substance douée de ces propriétés antitoxiques à l'égard des substances nocives émanant des bacilles tuberculeux.

Tout ce que nous disons du jus de viande, nous devons le répéter du bouillon, qui contient les mêmes éléments, excepté les albumines, solubles dans l'eau froide, insolubles dans l'eau chaude, qui se coagulent et viennent former l'écume à la surface du pot-au-feu. Le bouillon est donc un très médiocre aliment, puisqu'il ne contient que 15 à 20 grammes de substances solides par litre. Aussi est-il absurde de le préférer au lait pour l'alimentation des enfants ou des adultes affaiblis. Le lait de vache est dix fois plus nourrissant que le bouillon ; il contient 120 à 150 grammes de substances solides par litre ; les laits de femme, de jument et d'ânesse contiennent 90 à 110 grammes de substances solides par litre. On croit aussi que le bouillon devient bien plus nourrissant quand à la viande de bœuf on ajoute environ 120 grammes de légumes par litre d'eau du pot-au-feu. C'est une profonde erreur. L'extrait sec d'un tel bouillon ne s'accroît que d'un gramme par litre. Quand on veut alimenter un enfant ou un homme, il ne faut pas compter sur le bouillon, dont la valeur alimentaire n'est guère plus grande que celle de l'eau pure aromatisée. Mais le bouillon est un liquide utile et bienfaisant, parce qu'il aide l'assimilation des viandes, des graisses, des légumes, des œufs qui l'accompagnent. Aussi est-il juste de l'ordonner aux convalescents, aux gens affaiblis. Il ne faut pas le prendre en grande quantité comme on prend un aliment, du lait, par exemple, mais en petite quantité, comme on prend un médicament, un adjuvant de la nutrition. Aussi, j'espère qu'un apôtre de la tempérance mettra à la mode, dans les cafés, le verre ou la tasse de bouillon pris à l'heure de l'apéritif, à la place de ces terribles boissons alcooliques agrémentées d'essences toxiques.

On voit combien ces discussions physiologico-chimiques sont indispensables, lorsqu'on veut nourrir utilement les phtisiques. Nous constatons que la viande peut nous servir à atteindre deux buts absolument différents : nourrir les malades intensivement; rendre complètement utilisable une nourriture difficilement assimilable. Le premier but est atteint par la totalité de la viande destinée à remplacer le carbone, l'azote et l'hydrogène dépensés par les fonctions vitales. Le second résultat est obtenu par l'absorption des éléments organiques et minéraux de la viande, solubles dans l'eau froide ou chaude. Il ne devra être obtenu que par le jus de viande ou le bouillon préparés à la maison. Les tuberculeux devront se méfier des extraits fabriqués.

M. le professeur Armand Gautier a démontré que les peptones ne sont aussi que des adjuvants de l'alimentation ordinaire. Il a vu que, chez les animaux affaiblis, convalescents ou malades, il était utile de remplacer une partie des aliments ordinaires par des peptones. Il sera donc bon de remplacer de temps en temps un dixième de la ration carnée des tuberculeux par une égale quantité de peptones. Comme les peptones sont des matières albuminoïdes de la viande digérées artificiellement, on aurait pu croire qu'elles auraient pu être ingérées en grande quantité dans l'organisme, et qu'elles étaient capables de remplacer intégralement, et avec avantage, la ration de viande, de blanc d'œuf, d'albumine végétale. Cette prévision n'a pas été justifiée par l'observation clinique. Les peptones les plus pures ne peuvent être que des adjuvants de l'alimentation. Dans la nutrition normale, elles se forment lentement au milieu des sucs de l'estomac et de l'intestin; elles sont absorbées graduellement et n'encombrent pas l'organisme en quelques instants. Lorsqu'on fait, au contraire, ingérer des peptones artificiellement élaborées, elles saturent très vite le liquide des vaisseaux absorbants du tube digestif, et elles subissent le sort de tous les aliments intempestivement donnés;

d'antitoxiques, elles se transforment en toxiques. Lorsque, au contraire, elles sont absorbées en petite quantité avec les autres aliments, elles gardent leur valeur d'aliments nutritifs et antitoxiques bienfaisants, parce qu'elles viennent soulager les forces d'un estomac affaibli, paresseux, et augmentent, sans fatigue, la résistance de l'organisme. L'alimentation carnée des tuberculeux doit donc être dosée comme on dose des médicaments. Et cette notion de l'action antitoxique des substances appropriées à la nutrition des malades atteints d'affections parasitaires chroniques montrera aux médecins que la gamme des aliments propres aux tuberculeux doit être exécutée avec un doigté délicat.

Les *poudres de viande* desséchées sont de bons aliments quand on a soin de les mélanger dans 95 parties d'eau. Il faut bien se garder de les mélanger avec des poudres de légumes farineux, comme on l'a fait quelquefois en France et en Allemagne. Les poudres farineuses, les farines doivent être absorbées en bouillies, dans de l'eau chaude, tandis que les poudres de viande doivent être absorbées dans des liquides froids ou tièdes. Récemment M. Voit a cru voir que les poudres de viande étaient moins utilisées que les viandes fraîches. Si M. Voit avait eu soin de mélanger sa poudre de viande sèche avec une quantité suffisante d'eau, il aurait vu que l'intestin ne rejette nullement les poudres de viande en nature. Il en eût été de même pour M. Rausnitz qui a cru observer que les poudres de viande opposent plus de résistance aux sucs digestifs que les viandes fraîches. Tout dépend de l'état plus ou moins dilué de l'aliment. Quand on évite l'absorption de la poudre de viande à l'état compact, on voit que l'utilisation de son azote et de ses sels est identique à l'utilisation des éléments nutritifs de la viande fraîche.

Les recherches chimiques et expérimentales de M. Gautier ont démontré que tous les succédanés de la poudre de viande, décorés de noms pompeux, ne valent ni la bonne poudre de viande, ni la bonne peptone. Ces conclusions sont aussi celles des auteurs allemands : ainsi, M. Ellisen a démontré que dans la bonne poudre de viande 94 p. 100 de l'azote était assimilable, tandis que dans les spécialités 40 p. 100 seulement de cet azote pouvait être utilisé. Lorsqu'on les donne à des doses dépassant 20 grammes par jour, on provoque la diarrhée, ou bien on diminue considérablement l'appétit. Les tuberculeux doivent donc se méfier de ces mélanges indigestes et inutiles. Ils ont des ressources très suffisantes dans la viande, le jus de viande, la poudre de viande, les peptones pour constituer leur ration carnée.

Les viandes de *conserve* ont une valeur nutritive inférieure à celle des viandes fraîches bouillies. Pour la viande fraîche, 29 p. 100 des matières albuminoïdes sont utilisés, tandis que 27 p. 100 seulement sont utilisés par la viande de conserve américaine ; même différence pour les matières grasses : 12 p. 100 dans la viande fraîche, 11 p. 100 dans la viande de conserve (*Revue d'hygiène*, juillet 1903).

Les tuberculeux pourront absorber les sardines et le thon qui sont généralement irréprochables. Toutes les autres conserves, quel que soit leur pays d'origine, sont indigestes pour les estomacs délicats ; elles sont, en outre, assez souvent imparfaitement conservées, ou additionnées de produits conservateurs, qui provoquent fréquemment des diarrhées profuses chez les tuberculeux dont l'intestin est délicat. Au contraire, les viandes et les poissons fumés, surtout s'ils ont été fumés à la maison, peuvent entrer en faible proportion dans l'alimentation des tuberculeux ; ils contiennent un peu de créosote qui, introduite à faibles doses dans les voies digestives, facilite la digestion et active l'assimilation. La ration carnée ne sera donc pas monotone; sa note dominante sera la viande maigre du bœuf ou du mouton, mais il sera facile de lui apporter d'utiles et d'agréables variations. Et cette variété est nécessaire parce que la ration carnée doit, chez les tuberculeux jeunes, constituer la moitié de la ration alimentaire totale, et elle doit être immuablement absorbée pendant plusieurs années. Un pareil instrument de guérison doit être manié avec habileté. Mieux vaut douceur que violence.

Il ne faut pas oublier que la ration carnée du tuberculeux jeune, soigné dès le début apparent de sa maladie, doit être essentiellement formée de la viande de bœuf ou de mouton. Les autres viandes ne devront entrer dans cette ration que pour y introduire quelque variété; elles devront toujours y être en beaucoup moins grande proportion que la bonne et saine viande rouge, qui est beaucoup mieux digérée et assimilée par les êtres jeunes que les autres viandes. C'est une grosse erreur de croire que le blanc de poulet est plus facilement digéré que le maigre de bifteck ou de côtelette par les jeunes gens, par les jeunes phtisiques ayant moins de trente-cinq ans. Ce que nous disons du poulet s'adresse à toutes les volailles, au veau, au porc, au poisson, au gibier, dont la chair devra être toujours extrêmement fraîche. L'ensemble de ces succédanés ne devra entrer que pour la septième partie dans la ration hebdomadaire de viande. Ils devront se contenter du rôle de suppléants.

Surtout il faut bien se garder d'instituer le régime alimentaire d'un tuberculeux suivant le nombre de calories nécessaires à sa vie. Ainsi un homme sain a besoin d'une alimentation fournissant 3000 calories. On pourrait lui fournir ces 3000 calories en lui donnant 4 litres de lait. Or, aucun tuberculeux ne pourrait se guérir en absorbant seulement 4 litres de lait par jour. Il peut prendre 1 litre et demi de liquide lacté, et remplacer les 2 autres litres et demi par du pain, des pommes de terre, des œufs, de la viande. Les indications urologiques nous permettront seules de doser exactement les quantités de ces divers aliments nécessaires et suffisants pour les divers tuberculeux.

D'une façon générale, on peut dire qu'au point de vue nutritif trois œufs valent 100 grammes de viande rouge, que 100 grammes de pain équivalent approximativement à un œuf ou à 30 grammes de viande, à 200 grammes de pommes de terre et 280 grammes de lait. Mais très souvent un tuberculeux assimilera bien plus facilement trois œufs que 100 grammes de viande ou 300 grammes de pain. Il assimilera quelquefois bien mieux 250 grammes de lait que 200 grammes de pommes de terre. Après chaque essai d'alimentation, il importe de voir s'il élimine moins d'azote et moins de phosphore qu'il n'en a ingéré ; dans ce cas, le régime est bon. L'urologie peut seule nous renseigner à cet égard.

L'alimentation des tuberculeux doit être abondante, et, comme elle doit conserver cette abondance pendant plusieurs années, il importe de la rendre agréable et facilement assimilable. Il est nécessaire de varier les aliments absorbés ; toute alimentation exclusive est rapidement néfaste, parce qu'elle ne répond ni aux différents besoins des organes et des tissus, ni aux diverses facultés réductrices des sucs sécrétés par les glandes salivaires, par l'estomac, le pancréas, le foie, l'intestin. Si l'alimentation est composée exclusivement de viande ou de jus de viande, le suc gastrique sera seul employé à la digestion, pendant que la salive, le suc pancréatique, la bile, le suc intestinal inutilisés viendront irriter le gros intestin, et provoquer tantôt une diarrhée affaiblissante, tantôt une constipation congestionnante. Il est donc indispensable de fournir des féculents à la salive et au suc intestinal, des graisses au suc pancréatique et à la bile. Une alimentation carnée peut être utile pendant une ou deux semaines ; une alimentation mixte et complexe peut seule être tolérée pendant deux ou trois ans. En employant les différentes parties du tube digestif, elle n'en lasse aucune et permet à toutes de s'entr'aider mutuellement. L'union fait la force ; et le tuberculeux a grand besoin de ménager la sienne.

Les *œufs* sont, après la viande, l'aliment le plus important pour les tuberculeux. Le blanc de l'œuf contient 12 p. 100 d'une albumine aussi assimilable et aussi nourrissante que celle de la viande ; le jaune de l'œuf contient 30 p. 100 de graisses, d'après les analyses de M. Balland. En avalant une douzaine d'œufs par jour, un tuberculeux pourrait se nourrir et, en poussant jusqu'à vingt œufs, il absorberait l'équivalent d'un kilogramme de viande. Mais une alimentation exclusive par les œufs serait aussi fâcheuse qu'une alimentation exclusive par la viande ; elle introduirait trop de graisse dans l'estomac et congestionnerait le foie, tandis que l'alimentation exclusivement carnée congestionnerait les reins.

Après la viande et les œufs, il faut placer le lait parmi les aliments les plus favorables aux tuberculeux. Il contient environ 15 p. 100 de matières nutritives : des albumines, des graisses, du sucre et des sels. Si on voulait nourrir exclusivement un tuberculeux avec du lait, il faudrait lui en faire absorber 7 ou 8 litres par jour ;

en deux ou trois semaines, son estomac serait devenu large comme un tonneau et son intestin plus long que celui de Louis XIV. Dans certains sanatoriums allemands, on ajoute 2 ou 3 litres de lait au régime ordinaire de quelques tuberculeux. Sous cette influence, le poids du corps augmente pendant quelques jours, puis il reste stationnaire, puis il perd tout ce qu'il a gagné. Ces résultats démontrent qu'une telle pratique est défectueuse. Chez un tuberculeux qui s'alimente bien, il peut être utile d'ajouter à la ration ordinaire 1 litre de lait, mais un seul litre pris entre les repas, pendant la journée et pendant la nuit. Quand le malade peut boire du lait, du thé ou du café au lait en mangeant, on peut pousser la ration jusqu'à 1 litre et demi; mais il importe de ne jamais la dépasser. Si l'on prend ces précautions, on peut accroître le poids du malade d'une façon durable. Le régime alimentaire constitué par la viande, les œufs, le lait et les purées de légumes farineux, est très suffisant pour nourrir un tuberculeux. Il lui apporte, sous des formes variées et très aisément assimilables, l'albumine, la graisse, l'amidon, les sels nécessaires à l'entretien et même à la reconstitution de son organisme; mais, souvent, le tuberculeux ne supporte pas le lait : ou bien il se contente de ne pas le digérer et il l'expulse presque aussitôt après l'avoir pris; cet aliment devient un purgatif; ou bien, au lieu d'éprouver dans le tube digestif les modifications normales qui lui permettent de se transformer en substances assimilables, il subit des fermentations anormales et produit des poisons qui provoquent une véritable intoxication, analogue à celle qui est causée par l'absorption des viandes ou des conserves avariées.

Dans de telles circonstances, qui ne sont pas rares chez les tuberculeux, il faut remplacer le lait ordinaire par un lait fermenté : le lait de vache fermenté s'appelle le *kéfir*; le lait fermenté de jument s'appelle le *koumys*. Ces deux produits sont d'origine russe; le kéfir est originaire du Caucase, le koumys est fabriqué dans les steppes de la province de Samara, avec le lait de juments qui paissent en liberté. On a voulu faire du koumys avec du lait de juments et d'ânesses vivant dans les étables de Courbevoie ou des Batignolles; ces essais n'ont donné aucun bon résultat. Le vrai koumys doit être fait avec du lait de juments vivant en liberté et nourries avec des herbes vivaces et variées telles que celles qui croissent dans les plaines du Don. La cure de koumys se fait depuis longtemps au milieu de ces steppes; mais il est maintenant très facile de faire à Paris et partout ailleurs cette cure de koumys. A l'aide des procédés imaginés par Tyndall et Pasteur pour stériliser les liquides organiques, les médecins de Samara ont pu établir d'une façon industrielle la fabrication du koumys stérilisé qui peut se conserver avec toutes ses propriétés pendant un an. Depuis plusieurs années, j'ai expérimenté ce produit samarien qui m'a permis d'obtenir de très heureux résultats chez tous les tuberculeux qui avaient besoin d'un régime lacté mixte et qui ne digéraient pas le lait.

La composition du koumys est, en effet, fort différente de celle du lait de jument. Ce lait, comme tous les laits, contient environ 6 p. 100 de sucre. Or, dans le koumys, ce sucre est presque complètement transformé en alcool et en acide lactique. Or, le sucre n'est pas un bon aliment pour les tuberculeux, il est souvent mal digéré par eux; en outre, il est très apprécié par les bacilles de la tuberculose qui pullulent dans les milieux sucrés. Il y a donc tout avantage à remplacer le lait ordinaire par un lait fermenté contenant 3 p. 100 d'alcool et 1 p. 100 d'acide lactique. Grâce à ces transformations, on possède un liquide qui facilite la digestion et l'assimilation. Je connais plusieurs tuberculeux qui ont été complètement régénérés par le koumys, après avoir subi inutilement une cure prolongée de viande crue. Sous l'influence de cette viande crue, l'abondance des matières expulsées par l'intestin avait augmenté et le poids du corps avait continué à diminuer. Dès que l'usage du koumys fut commencé, l'amaigrissement cessa et peu à peu une partie du poids perdu fut regagnée. Voici du reste une observation qui pourra intéresser les médecins et les malades.

Un tuberculeux, jouissant d'un bon appétit et d'une santé générale assez satisfaisante, à la suite d'excès de travail vit sa tuberculose, apaisée depuis vingt ans, reprendre sa marche envahissante au printemps de 1896. Il dépérit rapidement et, de 76 kilogrammes, tomba à 68 en six mois. Le 15 octobre, il commença à absorber chaque matin une bouteille de koumys stérilisé, tout en prenant une alimentation légère et substantielle à midi et à 7 heures. A la fin de mai 1897, il pesait 82 kilogrammes. Il avait donc gagné 14 kilogrammes en sept mois et demi, tout simplement en remplaçant le petit déjeuner du matin par 750 grammes de koumys absorbés lentement de 8 heures à 9 h. 30 du matin, en trois fois, avec du pain. Chez ce malade, l'amélioration de l'état général et de l'état local avait suivi l'augmentation de poids.

Pendant l'année 1899, de nouveaux excès de travail causèrent une nouvelle dépression physique de notre sujet, qui perdit en un an 14 kilogrammes. Pour arrêter cet amaigrissement, on lui fit en décembre des injections sous-cutanées de cacodylate de soude. Mais, sous l'influence de cette médication, il perdit encore 5 kilogrammes. Il subit une forte congestion rénale avec douleurs intenses, vertiges, anurie, fièvre et état nauséeux. Le 25 décembre, une nouvelle cure de koumys fut commencée. Elle sembla d'abord être mal supportée et provoqua une diarrhée opiniâtre. Cependant le malade cessa de perdre 300 grammes par jour, comme auparavant. Le poids de 61 kilogrammes fut conservé pendant tout le mois de janvier. Le 5 février la diarrhée cessa et le poids augmenta de 400 grammes. Le malade prit alors deux bouteilles de koumys par jour, une le matin entre 8 heures et 9 h. 30 et l'autre entre 5 heures et 6 heures. Alors l'amélioration progressa rapidement. Il pesait 62 kilogrammes le 18 février, 63 kilogrammes le 2 mars, 65 kilogrammes le 18 mars, 66 kilogrammes le 30 mars, 67 kilogrammes le 9 avril, 68 kilogrammes le 5 mai, 69 kilogrammes le 10 juin. Il pèse maintenant 75 kilogrammes et sa santé est satisfaisante.

Le koumys est mal supporté pendant les temps chauds; mais, même pendant l'été, quand le temps se rafraîchit, il faut en profiter pour reprendre cinq ou six bouteilles de koumys, qui donnent un coup de fouet aux organes digestifs affaiblis par la chaleur. En toute saison, le koumys doit être pris au repos; il doit être avalé par gorgées pendant que l'on est assis ou étendu à l'abri du soleil dans une chambre ou un jardin. On évite ainsi les transpirations que provoque l'ingestion du koumys quand on l'absorbe en marchant au soleil autour de sa maison. Il sera bon de cesser l'usage de ce breuvage dès que la température des appartements aérés sera supérieure à 20°. En prenant toutes ces précautions, et en n'oubliant pas qu'au début, chez les malades affaiblis, le koumys peut provoquer la diarrhée sans aucun inconvénient réel, on saura user utilement d'un des adjuvants les plus énergiques du traitement hygiénique des tuberculeux.

En Turquie, on prépare le lait fermenté d'une façon spéciale : on le chauffe à 80°, assez longtemps pour réduire son volume à un tiers. On le laisse refroidir lentement et on y ajoute un ferment spécialement cultivé pour cet usage ; il se forme un caillé : c'est le *yoghourt*, très apprécié des Orientaux. J'ai observé plusieurs tuberculeux orientaux qui absorbaient ce caillé, auquel ils ajoutaient un peu d'échalote pour l'aromatiser. Ils supportaient fort bien cet aliment, qui ressemble au fromage à la pie de nos campagnes. C'est un aliment un peu compact pour les estomacs délicats ; il en est de même du beurre et des fromages qui doivent être étalés en une très faible couche sur du pain. Jamais le yoghourt ou yahourt ne remplacera le kéfir ou le koumys chez les tuberculeux dyspeptiques.

Le lait de vaches contient des bacilles tuberculeux quand les vaches ont une mamelle tuberculeuse ; mais seulement 2 p. 100 des vaches tuberculeuses ont une mamelle infectée. M. Gaffky a montré, en 1892, que le lait de vache pouvait être aussi infecté quand l'animal, atteint de tuberculose intestinale, souille ses trayons avec ses matières fécales, dans la station debout ou couchée. Or un grand nombre de vaches tuberculeuses ont de la diarrhée. Le lait des vaches tuberculeuses ne contient pas toujours des bacilles, mais on n'est jamais certain qu'il n'en contient pas. Or, il est inutile de faire avaler des bacilles virulents à un malade qui cherche à tuer ceux qu'il possède déjà.

Lorsqu'on n'est pas très sûr de la santé de l'animal producteur du lait, il faut faire bouillir cet aliment. M. Behring prétend que le *lait bouilli* a perdu ses propriétés d'assimilation et de nutrition. Cette assertion récente du bactériologue allemand est combattue dans un grand nombre d'études publiées par ses compatriotes, Raudnitz, Bendix, Lange, etc., qui ont montré que les laits de vache, bouillis ou stérilisés à 115°, sont aussi nutritifs que les laits crus. D'après ces auteurs, avec tous ces laits l'inutilisation de l'azote est identique. Chez les nourrissons, on en trouve 4,5 p. 100 dans les matières fécales, 6 p. 100 chez les enfants au-dessus de quatre ans et 9,4 p. 100 chez les adultes. M. Podwyssotsky a démontré que l'ébullition favorisait la digestibilité du lait, puisque dans le lait bouilli pendant dix minutes le quart de la caséine a été transformé en albuminose, substance beaucoup plus assimilable que la caséine. MM. Gilbert et Chassevant ont observé que le lait cru reste dans l'estomac plus longtemps que le lait bouilli. Le lait cru a quitté l'estomac en sept heures et demie, tandis que le lait bouilli l'a quitté en sept heures.

Le régime lacté exclusif doit être interdit aux tuberculeux. Mais dans son alimentation mixte un tuberculeux peut faire entrer avec avantage un litre de lait. Le lait de vache ayant une composition chimique moyenne est un bon aliment ; le lait de brebis est trop gras : il contient 7 parties de graisse pour 80 parties d'eau, tandis que le lait de vache ne contient que 4 parties de graisse pour 87 parties d'eau. Le lait de brebis est bon pour faire des fromages, mais est trop épais pour être consommé couramment. Le *lait d'ânesse* est un très bon aliment pour les estomacs faibles qui ne peuvent prendre qu'une alimentation légère, par exemple pour les tuberculeux qui ont les reins malades ; il ne contient que 2 parties de graisse et 2 parties de matières albuminoïdes pour 90 parties d'eau. L'usage prolongé du lait d'ânesse chez les tuberculeux qui ont les reins sains les fait rapidement maigrir ; il ne contient pas assez de substances nutritives pour remonter un organisme délabré. Le lait de chèvre est aussi bon pour les tuberculeux que le lait de vache; il a à peu près la même composition chimique que le lait moyen de vache; il n'est ni trop gras, ni trop sucré; en outre les chèvres sont beaucoup plus rarement spontanément tuberculeuses que les vaches, parce qu'elles vivent au grand air.

La meilleure manière d'absorber des matières grasses, c'est de les emprunter aux œufs, au lait ou au koumys. Mais, comme les graisses sont excellentes pour réparer l'organisme des phtisiques, il peut être utile d'en augmenter considérablement la dose, lorsqu'elles sont bien tolérées par le tube digestif. Toutefois, il faut savoir qu'après la trentième année cette tolérance pour les fortes quantités de matières grasses n'existe plus. Parmi les graisses, il importe de faire un choix : il faut tout d'abord rejeter de l'alimentation grasse intensive le beurre et le gras de lard, qui, généralement, deviennent indigestes très rapidement chez les êtres délicats. Les huiles, au contraire, peuvent être absorbées pendant fort longtemps par les enfants et les jeunes gens. Parmi ces huiles, il en est une qui est bien supérieure à toutes les autres : c'est l'*huile de foie de morue*. Elle est très facilement digestible, parce qu'elle contient des sels organiques provenant de la bile qui activent singulièrement l'assimilation des matières grasses. Mes expériences sur les animaux et mes observations médicales ont démontré que l'huile de foie de morue ordonnée aux tuberculeux ne doit pas être une huile noire ou brune, parce qu'alors ses éléments biliaires sont altérés par des fermentations : elle doit être de teinte blonde ou fauve, et toujours claire, c'est-à-dire qu'elle doit avoir été extraite de foies frais de morue. Il faut bien se garder de boire de l'huile de foie de morue blanche : c'est une huile épurée et privée des éléments biliaires indispensables à sa digestibilité.

Pour que l'huile de foie de morue fraîche soit véritablement utile aux malades, il faut qu'ils absorbent chaque jour, dans l'enfance, une ou deux cuillerées à soupe de ce liquide bienfaisant, et, dans l'état adulte, quatre à cinq. Si on ne peut pas atteindre ces doses après quinze ou vingt jours d'essais, il faut renoncer à ce mode d'alimentation et se rejeter sur les œufs, le lait ou le koumys. Mais si l'on peut atteindre les fortes doses d'huile de foie de morue, on voit survenir de véritables résurrections chez des malades terrassés dès le début de l'invasion tuberculeuse, lorsqu'ils peuvent continuer la cure grasse intensive pendant environ un an, avec des arrêts d'une semaine par mois, arrêts nécessaires pour permettre aux tissus et aux organes de se dégraisser, d'éliminer leur surcharge de matières grasses. Récemment, M. René Laufer a constaté, comme je l'avais déjà fait il y a une vingtaine d'années, que la quantité maxima de graisse réellement utile aux tuberculeux doit rarement dépasser 100 grammes. Si on force la dose, une partie des graisses disparaît dans les matières fécales.

On a conseillé les injections sous-cutanées d'huiles stérilisées. Cette pratique est dangereuse ; car j'ai vu la graisse ainsi introduite dans l'organisme des animaux se fixer définitivement et en très grande abondance autour de la rate, du pancréas et du foie des animaux, arrêter complètement le fonctionnement de ces organes et provoquer une déchéance organique rapide. Les animaux supportent très bien l'huile de foie de morue introduite dans leur tube digestif à l'aide d'un petit biberon de verre. Je n'ai pas la prétention d'avoir empêché la tuberculose de se développer chez les cobayes et les lapins nourris préalablement avec de l'huile de foie de morue, mais j'ai pu prolonger considérablement leur vie, et une vie qui présentait toutes les apparences de la bonne santé. Chez les cobayes et les lapins ayant reçu l'inoculation de cultures tuberculeuses, ces durées ont atteint de trente à cent cinquante jours, ce qui, dans l'espèce humaine, correspond approximativement à des périodes variant de cinq à vingt ans. On voit que l'huile de foie de morue permet à un nombre considérable d'êtres de lutter avec avantage contre l'envahissement rapide de la tuberculose. Et cependant l'huile de foie de morue n'est pas parasiticide, elle n'a pas la prétention de tuer le bacille de la tuberculose, mais elle peut être, comme la viande crue, un agent antitoxique, neutralisant les poisons néfastes produits par la végétation tuberculeuse. Ainsi, il nous est démontré, une fois de plus, que dans la lutte contre la tuberculose les agents de défense de l'organisme sont plus importants que les agents d'attaque.

On a prétendu que l'*alcool* était favorable à la cure de la tuberculose. C'est une erreur. Pour être convaincu que l'usage habituel d'une dose élevée d'alcool est défavorable aux tuberculeux, il suffit de voir comment les colosses alcooliques sont terrassés par la phtisie pulmonaire. J'ai constaté les tuberculoses les plus graves d'emblée chez des hercules de foire, des portefaix, des forts de la halle, des camionneurs, tous alcooliques renforcés. On ne peut pas prétendre que ces individus sont prédisposés à une tuberculose incurable parce qu'ils vivent au milieu des intempéries ; car les cochers et les voituriers de campagne sont, pendant toute l'année, exposés au vent, à la pluie, au soleil, quelquefois aux longues stations nocturnes, pendant qu'il gèle, qu'il grêle, ou qu'il neige ; et cependant un très petit nombre de cochers deviennent tuberculeux, parce qu'ils sont beaucoup moins alcooliques que les individus porteurs de gros fardeaux ou exécutant de violents exercices. On répète partout que l'alcool donne de la force. L'alcool ne donne que de la faiblesse. Cette substance use le système nerveux, source de toute force humaine. On a dit que l'alcool est un médicament d'épargne, qu'il conserve l'énergie latente. L'alcool ne conserve que les pièces anatomiques; il conserve la mort, il détruit la vie.

Il faut interdire aux tuberculeux adultes de boire, en vingt-quatre heures, plus de 45 grammes d'alcool par jour. Cette quantité est approximativement renfermée dans deux bouteilles de koumys, dans deux bouteilles de bière légère, dans un demi-litre de vin à 9 degrés alcooliques, dans 100 grammes d'eau-de-vie à 45°. Si on dépasse ces doses, on voit survenir rapidement, chez les tuberculeux, des troubles dyspeptiques : le sommeil est agité, et les fonctions rénales sont entravées, parce que le premier organe atteint par l'alcool, c'est le rein; il est envahi par du tissu fibreux cicatriciel. On a prétendu que l'alcool guérissait la tuberculose pulmonaire, parce qu'il permettait au tissu fibreux cicatriciel de se former dans le poumon, et, par conséquent, aux plaies tuberculeuses de se cicatriser. L'alcool, absorbé à haute dose, n'est capable que de faire du mal; il ne sert jamais à faire du bien. Il détermine de mauvaises cicatrices dans les organes sains; mais il lui est impossible de faire naître de bonnes cicatrices dans des organes malades.

En diminuant la ration alcoolique des tuberculeux, on peut souvent leur rendre de grands services. J'ai soigné un jeune garçon habitant le nord de l'Europe et qui buvait journellement 2 litres de bière contenant 5 p. 100 d'alcool, une bouteille de vin blanc et deux petits verres de cognac ou d'anisette. Ce garçon avait à ce moment des crachats pleins de bacilles tuberculeux; en outre, ses urines contenaient une quantité infime de chlorures et une dose énorme d'acide urique, c'est-à-dire présentaient les signes chimiques du début de l'altération cellulaire des reins. Après avoir suivi pendant un mois un régime n'admettant, parmi les boissons, qu'un litre de bière et un litre de lait, ce jeune homme vit son poids augmenter de 2 kilogrammes et ses urines devenir normales; les bacilles disparaissaient de ses crachats. Si les médecins veulent bien fixer leur attention sur de pareils cas, ils obtiendront des résultats concluants.

Je voyais dernièrement un jeune homme d'une trentaine d'années, très vigoureux autrefois, nullement surmené par sa profession, appartenant à une famille sobre et résistante, grand chasseur, grand marcheur, aimant la vie au grand air. Il était atteint de tuberculose fébrile depuis six mois. Je lui demandai s'il était buveur : « Non, me dit-il, je bois une bouteille de bordeaux par jour. — Buvez-vous des apéritifs? — Oui, trois ou quatre par jour. — Prenez-vous des liqueurs? — Oui, un ou deux petits verres après chaque repas, et cinq ou six bocks dans l'après-midi. Et puis, quand je dîne au restaurant avec des amis, je bois une bouteille de champagne. » Et il dut reconnaître qu'il buvait une quantité d'alcool quatre fois supérieure à la quantité permise. Comme ce jeune homme était intelligent et loyal, il se souvint qu'un de ses amis, buveur d'absinthe, mourut en trois mois d'une tuberculose aiguë. Mon malade a vu sa température baisser d'un degré, de 38°,6 à 37°,6, et son poids augmenter de 2 kilogrammes en un mois, dès que l'eau a été sa boisson exclusive. Il était *alcoolique sans le savoir*, par entraînement. Mais, comme il était très énergique, il a abandonné immédiatement sa fâcheuse habitude.

Tous les médecins et tous les statisticiens admettent que la progression de la tuberculose marche parallèlement à celle de l'alcoolisme. L'abus des boissons alcooliques répand autour de lui la paresse, la misère, puis la faiblesse et la maladie ; il transforme le corps humain en un excellent champ de culture pour le bacille de la tuberculose, que nous rencontrons à chaque pas, mais contre lequel l'organisme sain et non imbibé d'alcool sait lutter avec succès. Les alcooliques se tuent et font de leurs enfants de la graine d'hôpital, des piliers d'asile, qui sont une charge pour la société et la récompensent le plus souvent de sa coûteuse sollicitude en devenant des vauriens ou des chenapans.

L'extrême fréquence de la tuberculose chez les alcooliques a été démontrée par M. Lancereaux. Sur 2192 buveurs, il a constaté 1 229 tuberculeux : plus de la moitié. L'alcoolisme tue malgré la vie passée au grand air : sur 899 hommes alcooliques et tuberculeux, M. Lancereaux a noté 107 hommes de peine et terrassiers, 74 charretiers, camionneurs et cochers, 45 peintres en bâtiment, 41 maçons et 15 gardiens de la paix. Or, tous ces ouvriers travaillent en plein air. La tuberculose se développe chez tous les alcooliques, qu'ils boivent du vin, de l'alcool ou des liqueurs. Si la vie dans l'air confiné s'ajoute aux habitudes alcooliques, la tuberculose fait des ravages formidables. M. le Dr Bocquet a constaté que les ouvriers des caves de Reims fournissaient 30 décès tuberculeux sur 100 décès généraux. Tous ces faits nous démontrent que la diminution de l'alcoolisme supprimerait plus de la moitié des décès tuberculeux. Il faut combattre les progrès incessants de ce fléau en France. Il faudrait aussi encourager l'entrée en France des substances alimentaires nécessaires à la vie des travailleurs. A Paris, le mouton coûte 3 francs le kilogramme, le bœuf et le porc 2 fr. 60, le beurre 4 francs, tandis qu'à Londres le mouton coûte 2 francs, le bœuf 1 fr. 80, le porc 1 fr. 60 et le beurre 2 fr. 40. Si nos ouvriers pouvaient mieux manger, ils boiraient moins. Il faut se hâter de combattre l'alcoolisme : si l'État en vit, la France en meurt.

Il faut non seulement interdire l'abus des liquides alcooliques aux tuberculeux, mais il importe de leur défendre l'abus des aliments lourds, encombrants, peu nourrissants. Ainsi nous avons vu que le sucre était mauvais pour les tuberculeux ; il sera donc utile de ne jamais placer sur la table de tels malades les *sucreries*, confiseries, sirops, compotes, confitures, fruits confits et, en général, tout ce qui sort de la boutique du confiseur. Le même interdit sera jeté sur la boutique du pâtissier ; le bon pain est plus utile aux tuberculeux que les meilleurs *gâteaux*. Les *fritures* et les *sauces* ne seront permises que pour varier de temps en temps l'alimentation. En outre, pendant les grandes chaleurs, il faudra diminuer la ration de pain et de légumes, pour concentrer toutes les ressources alimentaires sur la viande, les œufs et le lait. Le nombre des repas ne devra jamais dépasser quatre par jour entre 8 heures du matin et 8 heures du soir, et le repas du soir sera léger, parce que le tuberculeux doit se coucher de bonne heure.

Aucune de ces précautions n'est inutile, car il importe de ménager les forces digestives des tuberculeux valides et de ne pas irriter leur foie ou leurs reins, en exagérant la suralimentation et l'élimination des déchets provenant de la désassimilation. Il faut consolider le présent, mais il faut aussi ménager l'avenir. Aussi, est-il nécessaire de ne pas astreindre les tuberculeux à un régime intensif, carné, gras, sucré ou alcoolique. Il faut utiliser toutes les parties du tube digestif par une alimentation mixte, et n'en fatiguer aucune par un régime exclusif.

Les tuberculeux goutteux ou rhumatisants devront réparer leur organisme délabré par une alimentation absolument spéciale : très peu de viande rouge, pas de poudre de viande, tandis que le tuberculeux ordinaire doit s'en gaver ; ils devront donc se rabattre sur les œufs et la viande blanche ; pas de vin, pas de bière, pas de liqueurs : ils se contenteront donc de lait et d'eaux minérales légèrement alcalines. Ils doivent adopter un régime qui les soutient sans les guérir. Ils pourraient bien digérer tous les aliments qui leur sont défendus, mais ils ne sauraient éliminer les déchets de la digestion par leurs émonctoires urinaires. En effet, chez eux : « rein ne va plus ». Et ce que nous disons des phtisiques goutteux et rhumatisants doit être répété pour tous les vieillards qui deviennent phtisiques.

De temps en temps, le repos de l'estomac est tout aussi nécessaire que le repos des membres et du cerveau. Le tuberculeux doit bien manger, sans être obligé de manger beaucoup. Aucun principe immuable ne doit présider à l'alimentation des tuberculeux. Aux très jeunes tuberculeux, on pourra donner de très grandes quantités de viande crue ou de jus de viande. Pour d'autres, un excès deviendrait un véritable poison. Les tuberculeux qui ont de l'entérite muco-membraneuse supportent mal la viande pendant longtemps. Si, au cours d'une cure carnée, on les voit maigrir et perdre l'appétit, ou être atteint de diarrhées, il faut leur supprimer complètement la viande et la remplacer pendant une semaine par des œufs et du lait ; ils reprennent vite leur poids et leur appétit. Chez un grand nombre de tuberculeux rhumatisants ou goutteux, la diarrhée n'est pas due à une tuberculose intestinale, mais simplement à une alimentation défectueuse, en général trop carnée. Chez eux cette diarrhée est salutaire, indispensable, parce qu'elle leur permet d'éliminer des poisons qui les intoxiqueraient. Mais elle leur fait éliminer en même temps leurs poisons et leurs aliments et les affaiblit inutilement.

Il faut donc la supprimer par un régime approprié, sans médicaments, et surtout sans alcool ou liquides alcooliques.

Chez les jeunes gens de vingt à trente ans, chez les hommes tuberculeux surtout, on peut facilement doubler la quantité des aliments solides qui sont ingérés quotidiennement par un adulte ordinaire. Mais, chez un grand nombre de femmes et même chez quelques hommes maigres, délicats, demeurés infantiliques, quoiqu'ils aient depuis longtemps dépassé l'âge de la puberté, il est inutile et même dangereux de doubler la ration normale. Quoique leur appétit soit bon et leur permette d'avaler beaucoup de nourriture sans dégoût, ils ne prennent pas de poids, et de temps en temps ils ont des crises gastriques que l'on doit traiter par la diète absolue pendant deux ou trois jours, même s'ils n'ont pas la moindre fièvre. L'alimentation ordinaire est fort mal digérée par eux. Leur estomac est le siège de fermentations anormales, qui se manifestent par un développement de gaz odorant et par une haleine fétide. On peut, dans certains cas, les aider à digérer à l'aide d'une solution faible d'acide chlorhydrique, c'est-à-dire d'une sorte de suc gastrique artificiel.

On peut même, avec un certain succès, alterner chez eux l'usage des acides et l'usage des alcalins.

Mais on est rapidement obligé de cesser chez eux la suralimentation ordinaire, pour leur donner une alimentation spéciale, qui leur procure des aliments très nourrissants sous un petit volume. Chez eux la viande crue, la poudre de viande ou le jus de viande crue préparé d'après la méthode de Ch. Richet et Héricourt doivent faire les frais de l'alimentation avec les œufs, le lait et les purées. Les tuberculeux atteints de dyspepsie ou d'*entérite muco-membraneuse* devront avoir comme régime quotidien, à peu près fixe, les aliments suivants :

200 à 300 grammes de viande crue;

6 à 10 œufs;

1 à 2 litres de lait;

Et deux purées de farineux, en quatre repas.

On devra, de temps en temps, remplacer la viande crue par la poudre de viande ou le jus de viande crue.

Si le malade engraisse sensiblement après avoir suivi ce régime pendant six mois, il faut remplacer la viande crue ou ses succédanés par la viande ordinaire. Si cet essai est fait prématurément et détermine un embarras gastrique, il importe d'ordonner la demi-diète pendant quarante-huit heures. Surtout il faut bien se garder de purger les tuberculeux. On peut seulement leur donner de temps en temps une cuillerée à café de magnésie. Les purgatifs et principalement le calomel les empoisonnent; la diète, au contraire, leur est très souvent favorable; elle repose leur tube digestif et leurs reins. J'ai vu pendant l'hiver dernier un jeune tuberculeux fort suralimenté, et qui était atteint d'une oppression très pénible. La diète, puis une alimentation exclusivement composée d'œufs et de lait, supprimèrent radicalement son oppression qui était due à une véritable intoxication suralimentaire.

Il faut donner à chaque tuberculeux curable une alimentation très intensive, mais appropriée à chaque genre de malades. Chez les uns, la dominante sera la viande; chez les autres, elle sera les œufs; chez d'autres, elle sera le lait. Elle pourra même varier successivement chez chaque malade selon les réactions de son tube digestif et de ses reins. Ces diverses modalités de l'alimentation sont déterminées par l'étude de l'état local et de l'état général, mais surtout par l'étude de la composition chimique des urines, qui nous indique dans quelle voie nous devons nous diriger.

Quoi qu'on en ait dit, il faut toujours suralimenter les phtisiques capables d'être guéris. Les tuberculeux ont des besoins supérieurs à ceux des gens bien portants ; il faut subvenir à ces besoins. Il est nécessaire de réparer leurs pertes incessantes et abondantes. Ce sont des prodigues auxquels nous devons sans cesse apporter un nouveau capital organique.

Mais, quelque désir que l'on ait de guérir tous les tuberculeux, on sera obligé de se contenter de prolonger indéfiniment quelques-uns d'entre eux, parce qu'on ne peut les suralimenter sous aucune forme. Les *tuberculeux artérioscléreux* ne peuvent être suralimentés. Quand vous voyez sur un de ces malades une veine ou une artère de la face, et surtout l'artère temporale, former une sinuosité très nette du côté où existe la lésion pulmonaire permanente, vous pouvez être certain que vous ne le guérirez pas, parce que vous ne pourrez pas le suralimenter ; vous êtes en face d'un tuberculeux généralement âgé de quarante à cinquante ans, affligé d'artériosclérose, c'est-à-dire d'une lésion permanente des vaisseaux sanguins qui durcissent et perdent leur élasticité. Chez eux, les vaisseaux du foie, des reins et de tous les organes centraux deviennent impropres à une fonction active. De tels malades sont aussi incapables de beaucoup manger que de beaucoup marcher. La viande crue, la poudre de viande, le jus de viande crue leur sont généralement interdits. Ils doivent se contenter du lait, des œufs, des purées et de peu de viande cuite. Le koumys leur est très souvent favorable; le lait de jument fermenté est rapidement digéré par l'estomac. MM. Gilbert et Chassevant ont observé chez les chiens que le kéfir ou lait de vache fermenté est complètement digéré par l'estomac en quatre heures et demie, tandis que le lait de vache ordinaire séjourne dans l'estomac pendant sept heures et demie. Le lait de jument fermenté, ou koumys, étant encore plus facilement digestible que le kéfir, on voit quel avantage il peut procurer aux estomacs paresseux des artérioscléreux. Les *tuberculeux infantiliques* de vingt à trente ans éprouveront aussi de grands bienfaits de la cure de koumys; car, malgré leur jeunesse, ils sont déjà des candidats précoces à la vieillesse, et leurs organes sont aussi paresseux que ceux des hommes usés par l'âge.

On a prétendu que les tuberculeux héréditaires devaient être suralimentés, mais que les tuberculeux arthritiques ne devaient pas l'être. Cette distinction n'est pas exacte. On doit dire que c'est l'arthritisme qui guérit les jeunes tuberculeux et que c'est l'arthritisme qui tue les vieux tuberculeux. Les tuberculeux arthritiques au début de leur maladie supportent admirablement la suralimentation, quand ils ne sont ni artérioscléreux ni infantiliques. Mais ils ne supportent jamais les médicaments donnés à doses massives. Ils sont les tristes victimes des injections créosotiques ou arsenicales trop abondantes et trop prolongées. C'est chez les jeunes arthritiques qu'on obtient les plus belles cures de suralimentation, mais il faut avoir bien soin de les cesser au bout de six mois et de reprendre l'alimentation ordinaire pendant six mois, et ainsi de suite pendant plusieurs années. On devra, dans l'alimentation ordinaire, ajouter 1 litre de lait pour bien nettoyer le filtre rénal, le grand épurateur des déchets organiques.

Dans l'alimentation des tuberculeux, le médecin ne doit pas se laisser influencer par les répugnances ou les préférences personnelles. L'observation seule doit le guider. La constipation est souvent un signe de mauvaise digestion chez les malades. Quand on constate qu'un tuberculeux perd du poids, tout en étant constipé et sans avoir de fièvre, on peut être certain qu'il mange trop ou qu'il mange des aliments indigestes pour lui. Et si naturellement la diarrhée survient, son poids remonte. La diarrhée a été pour lui une soupape de sûreté qui l'a débarrassé de substances mal digérées et toxiques pour son organisme.

On voit qu'il est impossible de créer un type unique d'alimentation pour les divers tuberculeux. Les tuberculeux sont atteints d'une affection parasitaire ; mais ils sont en outre tributaires de tares que leurs ascendants leur ont apportées. Le rhumatisme des parents se transforme en l'artériosclérose des enfants. Toutes les modifications de l'organisme, tous les troubles de nutrition ne sont pas dus à des agents extérieurs ou à des parasites ; ils se surajoutent à l'action de ces derniers et en favorisent la pullulation en diminuant la résistance des cellules et des organes.

Les *changements atmosphériques* doivent avoir une influence importante sur la modification de l'alimentation. Les premiers froids ou les premières chaleurs, s'ils surviennent brusquement, causent souvent aux tuberculeux suralimentés des crises d'embarras gastrique, avec insomnie et amaigrissement. Dans ces cas, il faut immédiatement diminuer l'alimentation et donner un grand verre d'eau alcaline avant chacun des repas. Si ces modifications brusques de l'atmosphère ont déterminé un léger mouvement fébrile chez les tuberculeux, il conviendra de limiter l'alimentation à 1 litre et demi de lait et trois œufs par jour. Les fébricitants doivent toujours être fort peu alimentés. C'est le repos, même au lit, qui est leur grand remède, et l'alimentation intensive ne doit être abordée qu'après la chute de la température au-dessous de 37°,5. Au-dessus de ce degré, ils peuvent manger autant de viande qu'ils voudront, elle ne s'assimilera pas.

Quelle que soit la résistance organique des tuberculeux, quelles que soient leurs tares héréditaires ou acquises, ils devront toujours ménager les forces de leur tube digestif et ne jamais manger de substances *encombrantes* ou très difficilement digestibles. Ainsi on devra toujours leur interdire l'usage des crudités : radis, salades, tomates, fruits crus, parce que ces aliments, lourds à l'estomac, entravent la digestion des aliments cuits et légers antérieurement absorbés. Le raisin est la crudité la moins indigeste, mais il doit être pris en dehors des repas pour ne pas entraver la digestion des aliments fondamentaux ; le sucre qu'il contient en petite quantité peut être un élément utile à la rénovation des cellules. Il n'en est pas de même des oranges, cerises, groseilles, pommes et poires qui contiennent des sels organiques dont les acides sont mis en liberté au milieu des fermentations stomacales ; ces acides, oxalique, malique, tartrique, citrique, entravent l'action des deux acides normaux du suc gastrique : les acides lactique et chlorhydrique. Ces acides faibles nuisent à l'action digestive des acides forts normaux, et la digestion est ralentie.

Ces recommandations seront extrêmement importantes pour l'établissement du régime des tuberculeux ayant atteint ou dépassé la quarantaine. Chez eux les graisses seront presque complètement interdites sous forme d'huile, de beurre et de lard; elles devront être recherchées dans les œufs, le lait ou le koumys. Ces trois substances alimentaires sont indispensables aux tuberculeux âgés qui ne peuvent plus prendre de grandes quantités de viande, parce que leurs reins déjà usés sont insuffisants pour effectuer une épuration urinaire exagérée. De tels tuberculeux, capables de peu d'exercice, doivent avoir un régime fixé dans les limites suivantes :

Le matin : un demi-litre de lait mélangé avec du chocolat, du café ou du thé; ou une bouteille de koumys; le tout pris lentement entre 8 heures et 9 h. 30. Vers midi, deux côtelettes ou un bifteck, ou du poisson bouilli, ou un demi-poulet, ou un perdreau très frais, puis de la purée de pommes de terre ou de haricots, ou de lentilles; ou des pommes de terre bouillies, ou du riz, du macaroni, des artichauts. Vers 5 heures, deux tasses de lait ou une demi-bouteille de koumys et, le soir vers 7 h. 30, trois œufs ou deux œufs et une côtelette.

Quand les tuberculeux sont constipés, on croit souvent devoir leur donner des aliments rafraîchissants, du ris de veau, des épinards, des pruneaux. Tous ces aliments sont très indigestes et *rafraîchissent* par indigestion. Il vaut bien mieux les remplacer par une augmentation du lait ou du café au lait, du kéfir ou du koumys dans l'alimentation ordinaire, avec suppression complète des boissons alcooliques.

Aux tuberculeux qui ont peu d'appétit, il convient de ne servir que de petites quantités d'aliments à la fois. Les gros volumes les dégoûtent.

Chacun de ces détails doit être présent à l'esprit des

malades et des médecins, car c'est dans l'alimentation que le tuberculeux saura trouver les moyens, toujours variables, d'arrêter la marche envahissante de sa maladie. Grâce à une nutrition appropriée à son état, il arrivera à renforcer la résistance naturelle de son organisme et, en outre, il empêchera le développement de ces fermentations putrides qui se développent si souvent dans le tube digestif des phtisiques. Bien souvent, on fait disparaître la fièvre des phtisiques en améliorant leur régime alimentaire. Bien souvent aussi le tuberculeux, mal dirigé, meurt intoxiqué par les poisons nés dans son tube digestif et que ses organes affaiblis sont impuissants à détruire. Cette intoxication produite par l'insuffisance de la destruction ou de l'élimination des détritus de la digestion stomacale, intestinale ou cellulaire, produit d'abord la misère physiologique, c'est-à-dire la faiblesse de la résistance organique, puis la consomption, qui en est la fin. Aussi le traitement des tuberculeux, en attendant le spécifique rêvé, doit-il être constitué par le repos, la vie à l'air pur, l'alimentation légère et reconstituante, qui accroîtront la résistance de l'organisme contre l'action désorganisatrice des poisons qui l'infectent lentement. Et il faut sans cesse revenir au vieil adage toujours vrai : « Le meilleur moyen de ne pas être malade, c'est de savoir conserver sa santé ». Le meilleur moyen de se guérir, si on devient malade, c'est de s'efforcer de reprendre cette santé par des moyens naturels, s'il est encore temps.

CHAPITRE X

Résidence des tuberculeux. — Stations d'hiver et d'été. — Climats de plaine et d'altitude. — Climats marins. — L'air marin n'est qu'un air pur. — Le Midi méditerranéen. — Cannes et Menton. — Castellamare. — Cambo. — Le lac de Genève. — Leysin. — Thorenc. — Influence des modifications atmosphériques sur la vie des tuberculeux. — Choix des résidences des tuberculeux.

Les bons tuberculeux, ceux qui ont de la résistance et qui se soignent sagement, guérissent partout, dans tous les climats. Les mauvais tuberculeux, ceux qui sont usés avant l'âge, comme le sont les enfants issus de vieillards, ne guérissent nulle part, dans aucun climat.

Les médecins expérimentés savent reconnaître les tuberculeux qui guérissent seulement dans certains climats; ceux qui devront vivre pendant toute l'année à la montagne ; ceux qui devront passer l'hiver dans le Midi et l'été dans la montagne; ceux enfin qui pourront se contenter de vivre dans une campagne saine.

Les atmosphères favorables aux tuberculeux, qu'elles soient sèches ou humides, contiennent toutes, en infinitésimale quantité, des substances volatiles qui agissent heureusement sur la nutrition. Aussi faudrait-il doser au bord de la mer et sur les hauts plateaux la quantité d'hélium, d'argon et autres gaz récemment découverts dans l'air. Nous devons toujours chercher à nous éclairer sur les causes des phénomènes que nous observons et fuir les explications banales. La cure de la tuberculose s'appuiera de plus en plus sur des données scientifiques précises, empruntées à la physique et à la chimie, sinon elle ne fera pas de progrès sensibles.

Le climat d'hiver idéal pour la plupart des tuberculeux est celui des rives méditerranéennes françaises. Les plages ensoleillées de Cannes et de Menton rappellent à la vie les phtisiques frileux, faibles, privés d'appétit ; et quel doux plaisir des yeux elles leur donnent à *Cannes*, avec l'Estérel sombre, les îles de Léreins verdoyantes, les campagnes gaies et plantureuses ; à *Menton*, avec ses hautes montagnes noires et ses sinueuses vallées. Comme elles sont charmantes, ces petites vallées qui s'ouvrent sur la baie de *Menton* : vallées de Gorbio, de Borrigho, des Cabrols, des Castagnins, des Primevères, de Carréi, de Sorgho ! On peut s'y promener le matin, quand le soleil les chauffe de ses rayons obliques, ou pendant les premières heures de l'après-midi, lorsque le vent rend la marche peu agréable au bord de la mer. Aux angles de la route, au pied d'un arbre, ou contre une grosse pierre, on pose son plaid et on se repose dans un site bien abrité ; pendant que la pensée erre à l'aventure, on regarde sur les pentes des coteaux les terrasses soigneusement cultivées. Au printemps, c'est une joie de s'asseoir sur l'herbe touffue et moelleuse au milieu des menthes bleues, des petites fougères dentelées, des chevelures de Vénus tout emmêlées, des pâquerettes blanches, rouges ou violettes. Les citronniers sont chargés de pommes d'or clair et les fraisiers commencent déjà à montrer au-dessus de leurs feuilles brillantes des fruits aux granules roses.

Sur le bord des torrents, entre les hautes pierres entraînées par les eaux rapides, croissent des châtaigniers nerveux, des tamaris couverts de longues et légères grappes de fleurs violacées, des sureaux moelleux, fleuris de larges gerbes blanches et subtilement odorantes, formant souvent une voûte épaisse au-dessus du torrent dans les gorges resserrées. Les ruisseaux limpides tombent en cascadettes sur les pierres usées comme des marches antiques, puis forment des bassins d'eau tranquille et grisâtre; ils repartent en frôlant les petits cailloux roulés, recouverts d'une vase onctueuse, tandis qu'ils bouillonnent entre les grosses pierres qui resserrent leur cours.

Les tuberculeux iront flâner vers le hameau des Cabrols, auprès d'un vieux pont délabré et couvert de mousses, et regarder les ruines d'un moulin abandonné qui laisse tomber ses persiennes décrochées et ses tuiles désagrégées; les murs rongés par les champignons donnent asile aux lierres étreignants et aux euphorbes vagabondes. La roue dévastée n'est plus qu'un amas de poutres et de palettes et la passerelle de bois brisée pend au milieu du torrent comme une loque flétrie. Cette mélancolie imposée par le spectacle des ruines de l'œuvre humaine est rapidement dissipée par la contemplation de la vie plantureuse d'une nature ardente, qui promet des raisins délicieux, des pêches parfumées, des figues savoureuses. Au fond de la vallée, la haute falaise sableuse descend à pic à travers le doux feuillage des oliviers, les rochers gris et les broussailles épineuses, jusqu'aux berges capricieuses bordées des brillants filets d'eau qui courent, pressés, vers la mer toujours assoiffée.

A Menton, le paysage est moins riant et plus sévère qu'aux environs de Cannes; mais c'est là, et là uniquement, sur la Riviera, que l'on peut admirer à la fois la mer immense et mobile, les bois d'oliviers séculaires et les grandes montagnes abruptes, sauvages, noires, grises ou bronzées, pelées, anfractueuses, pointues, déchiquetées. Ces masses énormes, qui barrent l'horizon infini, semblent borner par un rempart immuable le cours de nos désirs et de nos rêves, quand elles nous entourent complètement. Mais qu'elles semblent belles et imposantes, lorsque leurs pieds de pierre rouge trempent dans les flots bleus bordés d'écume blanche ; quand, au-dessous d'elles, l'espace immense s'étend en une nappe diaprée, caressante à l'œil, qui n'en voit jamais la fin! La vallée encaissée semble bientôt au malade être une prison morose : le rivage ensoleillé, c'est pour lui la vie et l'espérance.

Les malades iront se promener et s'asseoir dans les bois d'oliviers, aux pieds des troncs centenaires, noirs, tortillés, crevassés, aux longues branches sombres et épaisses, recouvertes d'un feuillage brillant au soleil, comme un vêtement d'écailles métalliques. Ici, la forêt se forme en longues allées régulières, bordées de hauts troncs contournés en mille zigzags, se rejoignant pour voiler le ciel ; on croirait voir la nef d'une immense cathédrale dont les colonnes se seraient tordues sous l'effort des voûtes et des ans. Plus loin, tout en désordre, les branches emmêlées forment, au-dessus des souches vermoulues, de véritables têtes de Méduse, hérissées de serpents onduleux. Plus haut le chaos des formes est encore plus grand : la masse des branches ressemble à une pieuvre tordant ses tentacules. Plus haut encore, on dirait de fantastiques squelettes battant l'air de leurs bras démesurés. A perte de vue on aperçoit ces troncs étranges ; sur les pentes gazonnées qui conduisent à la mer, ils dégringolent en longues files formant des voûtes ombreuses ou de fraîches clairières. Les uns, jeunes et frêles, se mettent à l'abri du vent derrière de vieux troncs hérissés de bosses. D'autres, tout décrépits, sont criblés de trous comme un corps grêlé ; les filaments de leur écorce s'effritent ainsi que les squames d'une peau racornie. Par places, leur pelure d'arbre a disparu ; il ne leur reste plus qu'un vieux bois anémique et blanc mangé par le lierre irrévérencieux et par des traînées de fourmis irrespectueuses. Sur leurs hautes branches, on aperçoit de larges plaques jaunes ou verdâtres de champignons audacieux, qui viennent se nourrir aux dernières gouttes de la sève du géant agonisant.

A travers les groupes de troncs noirs on aperçoit une bande de mer, l'extrémité du port de Menton avec son petit fortin, les arches du pont Saint-Louis et, dans le lointain, Bordighera, enfouie dans des bois de palmiers. En arrière, sur la montagne hérissée de pointes aiguës, la longue théorie des nuages blancs et brillants s'avance lentement, gravit les pentes et se désagrège sur les cimes de sapins, effleure les rochers comme la plume d'un oiseau rapide, ou tombe en grosses gouttes vaporeuses sur la cime du Berceau.

Les tuberculeux n'iront pas à Monte-Carlo ; ils s'arrêteront au cap Martin et feront souvent en voiture le tour de cet admirable parc pointant en pleine mer. Quand le temps sera calme, le ciel voilé, ils arrêteront leur voiture à la pointe du cap, sous les maigres sapins qui précèdent les rochers blancs et gris, desséchés par le soleil et le sel, et les extrêmes amas de pierres brunes mouillés par les embruns et les algues humides. La terre rouge est couverte de myrtes, de thyms, de romarins, de genêts qui grimpent autour des longs troncs maigres et glabres des sapins. La mer se plisse en vagues limpides et éclatantes qui, sous les coups de la houle, sont pulvérisées en une écume mousseuse sur la grève formée de rocailles aiguës.

A gauche, les villages de Grimaldi, de Figonia, de

Castellar forment de petites traînées blanches sur les masses noires des oliviers. La tour de la Mortola et le vieux château fort de Vintimille se profilent sur les caps verdoyants. Le soleil enchanteur, par la fente d'un nuage brisé, envoie un trait de lumière sur le clocher festonné du vieux Menton. En arrière, l'ancien couvent des Capucins de l'Annonciade s'accroche au flanc d'une verte montagne. Le col de Castillon creuse son sillon entre deux énormes blocs de rochers, pour laisser passer la longue route serpentine qui mène à Sospel, en passant par le délicieux hameau des Monti. Le petit village de Sainte-Agnès apparaît tout en haut, perché sur une pointe ; et, à droite, on aperçoit, au milieu des grands chênes, les ruines étranges du Castel de Roquebrune, grises comme les nuages qui semblent les couvrir de leurs voiles épais.

On entend dans le lointain les voix enrouées des bûcherons qui excitent leurs petits ânes attelés à des charrettes surchargées de bois. Puis les échos se taisent ; le soleil, avant de disparaître, déchire les nuages ; les cimes se bordent d'un liséré blanc éclatant, qui s'accroît, devient une large bande éblouissante, tout à coup rougissante comme si elle était lancée par un immense foyer d'incandescence céleste. Sur la mer calme et endormie, d'agiles rameurs entraînent doucement leurs barques de pêche et disparaissent dans la buée du soir. L'heure du repos est arrivée, repos calme et réparateur, bercé par le souvenir d'un spectacle enchanteur, qui ouvrira l'appétit du tuberculeux, mieux que toutes les drogues de la pharmacie.

Les climats méditerranéens ne sont pas continuellement secs, comme le sont les climats d'altitude pendant l'hiver ; ils ne sont pas continuellement humides, comme le sont les climats de plaine pendant l'hiver. Ils sont tantôt secs, tantôt humides, tantôt moyens. C'est cet état variable de l'hygrométrie de l'air marin méditerranéen qui caractérise son climat, son atmosphère agréablement tonique, sans excès congestifs.

En Italie, la station maritime qui m'a laissé le plus agréable souvenir est *Castellamare*, où, pendant les mois d'avril, de mai et de juin, on jouit d'un climat fort agréable. Les promenades y sont charmantes, et peu fatigantes pour les tuberculeux.

A la fin du jour on aime à contempler, au fond de la baie de Castellamare, le Vésuve dont le sommet est empanaché d'un plumet de fumée blanche, qui prend des teintes roses, mauves et violettes dès que le soleil en se couchant vient la frôler, pendant que la masse sombre de l'épaisse verdure s'enveloppe d'une lueur intense et semble être un immense tapis soyeux reflétant les dernières lueurs du ciel. Au pied du mont, à l'extrémité d'une plaine fraîche, grasse et fertile, un faisceau de lumière rouge, lancé par le soleil mourant à travers l'interstice de deux nuages noirs, vient illuminer une sorte de vaste carrière, un amoncellement de pierres grises et déchiquetées. C'est Pompéi, la victime du monstre qui fume toujours et menace encore les villages qui s'obstinent à braver ses soulèvements furieux.

On est fasciné par cette cité antique, et c'est une grande joie de pouvoir aller admirer ces ruines, qui semblent aussi vivantes que les villes les plus neuves. On prend part à la vie et aux mœurs de cette joyeuse cité de Romains décadents. On ne peut se lasser d'admirer la dernière villa découverte et si élégamment restaurée sous la direction du savant Baccelli. On rentre à Castellamare à travers cette fraîche campagne émaillée de petites maisons basses, couvertes de terrasses plates comme les maisons arabes. Tout autour, les paysans chantent harmonieusement de tremblantes mélodies qui rappellent les chants du mystérieux Orient. Les petits chevaux caparaçonnés d'ornements de cuivre brillant ressemblent aux coursiers parés des anciens Maures. Comme en Grèce, les vignes grimpent à travers les arbres, soutenant les pampres fatigués par l'abondance des grappes épaisses.

Dans la région pyrénéenne, nous devons signaler la station climatérique de *Cambo*.

Cambo est un charmant village des Basses-Pyrénées possédant des eaux minérales sulfatées calciques, un climat délicieux au printemps et en automne, doux et légèrement humide en hiver. Cambo fut autrefois une station célèbre, fréquentée par les plus grands seigneurs d'Espagne. Les reines elles-mêmes la visitaient souvent et on montre encore la chaise à porteurs d'une de ces souveraines. Les reines avaient fort bon goût, le pays est très agréable ; les montagnes, d'une hauteur modeste, ne vous écrasent pas ; un joli cours d'eau, la Nive, égaie le paysage ; la mer de Biarritz est tout proche et l'on touche à Bayonne. Et cependant Cambo était délaissé ; on n'y voyait plus guère que des Basques, enrichis dans l'Amérique du Sud, qui revenaient au pays avec de gros écus qu'ils transformaient en châteaux et en parcs, et quelques Anglais désireux de respirer un air pur. Mais les Français oubliaient Cambo, quand le hasard de la santé, des voyages et des relations amena M. le professeur Grancher à Cambo, qui put apprécier les qualités remarquables de ce climat bas-pyrénéen ; sa santé s'y raffermit peu à peu. Les amis du maître sympathique parlèrent de Cambo inconnu des Parisiens : on y vint, on fut ravi. Le climat était agréable en automne, quand on commençait à geler à Paris. La tranquillité était parfaite ; on jouissait d'une belle vue sur la plaine en regardant le nord, et la montagne se déroulait du midi au couchant.

Le climat de Cambo est parfait pour les gens nerveux, pour ceux qui ne se trouvent pas bien au bord de la mer, à Biarritz, à Cannes ou à Menton. Dans la gamme des stations, Cambo est une note spéciale : air pur de la vraie campagne, faible altitude, léger éloignement de la mer et des hautes montagnes. En outre, le sol du plateau de Cambo n'est jamais humide, quelle que soit la masse d'eau qu'il reçoit. Ce sol est composé de cailloux, de galets reposant sur du calcaire ; l'eau fuse comme à travers un filtre, se perd dans le torrent ou sort de terre par des sources d'une pureté remarquable. C'est vraiment un filtre parfait, un très important agent d'assainissement : avec un pareil instrument, il n'y a jamais de stagnation de matières organiques, aussi la fièvre typhoïde est-elle presque inconnue à Cambo et dans les environs, d'après les observations des Drs Dotézec et Juanchuto.

Les tuberculeux pourront faire un séjour très profitable à Cambo en avril et mai, en septembre et octobre. Ils pourront quelquefois prolonger leur séjour pendant tout l'hiver. Les installations ne sont pas toutes luxueuses, mais tout ce que j'ai vu est propre. Cambo est destiné à devenir une station intermédiaire, station de printemps et d'automne, comme le sont Montreux et Wiesbaden.

Cambo est un séjour ravissant pour les gens faibles et tranquilles qui aiment à se promener doucement sur des routes ombreuses, protégées par d'immenses platanes ou des chênes vigoureux, à s'asseoir sur de vieux troncs monstres, sous de sombres châtaigneraies. Et puis, il est si agréable de se reposer sur les terrasses qui bordent les maisons du village, sous les platanes qui étalent leurs branches touffues comme un épais velum; en laissant son regard errer sur la large et riante vallée de la Nive. La rivière coule claire et brillante, en prenant au passage l'image des arbres de la rive sur sa surface unie et lumineuse. Parfois l'onde s'écarte autour des grosses pierres noires et forme des éventails scintillants de paillettes ensoleillées. Sur un banc de galets aux pieds du pont, les laveuses pliées sur leurs baquets frappent à coups redoublés, pendant que les masses blanches du linge lavé s'étalent en séchant à l'ombre d'un bouquet de marronniers. Les pâturages verts, rasés de frais, sont parsemés de grands champs de maïs jaunissant ; sur les hautes tiges, les larges feuilles pendent et se balancent doucement au gré des vents ou des petits oiseaux qui viennent becqueter sous l'ombre de leurs touffes, en agitant la gracieuse et légère houppe qui couronne ce doux feuillage. Au bord de l'eau, les acacias laissent secouer par la brise les petites palettes de leurs feuilles étriquées. Les poissons font des grands ronds au milieu de l'eau. Les petits moucherons semblent une poussière dorée dans les rayons du soleil. La fumée du train se fragmente en flocons cotonneux sur les hauts peupliers ou les chênes touffus.

Tout autour de nous, sur la route, les enfants se promènent sur des petits ânes agiles et fûtés, des fillettes emmitouflées dans leurs capelines blanches, et enveloppées dans de longues robes de toile rose, courent après les papillons. Sur des petits chevaux de Tarbes, de gracieuses Espagnoles en béret rouge, en corsage rouge, en robe blanche, galopent en laissant s'envoler leurs beaux cheveux noirs. Comme elles sont jolies, élégantes, gracieuses ; comme elles savent sourire, ces Espagnoles Sud-Américaines ! Quelles belles créatures forment les grandes plaines brûlées ! Elles ont une fougue altière dans leur noble allure, une clarté ardente dans leurs yeux de cristal.

Pour nous rappeler le néant des joies, le cimetière est là, à côté des bancs de la terrasse. Ce calme et petit cimetière de campagne est le jardin de l'église. Les tombes s'effritent au milieu des lis et des roses et les poules du voisinage picorent sans respect pour les restes des vieux morts. Tout le monde passe au-dessus de leur tête en allant à la messe ; ils sont encore du village, on ne les a pas relégués bien loin avec les autres épaves abandonnées de la vie. On leur donne en passant une douce pensée, un tendre souvenir. C'est moins solennel que les grandes tombes élevées sous les ombreux cyprès ; mais la mort doit être plus douce quand on sait que les morts restent à côté des vivants.

Les promenades qui environnent Cambo sont faciles à faire pour les personnes malades ou faibles. Il faut d'abord aller au Pas de *Roland*. En suivant la route qui longe le pied de la montagne, en face de la voie du chemin de fer, on côtoie les vignes élevées sur des palissades et étendant leurs longues branches sur les treilles comme des bras de crucifix. Les fougères touffues et déjà rougies par le premier souffle de l'automne étalent leurs fines et brillantes dentelures sur le fond sombre des montagnes. Sous les bouquets de chênes coupés en tête comme les pommiers ou les saules, l'ombre s'étend légère et douce. A l'abri de ces grands toits de verdure aérée, les moutons se reposent, les chiens s'amusent, les petits cochons roses se font des tendresses en se frottant le museau. Puis les montagnes se resserrent, le torrent coule calme, frais et vert entre deux rangs d'énormes pierres qui s'allongent dans les ondes. Autour de ces rochers l'eau roule et culbute. Un gros bloc se dresse tout seul et, par-dessus sa crête, l'eau ruisselle comme une longue chevelure sur la tête vénérable du vieux gardien de ces lieux enchantés. Enfin le torrent fait un coude et disparaît; son tressaillement s'éteint dans les grands lointains: nous ne percevons plus qu'un faible murmure. C'est l'onde, toujours gaie, qui saute sur les cailloux, qui fuit vive et insouciante, comme l'agile abeille ou le gracieux papillon. Telle une jolie femme qui tressaute sur les cœurs et qui se sauve en riant sans pitié pour les âmes qu'elle abandonne, comme l'onde pour les rives qu'elle quitte à jamais.

Mais abandonnons ce torrent et ses caprices et, à l'ombre des haies fleuries, gagnons les coteaux. Le soleil descend derrière les nuages, emportant avec lui les chauds effluves du jour. Les grandes découpures des Pyrénées dessinent leurs crêtes hachées sur le contour uni du ciel gris. Les plateaux, les versants s'enveloppent d'un voile transparent, inondé de vapeurs violettes tendrement nuancées de rose. Les nuages sombres deviennent rouges, orangés, brillants, comme un métal poli, et forment un escalier magique fait de marches de feu, montant sur le bleu firmament. Au-dessus des prés verts, unis et sombres comme un épais tapis, l'incendie céleste inonde de ses reflets une longue nappe de ciel, bordée d'une ligne de nuages bleus. Les blanches maisons du village enveloppées de lumière se détachent sur le fond noir des coteaux comme d'énormes blocs de craie. Tout à l'extrémité de l'horizon, les hautes cimes rougissent, les rochers nus et bouleversés prennent des teintes de pierres antiques, couvertes encore de débris d'ocre et de minium, et on dirait une Acropole supportant les ruines féeriques de quelque Parthénon ibérique.

Puis, les bandes rouges du ciel s'affaissent et se replient. Le sombre noir s'avance, chassant toute lumière sur son passage; la nuit absorbe les violets et les roses; les verts s'obscurcissent, et la pénombre identifie tout sous sa masse immense qui impose le repos à cette nature fatiguée des ardeurs du jour. On n'entend plus que la voix des faucheurs qui s'appellent en rentrant au logis, les clochettes des vaches qui regagnent la chaude étable et, pendant que le frais étend son humide manteau sur les plaines, le soleil, quittant à regret nos horizons attristés, lance un dernier feu au-dessus de nous, et, entre deux crêtes, on voit un coin de ciel d'un rose tendre, tendre comme le cou d'une blonde jeune fille, bordé d'un ruban bleu chatoyant et clair comme du satin.

Les *bords du lac de Genève* possèdent un climat doux, tempéré, humide, sédatif, tandis que les stations maritimes et les stations d'altitude possèdent généralement un climat vif, variable, sec, tonique. Ces deux sortes de climats répondent à deux indications médicales distinctes : à certains malades, il faut des cataplasmes ; à d'autres, il faut des sinapismes. On peut même admettre un troisième genre de climat, à la fois tonique et sédatif, qui répondrait assez bien à l'indication du cataplasme sinapisé. Il existe un certain nombre de ces stations, telles que Pau et Cambo, toniques par leur air pur, sédatives et adoucissantes par leur absence de vent et leur moiteur tempérée.

La région du fond du lac de Genève est spécialement remarquable parce qu'elle possède à quelques lieues de distance des climats « cataplasmes », des climats « sinapismes » et des climats « cataplasmes sinapisés » ; de sorte qu'avec un peu d'habileté et d'expérience le médecin peut graduer sur ses malades l'effet du climat en les faisant successivement descendre ou monter de quelques centaines de mètres, absolument comme on gradue l'effet d'un médicament en variant ses doses.

Ainsi, Montreux qui est au bord du lac, à 375 mètres

d'altitude, est la station sédative par excellence. Montfleuri à 600 mètres et Glion à 700 mètres sont un peu moins émollients et déjà toniques. Les Avants (1000 mètres), Caux (1100 mètres) sont des stations franchement toniques, et la station excitante est à 2000 mètres, à Naye. Toutes ces stations sont reliées par des chemins de fer funiculaires ou à crémaillère. On voit donc quelles sont les ressources hygiéniques variées offertes par ce petit coin privilégié de la Suisse.

Il est vraiment charmant, ce pays. Jean-Jacques Rousseau l'a célébré et en a vanté les aspects si divers : « Au levant, les fleurs du printemps ; au midi, les fleurs de l'automne ; au nord, les glaces de l'hiver. Cette nature réunit toutes les saisons dans le même instant, tous les climats dans le même lieu, des terrains contraires sur le même sol, et forme l'accord, inconnu partout ailleurs, des productions des plaines et de celles des Alpes. »

Il est doux de passer des heures entières à contempler, de Montfleuri ou de Glion, le riant et sympathique panorama formé par le lac, les montagnes et la vallée du Rhône. Surtout après la pluie, ou avec le vent du sud, l'atmosphère s'éclaircit, les distances se rapprochent et on voit très distinctement les petits chalets sombres sur les flancs ou les croupes des montagnes lointaines au milieu des prairies et des châtaigniers. Sur les plateaux, on découvre des villages, des vergers, des champs de blé ordinairement enveloppés dans la buée transpirée par le lac. Quand le vent souffle, ce lac prend des airs de petite mer agitée. Les vagues courtes forment de minces traînées brillantes sur le fond sombre et plissé de l'onde bleue ou violacée. Au bord de l'eau, les villages de Villeneuve, du Bouveret, de Saint-Gingolph, de Meillerie, forment des taches blanches dans la verdure. Les eaux rapides et boueuses du Rhône coulent au milieu des longs peupliers et des saules touffus. Les bateaux de pêcheurs ou de caboteurs filent lentement sous la faible brise, gonflant leurs voiles croisées comme des ailes de pigeons dressées sur un élégant chapeau.

On peut, avec une lorgnette, fouiller les anfractuosités des montagnes de Savoie, découvrir successivement les prés clairs, les bois sombres, les coulées de cailloux et de sable, les fossés remplis de neige, les rocs hérissés de sapins, les cimes rocheuses, les plateaux gazonnés. On voit même les faucheurs qui coupent le foin sur les pentes rapides en s'arc-boutant sur une jambe fortement repliée. Les petits nuages chassés par le vent s'arrachent de la montagne comme à regret, en s'accrochant par quelques traînées vaporeuses aux plus hautes crêtes des cimes aiguës.

La station de *Montreux* est surtout fréquentée au printemps et à l'automne. En avril, en mai, les valétudinaires sont très heureux d'y trouver une température fraîche et un air très calme. A l'automne, les convalescents et les malades viennent s'y reposer pendant les mois de septembre, octobre et novembre, avant de regagner les plages ensoleillées de la Méditerranée. Quelques-uns d'entre eux restent pendant tout l'hiver à Montreux dont le climat ressemble à cette époque à celui de Pau ou d'Arcachon.

Du reste, il est nécessaire d'affirmer hautement que les meilleurs climats sont ceux dont on sait bien se servir, et que, par des artifices ingénieux, il est toujours possible de faire disparaître les mauvais effets d'un climat médiocre, tandis qu'un excellent climat peut devenir néfaste lorsqu'on abuse ou mésuse de ses heureuses qualités.

Montreux a pris un grand essor depuis 1870. C'est après

la guerre franco-allemande que les malades commencèrent à affluer en grand nombre. En 1860, il n'y avait que 18 hôtels contenant 540 lits. En 1870, il y avait 35 hôtels, avec 1 360 lits; en 1880, 48 hôtels avec 2 160 lits, et en 1895 on comptait 64 hôtels avec 3 600 lits.

En 1867, l'excellente eau de source des Avants est amenée à Montreux et dans les localités voisines par une canalisation entièrement fermée et à l'abri de tout contact extérieur. En 1883, on construit le chemin de fer funiculaire de Territet à Glion. En 1887, on amène à Montfleuri et à Territet l'eau d'une source encore plus fraîche, aussi agréable et un peu plus calcaire que celle des Avants. En 1888, on installe le tramway électrique allant de Vevey à Chillon, par Montreux. En 1890, on construit un bel établissement de bains. Enfin, en 1892, on inaugure le chemin de fer de Glion aux Rochers-de-Naye, passant par Caux. Également en 1892, l'initiative privée et les communes ont établi un jardin public au centre de la ville. Quand on constate la progression rapide de cette station vaudoise, on est vraiment navré si on la compare avec l'état de stagnation routinière qui règne dans un grand nombre de stations climatériques françaises.

A Montreux, l'initiative n'est pas seulement individuelle, elle sait se grouper fort utilement pour perfectionner l'installation de la station et pour accroître le bien-être des étrangers. En 1877, un groupe de médecins, d'hôteliers et de propriétaires ont fondé à Montreux la société d'utilité publique qui s'occupe avec les autorités municipales de toutes les questions concernant l'hygiène et l'agrément des étrangers. Elle a fait construire des trottoirs; elle a aménagé plusieurs bois, entre autres celui de Chillon, en y installant des routes, des sentiers, des bancs, des kiosques, des ponts rustiques. Sur les flancs de la montagne, elle crée partout des promenades et les entretient. Le long des sentiers, elle achète ou loue des groupes d'arbres, y place des bancs et en fait des lieux de repos pour les promeneurs. Elle a loué plusieurs hectares de prés et de bois entre Vernex et Clarens, au parc dit *de Belmont*. Cette même société a installé d'une façon hygiénique le balayage et l'arrosage de toutes les voies de Montreux. Elle a créé une maison d'isolement au-dessus de Vernex, contenant 12 lits, où sont recueillis tous les cas de maladies contagieuses qui se déclarent dans les hôtels de Montreux.

Toutes ces créations, tous ces entretiens, tous ces embellissements sont opérés avec des fonds dus à la contribution des sociétaires et aussi à un impôt volontaire payé par les maîtres d'hôtel, consistant en une somme annuelle de 2 fr. 50 par chambre de maître. En outre, quand la société n'a plus d'argent, elle fait une vente. Le Kursaal lui donne 3 000 francs par an.

Depuis 1895, des sociétés d'initiative individuelle se sont créées à Glion et à Villeneuve sur le modèle de celle de Montreux. Nous ne saurions trop louer cet essor de l'initiative individuelle si pratique et si fructueuse en Suisse; car non seulement elle a obtenu des résultats remarquables pour l'organisation des stations climatériques, mais c'est grâce à elle qu'une charité bien ordonnée a supprimé la mendicité. On peut ici se promener pendant des heures sur les routes et les sentiers sans jamais être importuné par un mendiant. On sait donner du travail à ceux qui ne savent pas en trouver, ou ne veulent pas en chercher.

La caractéristique du climat de la région de Montreux est l'absence de vent. Cette contrée a un climat calme et régulier; grâce à son paravent de montagnes, elle se trouve à l'abri des courants qui balayent les hauts plateaux de la Suisse. En général, le vent ne souffle qu'un jour sur dix, et pendant quelques heures de la journée seulement. Le vent du sud, appelé *vaudaire* ou *fœhn*, peut quelquefois avoir la force d'un ouragan. La bise ou vent du nord arrive fort atténuée au fond du lac. Les vents locaux, analogues aux brises marines, sont tellement légers qu'ils n'ont aucun effet désagréable. Du reste, les bateliers et les voyageurs constatent l'absence de vent dans la baie de Montreux.

La station de *Territet* est plus spécialement protégée du vent parce qu'elle est directement appuyée contre la paroi des montagnes. En outre elle est chaude parce que les pentes des montagnes, recevant les rayons du soleil presque perpendiculairement, les emmagasinent longtemps et s'échauffent facilement. Elle sera donc la station d'hiver préférée. Au contraire, pendant les mois d'été, juin, juillet, août, il ne faut pas y faire de longs séjours. Le voisinage des lacs tend à accroître la température de l'air, les masses d'eau emmagasinant une grande quantité de chaleur qu'elles restituent à l'air quand celui-ci tend à se rafraîchir.

Il importe donc pendant ces mois de monter au-dessus des basses stations vaudoises. A *Montfleuri* (altitude de 600 mètres), à *Glion* (700 mètres), la température est moins élevée, l'air plus léger. Cependant l'humidité, qui est la seconde caractéristique du climat de la région, y est aussi forte qu'à Territet et à *Clarens*, comme le démontrent les observations que j'ai prises à Glion et celles qui ont été faites à Clarens et à Territet. Si on prend la moyenne des trois observations quotidiennes effectuées dans ces trois stations pendant le mois de juillet 1897, on obtient les chiffres suivants :

Clarens	65 p. 100 d'humidité.	
Territet	69 —	—
Glion	67 —	—

Ces chiffres sont à peu près analogues. On peut donc dire que le climat de ces trois stations est un climat rendu identique par l'absence de vent et la similitude de l'état hygrométrique.

On aurait pu croire qu'en s'élevant davantage l'humidité diminuerait. Cette croyance n'est pas confirmée par les observations faites pendant l'été. Ainsi Caux, qui est à 1 100 mètres, par conséquent à 400 mètres au-dessus de Glion, a donné 74 p. 100 d'humidité pendant le mois de juillet 1897, et Leysin, qui est situé à une altitude de 1450 mètres, a donné 68 p. 100 d'humidité pendant ce même mois de juillet.

Seule, la station des Avants, située à 1 000 mètres, fait une exception dans l'ensemble de ces observations. Elle ne donne que 58 p. 100 pendant ce mois de juillet et les observations qui ont été faites depuis plusieurs années démontrent que la moyenne de l'humidité de l'année est de 54 aux Avants, tandis qu'elle est de 77 à Clarens.

La station voisine qui jouit de la plus grande sécheresse est *Zermatt* dont l'altitude est de 1620 mètres. D'après les observations faites par le Dr Chuquet, on n'y constate que 47 p. 100 d'humidité pendant le mois de juillet.

Malgré une humidité assez élevée, l'atmosphère de la région de Montreux n'a aucun des inconvénients des climats humides des plaines. Là, l'humidité est due au lac et aux forêts et non pas à des émanations terrestres. Elle n'est donc pas une humidité malsaine. Au contraire, j'ai pu constater sur un certain nombre de malades qu'elle n'a aucun effet fâcheux et est aussi saine que l'humidité de la mer. J'ai pu constater que les tuberculeux nerveux étaient également bien dans les stations de montagne, qu'elles fussent humides ou qu'elles fussent sèches, ce qui démontre bien que la sécheresse de l'air n'est pas le seul agent d'action de l'atmosphère des montagnes. Un autre fait le démontre encore : c'est que les jeunes tuberculeux sont également bien l'été et l'hiver dans les climats d'altitude, c'est-à-dire sur les montagnes situées au-dessus de 1300 mètres. Or, pendant l'hiver les stations d'altitude ont une atmosphère très sèche (à Leysin, par exemple, de 50 à 46 p. 100 de novembre à mars), tandis qu'en été elles sont aussi humides que la montagne moyenne et que la plaine (à Leysin, l'humidité est de 68 p. 100 pendant le mois de juillet, comme à Territet, à Glion et à Caux).

On a prétendu que, l'humidité étant calmante et sédative, les climats secs étaient défavorables aux malades qui se trouvaient bien dans les climats humides. Cette assertion est exagérée. Les malades qui se trouvent bien dans les bons climats secs de montagne se trouvent souvent aussi bien dans les bons climats humides de montagne. J'ai connu plusieurs malades qui se sont bien trouvés après un séjour d'été à Saint-Béatenberg, station située à 1110 mètres au-dessus du lac de Thune et ayant une moyenne de 81 p. 100 d'humidité en été. Or, ces mêmes malades se sont également bien trouvés aux Avants qui n'ont que 54 p. 100 d'humidité pendant l'été.

Cette station, dont le climat sec est exceptionnel au milieu de la région humide de Montreux, est située dans un charmant cirque de verdure. Entre les habitations s'étend une grande prairie couverte de narcisses au printemps. Là, les enfants aiment à jouer en toute liberté sans crainte de chutes, puisqu'il n'y a pas de pentes. Près d'un bois de sapin on a disposé une série de sun-boxes très confortables, contenant chacun une chaise longue, une table et un fauteuil ; ils sont éclairés à l'électricité, on peut y passer des heures bien agréables pendant les douces soirées de la belle saison. Tout auprès est un joli parc grillagé ; c'est la demeure des chamois. On peut aller boire des verres d'eau à la source des Avants ou du lait à la vacherie.

Cette *station des Avants* est la station calme par excellence. Au milieu de ce silence des grands bois, il est doux d'apercevoir à travers l'atmosphère limpide, au-dessus des eaux bleues du lac Léman, les rangées de sapins droits et frêles qui gravissent les monts jusqu'à leurs arêtes les plus vives, en ligne serrée comme des bataillons compacts. Le soleil traversant l'air translucide désagrège les nuages en fumée et donne aux pentes montagneuses couvertes de taillis touffus l'aspect d'un tissu épais et soyeux, ainsi qu'un tapis vert de peluche brillante.

Au fond du cirque des Avants, on voit les petites filles en blanc, alertes et pimpantes, qui grimpent sur les prés et se font de gros bouquets de fleurs. Plus loin, on aperçoit le train qui monte de Caux aux Rochers-de-Naye ; on dirait une grosse chenille brune rampant sur la roche nue. Tout en haut, des plaques de neige reluisent sur les rochers noirs, attristantes comme des bandes argentées tendues sur les draps sombres des catafalques. Comme elle est triste, cette neige des montagnes ! Mais comme elle est jolie, celle qui tombe sur les sapins et les blanchit ainsi qu'une perruque de marquise ; elle est légère et fraîche comme un flot de poudre à la maréchale. Ce qui est surtout charmant et gai, c'est le lac qu'on voit des Avants, qu'on voit de partout, avec ses sinuosités capricieuses, ses caps ombreux, ses petits villages lumineux. Sur les flancs des montagnes de Savoie, on aperçoit les traînées brillantes des ruisseaux cascadants et, au milieu des bois de châtaigniers épais, les petits prés faisant des taches rares comme des îlots de pelade rongeante au milieu d'une barbe touffue.

Caux est une station récente, située à une altitude de 1100 mètres. Derrière les hôtels on a très bien aménagé un bois de sapins. Le climat de Caux est tonique, quoique humide.

Dans la région que nous étudions, c'est à *Leysin*, situé à 1450 mètres, qu'il faut envoyer les tuberculeux auxquels on aura conseillé une cure d'altitude. En effet, l'altitude ne commence qu'au-dessus de 1200 mètres, tandis que la montagne existe déjà, avec son climat spécial, de 800 à 1200 mètres. La caractéristique du climat d'altitude est l'ensoleillement et la sécheresse pendant l'hiver. Le nombre des respirations augmente considérablement; la nutrition générale est activée. Le climat d'altitude est un climat tonique, mais sa tonicité maxima n'existe qu'en hiver.

Quelles que soient les qualités vraiment très remarquables du climat des altitudes, il ne faudrait pas croire qu'il soit curatif, et seul curatif de la tuberculose. Il est bon pour cette affection consomptive, parce qu'il est tonique et que cette tonicité est due surtout à la pureté et à la légèreté de l'air. Mais il faut bien savoir que, pour un grand nombre de tuberculeux, certains climats maritimes sont plus efficaces que les climats d'altitude, et que même d'autres tuberculeux se guérissent seulement dans les climats humides, tels que Territet, Montreux, Pise, Arcachon. On voit donc combien il sera délicat de faire pour l'hiver un choix parmi ces trois ordres de climats : 1° humides ; 2° secs et élevés ; 3° secs et maritimes. Une longue expérience pourra seule permettre d'indiquer à un tuberculeux le climat qui doit lui convenir.

A Leysin, situé au-dessus d'Aigle à une altitude de 1 450 mètres, on a construit trois sanatoriums et plusieurs villas destinés aux tuberculeux. Cette station est protégée des vents du nord par le Luisset aux flancs duquel elle est adossée et par les tours d'Ay (2 383 mètres) et de Mayet (2 323 mètres). Derrière les sanatoriums s'étendent de grandes forêts de sapins très ombreuses où les malades peuvent se retirer pendant les jours trop ensoleillés. Les galeries où se fait la cure sont, au contraire, au midi et très ensoleillées ; car, pendant l'hiver, à l'altitude, on a beaucoup plus de soleil que sur la montagne moyenne et que dans les vallées basses.

A cette altitude de 1 450 mètres, on est en hiver au-dessus des brouillards qui remplissent la vallée du Rhône. On peut jouir du soleil ardent qui réchauffe les hautes vallées des montagnes. Comment pourrait-on s'ennuyer à Leysin devant le magnifique panorama qui se déroule devant les yeux toujours émerveillés ? A nos pieds, les vertes prairies, couvertes de bandes de corneilles ou de vaches paisibles qui broutent en faisant sonner leur grosse cloche de bronze, nous mènent jusqu'aux toits noirs des chalets du village de Leysin. Au delà, les coteaux verdoyants couverts de prés clairs et de sombres bois de sapins nous conduisent par des pentes rapides jusqu'à la vallée du Rhône, où le fleuve coule sur ses cailloux, au milieu des peupliers et des saules. En face, la grande montagne, aux flancs gazonnés, aux cimes neigeuses, la Dent du Midi, qui dresse dans le ciel doucement bleuté ses pointes couvertes du brillant émail blanc de la neige ensoleillée; le large glacier du Trient, qui s'étale comme un drap empesé et luisant sur un vaste lit. Au-dessous, les théories de nuages blancs, cotonneux, s'accrochent aux aspérités des monts, ou, poussés par un courant d'air, s'évanouissent en fumée, laissant à découvert deux belles cimes noires, entre lesquelles apparaît le dôme argenté du mont Blanc. La gaîté des nuages, on ne la connaît que dans les hautes altitudes. Il y en a vraiment de fort drôles, avec leurs figures fantastiques qui passent sur la masse noire des montagnes, sur les prairies qui s'étalent comme d'immenses tapis verts aux flancs des rochers, ou devant la bonne grosse lumière de la lune; qui s'allongent indéfiniment avec des attitudes d'animaux bizarres, puis qui s'effondrent tout à coup comme une masse d'ouate au fond de la vallée, ou s'élèvent comme un ballon vers les gros moutons épars qui se promènent lentement sur la grande voûte bleue. Ils vivent, tous ces nuages; on s'y attache un instant, puis ils disparaissent, comme l'aurore, comme le crépuscule, comme l'arc-en-ciel, comme toutes les joies de la vie.

Le soir, dans ce grand paysage, les chants monotones des bergers qui ramènent les vaches des pâturages pour les traire sont le seul bruit qui révèle la vie humaine sur ces hautes montagnes. Pas d'usines, pas de fabriques, pas de villes: le calme des immensités profondes, l'air pur des vastes espaces inhabités, voilà ce qu'il faut pour guérir les phtisiques. Et cependant l'ennui ne naît pas dans ces sévères altitudes. On se promène sur les allées horizontales, quelquefois on peut monter doucement dans les bois de sapins; on cause sous la galerie de cure où les malades sont étendus sur des chaises longues, les uns à côté des autres. La cure sous la galerie, c'est la grande distraction.

Les tuberculeux devront éviter les excursions. La visite du lac d'Aï est une charmante mais bien fatigante promenade, absolument interdite aux malades. Elle pourra distraire les parents qui accompagnent les tuberculeux à Leysin.

On grimpe sur les pentes gazonnées, au milieu des digitales jaunes, des aconits bleus, des gentianes violettes, des touffes d'ellébore, des mille fleurs roses, blanches et rouges qui émaillent la verdure et égayent les creux noirs des rochers. Au loin, se dressent les sombres sommets et, sur leurs flancs, les sapins, pressés les uns contre les autres, s'avancent en colonnes serrées et, comme des régiments entraînés, semblent monter et monter toujours à l'assaut d'une forteresse. Tout en haut, quelques arbres isolés s'avancent en éclaireurs vers le faîte, soutenus par de petits groupes qui font des taches sombres sur la masse grise du roc. Sur les bords d'un petit lac bordé de marais, les cochons pataugent en broutant, et les petites génisses, grimpées sur les grosses pierres, nous regardent passer avec un intérêt qui ne trouble pas leur digestion. Un aiglon se détache d'un immense bloc de rocher dénudé, isolé de la verdure, comme une vieille tour délabrée; il tourne autour d'une grosse vache qui lèche avec tendresse une jolie petite chèvre toute gamine. Les animaux, comme les hommes, ont besoin d'aimer de petits êtres gentils et câlins. Dans le lointain on aperçoit la longue artère du Rhône qui s'élargit tout à coup pour former l'immense anévrysme du lac de Genève, nous renvoyant les rayons aveuglants du soleil.

Si l'on veut classer méthodiquement les ressources climatériques du fond du lac de Genève, on peut établir les grandes divisions suivantes :

Les tuberculeux séjourneront avantageusement de mai

à novembre à *Montfleuri*, à *Glion*, aux *Avants*, à *Caux* ou à *Leysin*. L'altitude suisse étant pendant l'été aussi humide que la montagne moyenne ou que la plaine, il est assez indifférent d'aller à cette époque à 600 mètres ou à 1400 mètres ; mais si on désire jouir de la fraîcheur, il faudra monter, car la température décroît avec l'altitude.

Pendant l'hiver, les tuberculeux qui craignent le bord de la mer, qui ne peuvent pas séjourner sur les côtes de la Provence et des Alpes-Maritimes, pourront choisir entre les stations de Montreux ou de Leysin. Ceux qui se trouvent bien d'une atmosphère humide pourront passer l'hiver à Montreux et surtout dans le quartier de Territet, qui est plus protégé des vents que les quartiers voisins. Les tuberculeux auxquels on aura prescrit le séjour dans un climat sec devront monter à Leysin. Mais n'oublions pas que le meilleur climat ne produit ses bons résultats que lorsqu'on sait bien s'en servir.

La vallée de *Thorenc*, située à 1200 mètres au-dessus de Cannes, dans les Alpes-Maritimes, est fréquentée pendant l'été depuis une trentaine d'années par les habitants de Grasse, de Cannes et de Nice. Depuis une dizaine d'années, grâce à quelques nouvelles et confortables installations, elle peut recevoir, chaque été, un grand nombre d'étrangers dans ses hôtels et ses villas ou maisons meublées. L'été y est vraiment fort agréable ; il y fait beaucoup moins chaud que dans le centre de la France et spécialement qu'aux environs de Paris. Quoiqu'on soit à 50 kilomètres du littoral méditerranéen où l'on étouffe pendant l'été, on se croirait être en pleine Suisse à la même altitude de 1200 mètres. Il est utile, dans un pays à peu près dépourvu de stations d'altitude, de pouvoir recommander une station alpestre dans laquelle, pendant l'été, on ne souffre presque jamais de la chaleur, où les soirées sont toujours fraîches et les nuits délicieuses, où on n'est jamais incommodé par les moustiques. Il est vraiment très agréable de voir, par les lettres et les journaux, qu'on grille dans toute la France, pendant qu'à Thorenc on est obligé de mettre un paletot à 6 heures du soir, et cela à deux pas des plages rôties.

La vallée de Thorenc a une largeur moyenne de 3 kilomètres. Sa longueur est de 13 kilomètres, mais elle n'est utilisable pour les habitations estivales que sur une longueur de 7 kilomètres, qui forment trois quartiers différents : le Haut, le Moyen et le Bas Thorenc. Au-dessus du plan de la vallée, traversée par une petite rivière torrentielle, la Lane, sont une série de plateaux situés à 1 500 mètres. Ces plateaux sont pourvus de sources abondantes et pourront servir ultérieurement à d'importantes installations pourvues de parcs et jouissant d'une vue très étendue.

Cette vallée fraîche, fertile et protégée, était autrefois parsemée de petits châteaux, tous aujourd'hui plus ou moins détruits ou délabrés. L'un d'eux était habité par les comtes de Thorenc. Le comte François de Thorenc fut commandant des troupes françaises à Francfort-sur-le-Mein à la fin du XVIIIe siècle. Il habitait chez le père de Gœthe, bourgmestre de cette ville. Il y connut le poète, alors enfant. Gœthe, qui avait une grande amitié pour cet aimable officier français, parle longuement du comte François de Thorenc dans ses Mémoires.

La partie la plus pittoresque de la vallée de Thorenc est son extrémité occidentale, au moment où elle se resserre avant de s'élargir de nouveau, pour gagner le Ferrière, le Logis du Pin, et beaucoup plus loin la villa de Castellane. Les versants des montagnes se rapprochent, enserrant la route et la Lane. On aime à se promener tout le long de cette petite rivière dont les eaux, tantôt laiteuses, tantôt limpides, coulent doucement autour des cailloux roulés, des fragments de rochers et des petites plages de sable sur lesquelles les écrevisses viennent prendre le frais dès que le soleil se couche derrière une énorme masse grise, superbe roche en forme de pain de sucre qui semble barrer l'horizon, la route et la vallée. Son pic, le Bauroux, élevé de 1500 mètres, perd sa pointe sombre dans le ciel bleu, ou dans les petits nuages qui viennent folâtrer tout autour de lui. Sur les pentes rapides, au milieu des terres maigres et ternes, les sapins montent en files serrées et, sur les versants faiblement inclinés, les chênes-lièges forment des bouquets épais.

Au bord de la rivière, autour d'un vieux moulin démoli, rappelant l'incurie orientale, les prés gras et verts tachetés de pâquerettes blanches ou violacées sont égayés par des vaches au poil luisant qui broutent paisiblement en faisant résonner leurs clochettes au son éteint, comme celui de la cloche d'une église lointaine. De jeunes et gais poulains hennissent en gambadant. On croise des promeneurs et des voitures. Puis c'est le grand calme des hautes vallées, où l'on n'entend que le silence rompu par le cri sèchement modulé des cailles, les claquements du fouet du courrier qui arrive, l'aboiement lointain des chiens, le strident bavardage des mésanges. Parfois, au-dessus des touffes d'un doux vert tendre formées par le feuillage des jeunes noyers, un couple de ramiers au plumage argenté prend son vol et fend l'espace pour se reposer sur les petits saules trempant leurs branches dans cette jolie Lane qui, après avoir serpenté dans les prés, va se mêler aux longues coulées de sapins descendant des flancs de la montagne.

Sur les crêtes des rochers noirs et abrupts, des chèvres rousses se campent comme des chamois en de gracieuses et audacieuses postures ; elles semblent défier les passants de ces hauts et inaccessibles repaires.

Sous les bois de sapins, au bord de la route, on voit surgir des bandes d'enfants. La vallée perd son aspect sauvage et devient gaie et bruyante. Les cris joyeux se mêlent au bruit des balles ou des ballons rebondissant sur les poings et sur les raquettes. Parfois les parties sont dérangées par de folles génisses qui viennent, en trottant, s'ébattre au milieu des éclats de rire des gamins et des bonnes.

Après les bois, s'étendent de vastes plaines couvertes d'avoines dorées, de pommes de terre vigoureuses, de foins rasés ; puis les pentes boisées reparaissent pour se terminer par des rochers ardoisés taillés à pic, formant les assises du col de Bleyne perdu au milieu des hauts et noirs sapins agglomérés en masses compactes. Tout au loin, on aperçoit le dos pelé et jaunâtre du Cheiron qui porte son massif à une altitude de 1800 mètres.

On aime à aller s'asseoir sous les ombrages frais qui bordent un petit ruisseau très fréquenté par les écrevisses. Les chênes aux grandes feuilles plates, les saules au feuillage blanc et brillant, les mûriers sombres se rejoignent par-dessus ses bords et forment une voûte tortueuse, sous laquelle l'eau serpente au milieu des cailloux et des touffes d'herbes. L'eau claire descend dans la plaine à travers les bouquets d'églantiers et d'aubépines dont les fleurs blanches, roses ou bleues, trempent leurs pétales dans l'onde sautillante.

Il vient de haut, de très haut, ce petit ruisseau. Il a

recueilli l'eau qui tombe sur un grand plateau situé à 1 500 mètres d'altitude, dont on peut admirer les bases grises et abruptes. Elles sont formées de hautes stratifications superposées en étages, constituant de véritables terrasses donnant asile à des pins et à des genêts traçant des sillons verts, émaillés de fleurs jaunes. Le plateau se termine par une arête sinueuse couronnée de touffes vertes qui, d'en bas, ressemblent à des têtes de loup, bonnes à enlever les araignées. Ce sont de gros noyers, de vieux sapins centenaires. A leurs pieds, la montagne est crevassée, et dans ses trous les renards trouvent un repaire inaccessible aux plus habiles chasseurs.

Au-dessous de ces contreforts s'étendent de petits pla teaux couverts de tilleuls ombreux, de sureaux dont les fleurs forment d'élégantes cupules blanches et nacrées, enchâssées dans la verdure. Les sources se répandent au milieu des clochettes bleues, des lavandes violettes, des sorbiers aux grappes rouges, des buis dont les branches noires et noueuses supportent de fines ramures couvertes de feuilles dures et brillantes comme des lames.

Ces plateaux se terminent par des mamelons verts hérissés de pommiers, de poiriers, de pêchers dont les fruits rosés semblent nous inviter au festin de la nature, festin de montagne, frugal mais savoureux. Ces pentes boisées dévalent jusqu'au plan de la vallée, où les plaques de soleil illuminent les prés d'ardentes lueurs de vert clair, les sables de jaune pâle et les rochers de gris-perle. La lumière se joue dans les feuillages et les inonde de clartés joyeuses.

Dans le lointain se dressent les grands rochers noirs comme ceux de l'Herzégovine ou du Montenegro. Au-dessus de cette haute muraille sombre et abrupte qui borne l'horizon se dressent les vieilles ruines du Castellaras. Toutes ces cimes aiguës et dénudées ont eu un passé de gloire, de rapine surtout. De tout temps, cette belle vallée de Thorenc a nourri d'excellents moutons, de belles vaches, a produit de belles récoltes de céréales et de pommes de terre. Aussi, les seigneurs de Castellaras aimaient à guetter les bonnes aubaines du haut de leur nid d'aigle.

Grâce à son très agréable climat d'été, la vallée de Thorenc est devenue un centre de villégiature fréquenté. Le vent y est très rarement fort. Le vent d'est y pénètre très peu. Le mistral y est plus fréquent, mais il n'a jamais la violence du mistral maritime. Les deux vallées voisines, celles d'Andon et de Saint-Auban, sont beaucoup plus ouvertes à ce mistral. Il est très facile de se rendre compte de ce fait quand on se promène à pied ou en voiture.

Je n'ai observé le brouillard qu'une seule fois ; il était léger, c'était à la fin du mois d'août. Quelquefois on aperçoit de la brume épaisse sur les bords de la Lane, au moment du coucher du soleil ; aussi ne faudra-t-il jamais installer d'habitations auprès de cette petite rivière.

De temps en temps le ciel est nuageux, il pleut, il y a des orages ; on peut entendre la foudre tomber au bord de la Lane et on peut voir une ondée de grêlons hacher les feuilles des platanes. Toutes ces intempéries sont odieuses pendant l'hiver, mais sont très agréablement acceptées en plein été. Les orages bienfaisants viennent à point, quand la température menace d'être trop chaude.

Pour donner une idée pratique du climat de cette station estivale, je résumerai ici les impressions que j'ai ressenties et les observations que j'ai faites pendant deux mois de l'été de 1899.

En juillet, la pluie est tombée six fois et il y a eu trois orages. Le 24 juillet, j'ai ressenti pour la première fois le mistral. Il s'annonce, comme au bord de la mer, par une sensation de sécheresse de la gorge et des bronches que l'on constate au réveil. Quand on se lève, on aperçoit la transparence de l'atmosphère et on voit que l'hygromètre a passé de 70 à 50. L'air devient sec. Il est moins sec et plus froid le soir, au moment du coucher du soleil, quand le thermomètre baisse à 17° ou 15° tandis que l'hygromètre remonte à 60 ou 65.

Pendant les mois de juillet et d'août, la température des chambres oscille entre 18° et 21°. Dehors, il fait chaud de 11 heures du matin à 4 heures du soir, et, pendant ces heures, il est plus sage de ne pas marcher. Les soirées sont invariablement fraîches; jamais les nuits ne sont chaudes. En août, il y eut de petits orages pendant les sept premiers jours du mois; l'hygromètre oscillait entre 75 et 85. Le 9 août, un très léger mistral vint sécher l'atmosphère, et le temps fut très beau. Orage le 17. Le 18, pluie de 2 heures à 3 heures, et temps couvert jusqu'au soir. Le 19 et le 20, beau temps avec nuages de midi à 2 heures. Le 21, ondée à midi, et à 3 heures il tomba de gros grêlons, puis orage et pluie. Le soir, à 5 heures, léger brouillard qui se dissipe rapidement; puis il fait froid. Beau temps, avec quelques nuages passagers pendant les jours suivants. Le 28 août, ondée entre 1 heure et 2 heures. Le 30 août, ondée à 2 heures. Puis le ciel est balayé par un très faible mistral qui dura encore le 31; à 5 heures de l'après-midi, on constate 50 à l'hygromètre.

Le 1er septembre, le mistral disparaît dans la soirée et, à 5 heures, il y a déjà 55 à l'hygromètre. Le 2 septembre, commence une série chaude, la plus chaude de la saison, qui dura une semaine; à 10 heures du matin, il y a 21° et le soir 22° dans les chambres ouvertes. Il en est de même les 3, 4, 5, 6, 7 septembre. Le 8 septembre, entre midi et 2 heures survient un fort orage; l'hygromètre, qui avait oscillé de 50 à 65, arrive à 70. Puis, le surlendemain, le mistral vient rafraîchir le temps d'une façon définitive; dans les chambres ouvertes, la température tombe progressivement à 20°, puis à 18°; à partir du 15 septembre, elle n'est plus que de 17°; à 10 heures du matin, dehors, le vent est frais. L'hygromètre tombe le 11 septembre à 35, quoique le mistral soit exceptionnellement faible. Les jours suivants, il oscille entre 55 et 40. La température est très agréable de 9 heures du matin à 5 heures du soir; après, il fait froid et il est impossible de rester assis dehors sans abri. Cette fraîcheur est bien moins due à l'abaissement de la température qu'à l'augmentation de l'humidité de l'air, comme on le constate au bord de la mer.

Ces sensations et ces observations nous permettent de dire que, dans cette vallée de Thorenc, les jours secs sont beaucoup plus fréquents, en été, que dans les stations suisses de même altitude. En Suisse, l'air de la montagne est très sec en hiver, et moyennement humide pendant l'été. Dans la vallée de Thorenc, l'air est sec environ pendant un tiers des journées d'été, comme il l'est, en hiver, au bord de la Méditerranée, à Cannes ou à Menton. Cette constatation a, du reste, été très soigneusement faite par le Dr Muleur, médecin de la station estivale de Thorenc. Le Dr Muleur insiste aussi, avec raison, sur la faible fréquence et la faible intensité des vents régnants et sur l'absence totale de poussière. On peut donc dire avec lui que, dans la vallée de Thorenc, le régime maritime qui la régit ne fait sentir aucun de ses inconvénients; l'altitude détruit sa chaleur et la remplace par une fraîcheur très agréable; la protection des montagnes tamise le mistral et le transforme en brise salutaire.

Sur la montagne de Thorenc, l'été de 1904 a été assez mal supporté par les tuberculeuses nerveuses. L'une d'elles, qui passe dans cette station alpestre tous ses étés depuis cinq ans, y engraissait toujours. L'année dernière, à l'arrivée elle pesait 44^{kg},500, et le 9 août elle pesait 45^{kg},600; elle avait gagné plus d'un kilogramme. Cette année, en arrivant, elle pesait 47^{kg},800, et le 30 août elle ne pesait plus que 46^{kg},500; elle avait perdu plus d'un kilogramme. Une autre malade, dans le même temps, a aussi perdu 1 200 grammes. Cependant la chaleur n'a pas été forte; elle n'a dépassé 24° que pendant cinq jours. La sécheresse a été plus forte qu'à l'ordinaire parce que le mistral a soufflé fréquemment; l'hygromètre, qui, tous les matins, marquait 75 et 85, ne marquait plus dans la journée que 40 ou 30. Ordinairement, l'hygromètre à Thorenc oscille entre 75 et 50. Mais je suis persuadé que des phénomènes électriques anormaux ont perturbé pendant cet été le climat de Thorenc, parce que seuls les malades nerveux ont été influencés, tandis que les malades non nerveux ont éprouvé des effets salutaires du climat. L'un d'eux, arrivé de Paris, avait déjà gagné 6 kilos en six semaines. Après avoir passé trois étés à Thorenc, je puis dire que c'est sur cette station que les médecins devront diriger les tuberculeux auxquels une station d'été sèche est nécessaire; et de telles stations sont rares parce qu'elles se rencontrent seulement sur les montagnes surmontant les côtes balayées par le mistral.

En arrivant dans cette station d'altitude, les gens délicats venant du littoral ou de la plaine éprouvent d'abord une sensation de bien-être, de légèreté, de facilité de la respiration qui les enchantera. Mais, dès le lendemain ou le surlendemain de leur arrivée à cette hauteur de 1200 mètres, ils sentiront une légère oppression accompagnée d'abaissement de la température du corps, avec une lassitude générale. Cette crise d'acclimatement dure environ une semaine à peu près; puis la marche devient très facile, l'appétit ne demande qu'à être modéré et les forces s'accroissent très rapidement. Mais, en raison de cette phase d'acclimatement à laquelle on échappe rarement, les séjours dans les stations d'altitude doivent toujours atteindre six semaines au moins et généralement deux grands mois.

Les tuberculeux devront se garder de rester le soir sous les arbres, lorsqu'il a plu dans la journée. Ils éviteront ainsi des maux de gorge, des névralgies, des rhumatismes ou des troubles intestinaux qui frappent souvent les imprudents. Ils ne boiront pas trop frais; à l'altitude, les voies digestives sont très facilement congestionnées, lorsque la température extérieure est élevée, surtout en septembre. A ce moment, il est du reste plus difficile de se garantir de la chaleur, même en se plaçant sous les arbres, parce que le soleil, étant beaucoup plus bas sur l'horizon, s'infiltre partout. Aussi, dans de tels moments, faut-il craindre toute espèce de fatigues et d'imprudences. Il importe aussi de savoir que les gens nerveux et asthmatiques sont plus influencés par les orages à la montagne qu'à la plaine, surtout lorsque la foudre tombe dans leur voisinage; ils sont alors très essoufflés, mais cette action est absolument passagère. Notons aussi que les habitants des pays chauds, les Américains du Sud, par exemple, supportent mal le climat de la montagne, avec ses nuits fraîches en plein été.

Le climat de la vallée de Thorenc est merveilleux pour les enfants dont la croissance est lente ou tardive, ou qui sont affaiblis par des maladies antérieures. J'ai pu constater la régénération remarquable de trois jeunes enfants issus de parents tuberculeux qui, après un séjour de six semaines à Thorenc, étaient complètement transformés. C'est là une indication précieuse, car on peut, en utilisant cette station d'altitude, sauver un grand nombre d'enfants voués à une tuberculose fatale quand ils auraient atteint l'âge adulte. Ces petits êtres seront très heureux dans la vallée de Thorenc, parce qu'ils trouveront de bonnes routes plates, des bois en terrain plat, et ne se fatigueront pas en grimpant toute la journée, comme ils sont obligés de le faire dans les stations d'altitude qui ne sont pas des vallées.

On rendra un très grand service aux tuberculeux en leur permettant de faire une cure ininterrompue, d'hiver sur les côtes méditerranéennes, d'été sur la montagne, sans être obligés de se fatiguer en gagnant par de longs voyages les stations de la Suisse. Au mois d'avril, le tuberculeux qui a passé l'hiver sur la Riviera française se demande, chaque année, où il pourra passer l'été. L'été du tuberculeux n'est pas l'été de la Saint-Martin, la saison attendue et espérée; il la craint comme le feu. Pardessus tout, il redoute la forte chaleur. S'il sait prendre des précautions, il voit facilement arriver la fin de l'hiver sans accident; mais toutes les précautions du monde ne peuvent empêcher son tube digestif et son système nerveux d'être déprimés par la chaleur de l'été; aussi sera-t-il très heureux quand, en partant de Cannes vers le 1er juin, à 9 heures du matin, en automobile fermé, il pourra arriver à midi pour déjeuner à Thorenc, où il trouvera une atmosphère fraîche et tonique.

La solution capable de donner à la station de Thorenc le rang qu'elle mérite consiste à créer un chemin de fer partant de Grasse, touchant au Logis du Pin, à Castellane, seule sous-préfecture de France dépourvue de chemin de fer, et allant se relier à la grande ligne de Paris-Grenoble-Marseille, entre Volsc et Manosque. Par cette nouvelle ligne, la Compagnie P.-L.-M. aurait une importante voie, qui lui permettrait de décharger en hiver sa ligne du littoral, qui est encombrée par les rapides et les trains de luxe, chaque année plus nombreux. Cette ligne s'arrêterait au Logis du Pin à l'altitude de 1000 mètres et à 15 kilomètres de Thorenc, distance rapidement parcourue, soit en voiture, soit dans un tramway muni de chaises longues pour les malades. Si une telle voie ferrée était créée, la vallée de Thorenc serait, par les trains express, à vingt heures de Paris, à trois heures de Cannes, à quatre heures de Nice, à quatre heures d'Aix en Provence, à cinq heures de Marseille. Elle serait aussi à quelques heures d'Avignon et de toute la vallée du Rhône. Dans tous les trains, les tuberculeux, installés dans un wagon de luxe, arriveraient sans aucune fatigue au terme de leur voyage.

On ferait une œuvre vraiment française en mettant à la hauteur des stations climatériques suisses les vallées provençales d'altitude qui les valent bien et qui retiendraient dans notre pays un grand nombre d'étrangers contraints de nous abandonner pendant l'été. Quand on a le bonheur de posséder à 1200 mètres et à proximité des plus belles stations hivernales du monde une vallée fraîche et protégée du vent, qui pourrait, chaque été, attirer dix mille étrangers, on serait coupable de ne pas faire de grands efforts pour l'outiller convenablement.

On se garderait bien d'abattre les arbres, se souvenant que les arbres affaiblissent l'action calorifique du soleil pendant la saison chaude. On ferait des chemins absolument horizontaux ayant une longueur de plusieurs kilomètres sur lesquels les tuberculeux pourraient faire, sans essoufflement, leurs promenades méthodiques. Alors on aurait une station idéale.

Il faut agir. Je sais bien que dans le Midi les paroles sont grandes comme des panaches et les actes petits comme des pompons. Mais les stations d'altitude des Alpes-Maritimes sont assez importantes pour éveiller et stimuler toutes les activités nationales.

Depuis quelques années, on dédaigne trop l'étude de l'*influence des modifications atmosphériques* sur les accidents survenant chez les tuberculeux. On se contente de dire : « C'est le temps ! » Il importe d'étudier l'action de chaque variation atmosphérique et le moyen d'en éviter les mauvais effets. Cette étude est à peine ébauchée et je conseille vivement aux jeunes médecins des stations climatériques de perfectionner leurs études physico-chimiques, afin de pouvoir faire des recherches précises sur la composition de l'air quand soufflent les grands vents de mer ou de montagne, avant et après les pluies, avant et après les orages. Les variations électriques de l'atmosphère sont fort peu connues ; je vois avec plaisir que les physiciens les observent avec grande attention à différentes hauteurs. Nous espérons que leurs observations seront bientôt groupées en un faisceau de déductions claires, courtes et précises qui permettront aux médecins de fixer leurs connaissances météorologiques, tandis qu'aujourd'hui il est bien difficile de se reconnaître au milieu des assertions contradictoires et imprécises. Voici la contribution personnelle que je puis apporter à ces études.

A Cannes, j'ai eu surtout l'occasion d'étudier l'action du mistral sur les malades. Ce vent détermine un grand abaissement de la pression atmosphérique et diminue considérablement l'humidité de l'air, tandis que le soleil est ardent et qu'en hiver le fond de l'air très ventilé est froid. Ainsi, le 28 novembre 1897, j'ai observé que le baromètre marquait 775 millimètres; le lendemain il marquait 768 millimètres; il avait baissé quoique le temps fût beau, sans vent. On pouvait cependant affirmer que le mistral arrivait, qu'il soufflait déjà à Avignon et à Arles, parce que l'hygromètre, qui marquait 85 le 28 novembre, ne marquait que 40 le 29. Du reste, le 30, le mistral souffla; le baromètre était à 758 et l'hygromètre à 20. Ce jour-là, j'ai observé plusieurs tuberculeux ayant des hémoptysies. Chaque année, j'ai observé les mêmes faits dans des circonstances analogues. Les tuberculeux qui n'ont pas de crachements de sang ont souvent des poussées congestives fébriles avec augmentation de la toux et diminution des crachats. Cette diminution des crachats est facilement expliquée par la sécheresse de l'air.

Les crachements de sang sont-ils dus à cette sécheresse ou à la dépression atmosphérique qui accompagne le mistral? Je crois que ces deux conditions sont nécessaires pour déterminer l'hémoptysie. Cette conviction est fondée sur l'examen comparatif des phénomènes morbides déterminés par l'arrivée du mistral et par le passage de la plaine à la montagne. Quand on monte sur un sommet en hiver, on passe d'un air humide à un air sec, et d'une pression atmosphérique de 765 à une pression atmosphérique très basse, variant de 660 pour une altitude de 1 200 mètres à 630 pour une altitude de 1 600 mètres. Or, la montée, l'hiver, est quelquefois suivie d'une hémoptysie;

dans ce cas, on éprouve les mêmes variations atmosphériques : sécheresse de l'air, dépression barométrique. Mais les tuberculeux n'ont jamais d'hémoptysies quand ils vont en été de la plaine dans les montagnes suisses, parce qu'en été l'air de ces montagnes n'est pas plus sec que celui de la plaine. Pour déterminer l'hémoptysie, il faut donc la réunion nécessaire et suffisante de deux conditions atmosphériques : siccité et dépression barométrique.

Il serait peu important de connaître les causes météorologiques d'un accident, si on ne tentait d'y remédier. On peut facilement éviter les hémoptysies causées par le mistral en étendant dans sa chambre des serviettes mouillées dès qu'on voit l'aiguille du baromètre baisser, l'aiguille de l'hygromètre monter et annoncer ainsi l'apparition du vent du nord-est. Il faudra aussi cesser de marcher et se contenter de promenades en voiture. On ne pourra pas cependant éviter dans ces cas la rupture d'un anévrysme dans une caverne pulmonaire. J'ai vu un tel cas de mort subite par un temps de fort mistral. Ce fait démontre qu'il ne faut pas envoyer dans les pays balayés par le mistral les tuberculeux porteurs de grosses cavernes qui ont une tendance à se creuser sans cesse davantage, ni les malades atteints d'anévrysme de l'aorte.

Le mistral existe non seulement sur les plages hivernales de la Riviera, mais il existe aussi dans la station estivale de Thorenc, située à 1200 mètres au-dessus de Cannes. Là aussi, pour éviter les accidents que peut causer le mistral, il faut faire évaporer de l'eau dans sa chambre et rester tranquillement chez soi. On évitera par les mêmes moyens le crachement de sang en passant de la plaine à la montagne suisse en hiver ; repos pendant les trois ou quatre jours qui suivent l'arrivée; pendant le même temps, alimentation légère ; résister à la fringale que le changement de climat fait naître ; si l'on sort un instant, se munir d'une ombrelle ou d'un plaid.

Au printemps, tous les vents sont nuisibles aux valétudinaires. Mais les vents d'est sont incontestablement les plus actifs. Lorsqu'ils soufflent, on voit survenir chez les rhumatisants des points de côté, des douleurs intestinales, des névralgies, des coliques du bas-ventre, et les eczémas ont des poussées de floraison peu agréables pour les malades, lorsqu'elles se manifestent au visage, au cou ou aux mains. Chez les tuberculeux, on voit les râles augmenter dans leur poitrine, sans que la vapeur d'eau soit plus abondante dans l'atmosphère. L'influence du vent d'est au printemps sur l'augmentation des râles est très nette. Ainsi, en mars 1900, j'ai eu l'occasion d'ausculter un tuberculeux bien portant pendant plusieurs jours consécutifs. Le 12 mars, pas de vent, pas de râles. Le 13 mars, vent d'est, petits râles fins dans un sommet. Le 14 mars, mêmes observations. Le 15, le vent et les râles disparaissent. J'ai fait cet hiver trois observations semblables. J'ai aussi constaté que ces apparitions de râles déterminés par des causes physiques extérieures, sans réaction physiologique sur la nutrition des tissus, n'étaient nullement le signe d'une altération de l'état général du malade. Pendant cette période de cinq jours, l'un de mes malades accrut son poids de 800 grammes et l'autre de 200 grammes.

Au printemps, les alternances rapides et fréquentes de température basse et haute dues aux sautes de vent, qui se manifestent plusieurs fois dans la même journée, doivent aussi inviter les malades aux plus grandes précautions. J'ai observé des accidents dus à ces variations alternantes de l'état atmosphérique pendant les printemps de 1889 et de 1894. A ces époques, les diarrhées, les crachements de sang, les sciatiques, les névralgies faciales, les bronchites, les laryngites, les amygdalites, les troubles d'estomac avec perte d'un kilo en quatre ou cinq jours se succédèrent autour de moi pendant une quinzaine de jours. Dans tous ces cas la quinine et le bromure de sodium font merveille ; ils sont les vrais médicaments des accidents congestifs du printemps. Le repos ou la promenade en voiture, une alimentation exempte de graisse et peu abondante compléteront ce traitement printanier.

Quand la chaleur vient brusquement, à la fin de mai ou en juin, sans vent, sans modification hygrométrique, le changement de climat est indiqué ; il faut partir à la montagne : sinon les troubles digestifs ou intestinaux se manifesteront. En attendant le départ, le bicarbonate de soude, à la dose de 4 ou 5 grammes par jour, fera le plus grand bien à la généralité des valétudinaires. Quand cette apparition brusque de la chaleur est accompagnée d'une augmentation de l'humidité de l'air, avec basse pression atmosphérique, la dépression nerveuse est très forte chez les tuberculeux neurasthéniques. L'étude de l'état électrique de l'atmosphère nous éclairerait certainement à cet égard, si les physiciens pouvaient mettre entre les mains des médecins des instruments facilement observables. Nous savons seulement, d'après Schliep, qu'une baisse de baromètre, coïncidant avec une ascension du thermomètre et de l'aiguille de l'hygromètre, dénote dans l'atmosphère une charge négative, et qu'inversement la charge devient positive en cas d'ascension barométrique et de descente simultanée du thermomètre et de l'aiguille de l'hygromètre. On peut traduire cette formule physique en disant que lorsqu'il fait beau, sec et froid, l'air est chargé d'électricité positive, c'est-à-dire tonique.

D'autre part, un temps lourd, chaud et humide, chargé d'électricité négative, est déprimant. C'est cette dernière formule qui est réalisée avant les orages, et les orages sont très déprimants. A ce moment, on voit les dyspeptiques être atteints de migraine, les asthmatiques sont oppressés, les nerveux sont dolents, les tuberculeux sont congestionnés. Je viens de voir un tuberculeux presque guéri qui, depuis un mois, constatait que sa température ne dépassait pas 37°,5. Un orage de grêle survient, la température de l'air descend de 23° à 18°. La température centrale du malade monte à 38°,2 pendant toute la journée et toute la nuit ; le lendemain matin à 9 heures il a encore 38°. Mais à 4 heures il n'a plus que 37°,6, et pendant les jours suivants il est revenu à l'état normal.

Ces congestions survenant au moment des orages sont-elles dues au refroidissement brusque de la température ou à l'état électrique de l'air, ou à l'union de ces deux modifications atmosphériques ? Je crois qu'elles sont dues uniquement à l'état électrique de l'air. En effet, ces congestions se manifestent quatre ou cinq heures avant l'apparition de l'orage, c'est-à-dire quatre ou cinq heures avant la baisse de la température extérieure. Il faudrait savoir combien de temps, avant et après l'orage, l'air est chargé d'électricité négative, et si la durée des accidents orageux est proportionnelle à la durée de la modification électrique de l'atmosphère.

Les modifications rapides de la température, surtout son abaissement brusque, sont souvent néfastes aux valétudinaires. Le mois de septembre, dans les pays de montagne, est toujours le théâtre de pareilles perturbations. Un tuberculeux, qui habitait à une altitude de 900 mètres dans le centre de la France, allait bien ; ses températures ne dépassaient pas 37°,5. Le 24 septembre de l'an dernier, je reçus de lui cette lettre : « Depuis une dizaine de jours, mes températures ont sensiblement augmenté ; elles atteignent 38°,5. Je me demande à quoi je dois attribuer cet accident, n'ayant pas cessé de suivre très strictement vos prescriptions, sans dépasser, pour la durée des promenades à pied ou en voiture, les limites que vous m'avez fixées. Peut-être le temps y est-il pour quelque chose, car nous avons passé assez brusquement d'une chaleur très forte à un temps froid et souvent humide. »

Pendant deux années consécutives, à Thorenc, situé à une altitude de 1200 mètres, un autre malade voit sa température centrale monter d'un degré pendant deux semaines, une première fois six jours après une chute de neige qui survint le 13 septembre, pendant la nuit; une deuxième fois huit jours après les premiers froids de l'altitude, vers le 12 septembre. Ces congestions arrivent, non pas le lendemain de ces brusques abaissements de température, mais quelques jours après leur apparition. L'augmentation brusque de l'humidité de l'air provoque aussi les mêmes phénomènes morbides, mais ils sont beaucoup plus rapides. Ils surviennent le lendemain de l'événement cosmique et disparaissent avec lui. Ainsi, le 26 septembre 1903, une malade avait 37°,1. Le 27, l'atmosphère, qui était lumineuse, sèche, fraîche, devient sombre, humide ; l'hygromètre passe de 35 à 65 ; ma malade a 37°,9 et le lendemain 38°,2, pendant qu'une pluie torrentielle tombait.

En mars, les mêmes accidents congestifs peuvent se produire, quand, sur le littoral méditerranéen, la température s'abaisse brusquement et quand la neige est tombée abondamment sur les montagnes environnantes. Souvent ces poussées congestives des tuberculeux sont accompagnées d'expulsion de crachats contenant une véritable purée de bacilles. Cet hiver les effets morbides de l'abaissement brusque de la température ont été précoces. Ils se sont manifestés le 12 février. A Cannes le thermomètre est tombé, en quelques heures, de 15° à 5°, et les tuberculeux ont généralement été congestionnés.

Au moment où les malades montent des stations méditerranéennes à la montagne, en juin, leur température centrale baisse toujours de 5 ou 6 dixièmes; et cependant il leur semble qu'ils ont très chaud; pendant les deux ou trois premières nuits, ils sont obligés de n'avoir qu'une seule couverture sur leur drap, quoique la température extérieure soit peu élevée. Cette sensation fallacieuse est due au changement d'altitude et l'acclimatement la fait rapidement disparaître. Après quelques jours, la température du corps rentre dans ses limites normales, et on se couvre fortement pendant les nuits fraîches.

L'étude plus approfondie de l'influence des modifications atmosphériques nous permettra de diriger avec une certitude absolue les valétudinaires, et en particulier les tuberculeux, sur les stations climatériques qui conviennent à chacun d'eux. Dès maintenant on peut dire que le meilleur conseil à leur donner consiste à les envoyer pendant six ou sept mois d'hiver sur le littoral méditerranéen et pendant trois ou quatre mois d'été sur une montagne. Selon les indications spéciales, on devra choisir une montagne sèche, comme celle de Thorenc, ou une montagne légèrement humide, comme le sont toutes les montagnes suisses pendant l'été. En général, les femmes nerveuses seront mieux en Suisse qu'à Thorenc.

Quelques jeunes gens, ayant de dix-huit à vingt-cinq ans, devront plutôt passer toute leur année sur une montagne et surtout dans un sanatorium de montagne. C'est là qu'ils trouveront un climat tonique exempt des occasions de plaisir qui les tentent sur le littoral méditerranéen. Nos stations de la Riviera ne conviennent qu'aux gens tranquilles, qui sauront résister aux distractions de Nice et de Monte-Carlo. Un jeune homme, même accompagné de sa famille, saura toujours s'échapper et perdre en une journée de fatigue le bon résultat obtenu en un ou deux mois de repos. Dans les sanatoriums de montagne, le jeune homme peut passer plusieurs mois loin de sa famille, qui souvent l'admire trop pour lui imposer une discipline. Les internes des hôpitaux de Paris devenus tuberculeux fuiront les plaisirs et les fatigues de la capitale en allant faire leur service en hiver à l'hôpital d'enfants d'Hendaye, et en été dans celui de Berck, qui appartiennent à la ville de Paris. Ces deux stations sont d'excellentes résidences pour la cure de repos.

La cure d'altitude n'est nullement une cure spécifique de la tuberculose. On croyait autrefois que l'air des montagnes était curateur de cette maladie, parce que les tuberculeux étaient extrêmement rares sur la montagne. Les tuberculeux y étaient rares parce que les habitants y étaient rares ; il en serait de même dans une île déserte. Le séjour à l'altitude est bon parce que l'air y est pur. Mais, à la montagne comme à la Riviera, on ne guérit que les tuberculeux n'ayant pas de fièvre et crachant peu. Il faut savoir gré au Dr Stéphani, directeur du sanatorium de Montana, situé à 1500 mètres d'altitude, de nous avoir dit que la montagne ne guérit pas la plupart des tuberculeux grandement fébriles. Nous devons répéter avec Andral ces nobles paroles inscrites en 1831 dans l'article *Eaux minérales* du *Dictionnaire de médecine* : « Le temps est venu où toute vérité doit être proclamée et où le médecin, loin de caresser les erreurs du public pour les exploiter, doit l'éclairer sans cesse et lutter contre les préjugés. »

Les stations situées entre 500 et 900 mètres doivent être évitées pendant l'hiver par les valétudinaires et surtout par les tuberculeux. Ces résidences, situées au-dessous des nuages, sont humides et envahies par les brouillards. Ainsi, quand on est à Monte-Carlo, dans une atmosphère très claire, on voit souvent le village de la Turbie, situé à 480 mètres d'altitude, être complètement caché par le brouillard. On peut, au contraire, habiter pendant l'hiver à 200 mètres au-dessus du niveau de la mer. A cette légère altitude, sur des plateaux encore inhabités, on aurait un bon air, qui serait agréable aux personnes craignant le voisinage de la mer. Aussi, je crois qu'on rendrait un véritable service à toute une catégorie de valétudinaires en créant au-dessus de Cannes, au sommet de la Californie et du Pezou, le quartier de *Cannes-Altitude* relié à la ville par des funiculaires.

J'aime beaucoup mieux voir les tuberculeux habiter la plaine que la petite montagne boisée. Ainsi, j'ai connu un jeune tuberculeux qui avait passé deux excellents hivers aux environs de Paris et avait engraissé de 10 kilos et qui perdit tout ce beau résultat en allant passer un hiver dans une station de montagne située à 800 mètres de hauteur. La vie à la campagne pendant toute l'année n'est pas défavorable à un grand nombre de tuberculeux. Je connais un curé de campagne, enfant de vieux, qui est tuberculeux depuis l'âge de quinze ans et qui, depuis vingt-cinq ans, vit très tranquillement loin des agitations des villes : « Aux champs, dit M. Marcel Prévost, les choses, par leur aspect de durée supérieure, rappellent à l'homme qu'il est un passant, une sorte de fermier de la destinée. Et cette leçon de patience enclôt une leçon de sérénité. »

Le tuberculeux doit fuir le séjour des grandes villes qui lui est néfaste, même s'il ne sort pas de chez lui. Voici une tuberculeuse qui a passé un très bon été et un excellent automne à Saint-Cloud. Elle passe le mois de janvier à Paris : elle y perd 3 kilos. Elle retourne à Saint-Cloud et est obligée d'attendre six mois avant de reprendre ces 3 kilos perdus. Pendant trois ans de suite, elle fait le même essai malheureux ; chaque année, elle perdait 2 ou 3 kilos pendant son séjour mensuel à Paris.

Les effets brillamment toniques du climat hivernal méditerranéen ont été récemment exposés par M. Huchard. C'est dans ce climat que l'on voit un grand nombre de tuberculeux venir régulièrement reprendre du poids. Je suis depuis plusieurs années un couple de tuberculeux qui viennent chaque année à Cannes prendre 2 ou 3 kilogrammes, qu'ils perdent pendant l'été dans le nord de la France. Voici leurs poids successifs pour l'hiver 1903-1904 :

$52^{kg},500$ le........................	17 décembre 1903.
$51^{kg},500$ le........................	3 février 1904.
$54^{kg},800$ le........................	9 mars 1904.
$55^{kg},000$ le........................	15 avril 1904.
$70^{kg},800$ le........................	17 décembre 1903.
$72^{kg},100$ le........................	3 février 1904.
$72^{kg},900$ le........................	9 mars 1904.
$73^{kg},000$ le........................	15 avril 1904.

L'un des valétudinaires a gagné $2^{kg},500$, l'autre a gagné $2^{kg},200$.

Les deux stations principales de la Riviera sont Cannes et Menton, toutes deux exposées au midi et protégées des vents du nord par un rempart de montagnes, très rapprochées de la mer à Menton, plus éloignées à Cannes. Mais ces deux stations ont des caractères climatériques différents très importants. *Menton*, situé sur un sol calcaire, absorbe l'eau comme le ferait un sol de sucre ou de sel, tandis que *Cannes* est situé sur un sol de gneiss, conservant l'humidité à sa surface.

Si on veut bien ne pas oublier que Menton, ouvert à l'est, reçoit au printemps et à l'automne de grandes bouffées de vent d'est, tandis que Cannes, ouvert à l'ouest, est au printemps balayé par le mistral, on pensera que certains groupes de tuberculeux doivent être spécialement dirigés sur Menton et d'autres sur Cannes.

Les bons tuberculeux trouveront à Cannes et à Menton un air pur, pureté due au voisinage de la mer immense, privée d'habitants, et à une brise régulière qui brasse constamment les poussières au milieu d'une atmosphère ensoleillée et rapidement microbicide. Grâce aux belles journées extrêmement nombreuses, ils peuvent chaque jour se promener à pied ou en voiture sur des routes plates ou légèrement ascendantes. Ces bons tuberculeux qui mangent bien, qui dorment bien, qui ont de bonnes ressources musculaires, qui prennent régulièrement leur température et se reposent à la moindre alerte, ceux-là peuvent résider indifféremment à Cannes ou à Menton. Il faut cependant remarquer que les hommes et les femmes prédisposés à abuser du jeu doivent éviter le séjour de Menton, parce qu'en un quart d'heure ils peuvent se rendre à la maison de jeu de Monte-Carlo. Or, les tuberculeux qui fréquentent assidûment les maisons de jeu sont certains d'être terrassés par des rechutes dues à l'énervement intensif et au séjour prolongé dans une atmosphère délétère.

Menton est une station plus sèche, plus tonique que

Cannes. C'est à Menton qu'il faut envoyer les tuberculeux torpides, surtout ceux qui sont atteints de lésions appelées autrefois *scrofuleuses*. Mais on devra éviter d'y envoyer ceux qui crachent facilement du sang et qui ont souvent des poussées congestives ; de tels malades sont très mal influencés au printemps par les vents d'est et de sud-est qui règnent fréquemment à Menton.

Au contraire, ces malades se trouveront bien du climat de Cannes qui est moins sec que celui de Menton. C'est vraiment le climat favorable aux cracheurs de sang. Car il n'est pas amollissant, la tendance à l'humidité de l'air est compensée par la brise régulière et surtout par le mistral qui sèche rapidement l'atmosphère. Mais à Cannes le tuberculeux devra bien se garder d'être dehors au moment du coucher du soleil, encore plus qu'à Menton, parce qu'à ce moment une véritable rosée vient souvent s'abattre sur la terre qui est mouillée.

A Cannes et à Menton, quand l'air est trop sec, surtout quand le vent est violent et quand les malades éprouvent une grande difficulté à cracher, il faut étendre dans leur chambre des serviettes mouillées et les tremper souvent de façon de l'atmosphère de la chambre n'ait plus aucune propriété irritante.

D'autre part, dans ces stations, lorsqu'il pleut abondamment et quand l'air est trop humide, on calmera la toux et l'état douloureux des malades en plaçant devant leurs fenêtres une terrine pleine de chaux vive.

Dans ces deux stations, les malades pourront indifféremment habiter le bord de la mer, les vallées ou les collines environnantes. Ils fuiront toute habitation située en face d'une bouche d'égout. L'air de la mer n'a aucune action irritante par sa composition chimique. Il ne contient aucune trace d'iode ou de brome. En pleine mer l'eau de pluie ne contient que 0gr,05 à 0gr,01 de chlorure de sodium par litre. L'air du bord de la mer n'est nullement chargé d'ozone, ainsi que je l'ai démontré en 1878. Sa composition chimique ne diffère pas de celle de l'air pur de la plaine. On ne voit donc pas pourquoi on devrait interdire le séjour du bord de la mer aux tuberculeux qui ne sont pas neurasthéniques ou hystériques. Les tuberculeux ordinaires, qui ne peuvent pas sortir souvent, seront très heureux d'être logés au bord de la mer, parce que la vue très gaie, très animée, très changeante des promeneurs, des bateaux, des couchers de soleil, les distraira fort agréablement.

Les *asthmatiques tuberculeux*, que l'on prend généralement pour de purs asthmatiques, sont très améliorés par le séjour dans nos climats. Tout dernièrement, j'ai vu une grosse dame qui a été atteinte de pleurésie droite il y a quatorze ans. Depuis ce temps, elle a été une tousseuse et une dyspnéique : soulagée quand elle crachait, oppressée quand elle ne crachait pas. Elle a mené une vie très active, très fatigante jusqu'à l'été dernier, où brusquement elle a été prise d'une crise congestive avec grave fièvre, crachements sanguinolents. Elle a été souffrante pendant l'automne et l'hiver, avec une toux fatigante, un appétit presque nul, une oppression constante, un nervosisme désagréable. Elle arrive vers le 15 février à Cannes. Je la vois le 2 mars ; elle me dit qu'elle est transformée depuis son arrivée, qu'elle sort, qu'elle mange, qu'elle tousse moins, qu'elle crache facilement, qu'elle n'est pas oppressée. Et cependant c'est une tuberculeuse ; elle a le sommet droit, le sommet de son ancienne pleurésie, nettement sclérosé avec un peu d'infiltration autour ; elle a la poitrine ronflante.

Le vent et la poussière sont les ennemis des artérioscléreux pulmonaires. Leurs poumons emphysémateux, leurs cellules pulmonaires dilatées ne savent pas chasser l'excès d'air et l'excès de poussière qui s'engouffrent en eux. L'élasticité ne fonctionne plus ; il leur faut un air pur et calme. On devra leur proscrire le séjour et les promenades au bord de la mer.

Tous les valétudinaires qui fréquenteront notre Midi pendant l'hiver devront régler leurs sorties en suivant les indications fournies par le thermomètre et l'hygromètre. Grâce à l'examen quotidien d'un thermomètre et d'un hygromètre enregistreurs placés, à Cannes, à l'ombre dans un jardin au bord de la mer, j'ai pu constater que la température de l'air atteint son maximum de 10 heures à 2 heures en décembre, janvier et février ; de 10 heures à 3 heures en mars ; de 9 heures à 4 heures en avril. Elle atteint son minimum pendant la nuit entre 5 heures et 7 heures en décembre, janvier, février et mars ; entre 4 heures et 6 heures en avril. L'humidité de l'air atteint son minimum de 9 heures du matin à 2 heures de l'après-midi ; elle augmente brusquement de 3 heures à 4 heures pendant les mois de décembre, janvier, février et mars. Jusqu'en mars, les malades devront être rentrés à 4 heures.

J'espère que toutes ces indications météorologiques empêcheront les médecins de conseiller à des malades d'aller selon leur choix à Pau, à Cannes ou à Menton. Un malade qui sera amélioré à Pau, climat humide, sera très probablement aggravé à Menton, climat sec.

CHAPITRE XI

Sanatoriums pour les tuberculeux aisés. — Sanatoriums maritimes, de plaine, d'altitude. — Règles que doivent suivre les malades au sanatorium. — Le sanatorium est une école mutuelle pour les tuberculeux. — Le Home Sanatorium. — Devoirs du médecin de sanatorium.

Quand je racontais, le 23 juillet 1888, la visite que j'avais faite au sanatorium de Falkenstein, où les phtisiques, en été et en hiver, vivent toute la journée étendus dans des galeries exposées au grand air, au froid, à la neige, et couchent toutes les nuits la fenêtre ouverte, on a cru que je parlais d'une de ces cures folles qui germent quelquefois dans le cerveau de quelque médecin délirant. Cette méthode qui, à première vue, paraît être extravagante, est cependant la plus simple, la plus rationnelle. Aujourd'hui, les médecins français sont convertis à cette méthode de traitement de la phtisie pulmonaire. La *cure à l'air et au repos* est la base de toute cure sérieuse de la tuberculose des poumons, et elle a réussi au delà de toutes mes espérances.

Mais, si cette cure réussit chez des malades laissés en liberté dans des hôtels ou des villas, elle réussit encore bien mieux chez des malades surveillés à chaque heure du jour par un médecin, dans un sanatorium qui ne reçoit que des phtisiques. Elle est merveilleuse pour les tuberculeux dont les lésions pulmonaires sont peu avancées.

Sanatorium de tuberculeux veut dire exclusivement : maison de santé dans laquelle des tuberculeux payants ou indigents sont soignés, sous la surveillance disciplinaire d'un médecin-directeur, par la méthode hygiénique: *cure à l'air pur, repos, alimentation intensive et surveillée.* Ces sanatoriums sont des établissements fermés ; les malades doivent rendre compte de toutes leurs actions au médecin. Si les pensionnaires refusent de suivre les prescriptions médicales, ils sont priés de se retirer. Car l'exemple de la désobéissance, de l'indiscipline, serait néfaste pour les autres malades. Le sanatorium est l'*école mutuelle des tuberculeux.*

Là le phtisique apprendra qu'il faut soigner la tuberculose à son début. Cette notion élémentaire avait été oubliée, mais nos ancêtres la proclamaient autrefois. Au XVIIe siècle, un médecin très répandu, Lazare Meysonnier, écrivait : « La phtisie récente à un jeune homme de bonne habitude, tenant régime, parfois est guérissable. » Nous revenons au *régime* dans les maladies chroniques, au régime qui était la grande force de l'ancienne médecine, de la médecine hippocratique.

Les sanatoriums gratuits ne doivent pas avoir le même but que les sanatoriums payants. L'établissement gratuit doit conserver le tuberculeux pauvre pendant tout le temps nécessaire à sa guérison, c'est-à-dire pendant deux ou trois ans ; car ce sont les moyens matériels de traitement qui manquent aux indigents, tandis que le sanatorium payant doit être surtout une école, dans laquelle le malade apprend à se soigner. Ce ne sont pas les moyens matériels de traitement qui font défaut aux tuberculeux aisés ou riches, c'est la méthode. En quatre ou cinq mois le malade a appris à se soigner et il peut, s'il le veut, continuer sa cure en liberté. Le sanatorium lui a dès lors enseigné à se passer de lui. Les jeunes gens indisciplinés, ne sachant pas résister aux occasions de plaisir et de fatigues, ont intérêt à demeurer pendant plusieurs années dans un sanatorium. D'autres malades doivent aussi rester longtemps dans un tel établissement, parce qu'ils sont ainsi isolés de leur famille qui, avec les meilleures intentions du monde, a une déplorable influence sur leur cure, en les forçant à marcher, à travailler. Combien de parents ignorants disent aux tuberculeux : « Allons, allons, vous vous écoutez trop, il faut vous secouer ! » Il est bon de secouer les pruniers, mais pas les tuberculeux.

La cure hygiénique de la phtisie pulmonaire est longue, mais elle est très efficace. Il faut combattre à outrance l'opinion des gens encore trop nombreux qui pensent qu'on ne guérit pas la phtisie pulmonaire. On doit savoir que la tuberculose est une maladie avec laquelle on peut vivre en fort bons termes pendant de très nombreuses années, si l'on a des égards pour elle. Les praticiens qui sont spécialement consultés pour les affections pulmonaires connaissent tous des officiers, des avocats, des médecins, des agriculteurs, des mères de famille qui ont des lésions tuberculeuses encore très appréciables pour une oreille exercée, et savent parfaitement bien vivre avec leur tuberculose en l'entourant de précautions. Si on attend, pour prendre ces précautions, que le malade ait les signes d'une lésion déjà étendue ou destructive du tissu pulmonaire, on pourra prolonger son existence, mais jamais on ne pourra lui procurer une vie agréable. Il sera trop tard. Il importe donc au médecin de savoir faire le diagnostic de la phtisie pulmonaire dès le premier début de la maladie, de la dépister à son apparition.

Dès que le diagnostic est établi, on doit envoyer le malade dans un sanatorium, si la famille ne seconde pas le médecin avec intelligence et méthode, et surtout si le milieu dans lequel doit vivre le tuberculeux est mondain ou ignorant. Ce tuberculeux sera fort à plaindre s'il tombe entre les mains d'un médecin assez faible pour se laisser influencer par les suggestions des parents affolés, prêts à accueillir tous les faux spécifiques pour sauver leur fils ou leur fille.

Malheureusement, il existera toujours des médecins assez insouciants et des malades assez ignorants pour se jeter sur les fallacieuses panacées, comme le font les alouettes sur tout ce qui brille. Toute médication qui altère les reins ou le foie est néfaste aux tuberculeux, et on peut dire que tous les médicaments, pris à haute dose, soit par la bouche, soit par l'intestin, soit sous la peau, sont très rapidement dangereux pour les reins et le foie des êtres faibles et délicats. Aussi tout traitement qui ne placera pas au premier rang la cure hygiénique est un mauvais traitement. A la triple cure de repos, d'air et d'aliments, on peut joindre avec discrétion des médicaments inoffensifs comme la morphine et ses dérivés, et soigner avec des remèdes appropriés quelques accidents aigus et momentanés. Mais on ne guérit pas la tuberculose par une médication continue et intensive. On peut améliorer momentanément, donner l'apparence trompeuse d'une fausse guérison par un traitement médicamenteux excitant ; mais on a ainsi compromis la structure intime et si délicate du tube digestif, des reins et du foie, qui sont les véritables places d'armes, les dernières ressources des tuberculeux, dont la maladie est un état constitutionnel, un état de déchéance organique, congénital ou acquis.

Dans un sanatorium on apprendra aux tuberculeux tous les détails les plus minutieux de la cure à l'air ; comment on doit entr'ouvrir, puis ouvrir progressivement la fenêtre pendant la nuit, quand on n'est pas rhumatisant ; comment on doit s'étendre, en plein air ; comment on doit s'abriter du soleil et du vent ; comment on doit se couvrir et se découvrir.

On ne renferme pas les malades pendant les mauvais temps ; on les aguerrit à toutes les intempéries. Presque tous les malades passent, sans aucun inconvénient, et même avec les plus grands avantages, douze heures au grand air, chaque jour, quelque temps qu'il fasse, qu'il pleuve, qu'il neige, qu'il vente, que le thermomètre soit à 10° au-dessous de 0 ou à 20° au-dessus de 0. Ils sont couchés au grand air sous des galeries ou des kiosques ouverts. C'est vraiment un spectacle curieux que de voir tous ces phtisiques étendus sur des chaises longues dans les longues galeries ouvertes qui entourent les rez-de-chaussée des sanatoriums. Tous, malgré le froid, sont immobiles, roulés dans leurs couvertures ; chacun possède à côté de lui une petite table sur laquelle il place ses objets familiers. Les uns lisent, les autres écrivent, d'autres dorment ou causent. Chacun a son crachoir ; il est interdit de cracher par terre ou dans un mouchoir.

Tous, sauf avis du médecin, doivent descendre de leur chambre le matin, avant 8 h. 15, pour prendre le premier déjeuner, et, immédiatement après, commence la cure d'air. Il est défendu de remonter dans sa chambre avant l'heure également indiquée par le médecin. Beaucoup de malades, surtout en été, restent ainsi couchés à l'air jusqu'à 10 heures du soir. Les galeries, les kiosques sont éclairés ; de grands rideaux de toile peuvent être tirés et protéger les malades du vent ou de la pluie. En hiver, les malades les plus faibles rentrent dans leur chambre entre 5 heures et 7 heures du soir ; mais ceux qui sont bien entraînés restent à l'air jusqu'à 10 heures. On couche dans une chambre dont la fenêtre reste entr'ouverte. Cette fenêtre est grandement ouverte pendant toute la journée.

Mais il faut bien savoir que cet entraînement est lent et méthodiquement surveillé. Si un malade arrive dans le sanatorium avec une fièvre moyenne, on l'observe dans sa chambre pendant plusieurs jours, puis on commence à lui faire entr'ouvrir la fenêtre d'abord pendant le jour, puis pendant la nuit; ensuite il descend pendant quelques heures dans la galerie ouverte, toujours sans marcher.

Quand la fièvre a diminué d'intensité — et cette vie au repos et au grand air calme rapidement la fièvre — on permet au malade de marcher pendant un quart d'heure sur un terrain plat, puis progressivement de marcher pendant trois quarts d'heure en trois fois, enfin on permet quelques minutes de marche sur une route légèrement montante, et ainsi de suite.

Mais jamais on n'autorise les grandes promenades.

La fatigue qui survient si rapidement chez le phtisique est son plus grand ennemi; en outre, la marche produit facilement la transpiration et, à sa suite, le refroidissement qui est le second grand ennemi du tuberculeux. Il faut supprimer la fatigue tout en accoutumant le malade à vivre au repos, au grand air; de cette façon le tuberculeux ne perd pas de forces. Pour éviter les transpirations, les malades n'ont le droit de marcher que plusieurs heures avant ou après le moment où ils sont en proie au mouvement fébrile; c'est là une recommandation indispensable. Mes malades qui ont bien voulu s'astreindre à prendre leur température cinq ou six fois par jour ont pu, avec le plus grand succès, déterminer le moment et la durée de leur promenade. J'ai vu qu'en général les malades légèrement fébriles pouvaient le matin supporter une promenade d'une heure à pied sans ascension du thermomètre, et que, au contraire, une promenade d'une demi-heure faite dans l'après-midi causait ordinairement une ascension de 5 à 6 dixièmes de degré au-dessus de la température atteinte au repos. Aussi, j'ai remarqué depuis longtemps que, pendant les mauvais jours, les malades sont beaucoup moins fébriles que pendant les beaux jours, parce qu'ils marchent moins. Dans le midi de la France, les malades ont des accidents très fréquents pendant les beaux mois d'hiver, lorsqu'ils font des excursions et des imprudences.

La cure à l'air ne doit pas être une brutalité, et le malade serait bien vite dégoûté du sanatorium et de son médecin si on se contentait de lui dire : « Vous coucherez la nuit avec la fenêtre ouverte, et vous resterez étendu toute la journée dehors. » Il faut aussi savoir que seuls les jeunes tuberculeux doivent avoir la fenêtre ouverte pendant la nuit. Après quarante ans, on n'est plus assez résistant pour supporter impunément la fraîcheur qui se manifeste invariablement entre 3 heures et 4 heures du matin.

Il ne faut pas oublier que les galeries de cure, dans un sanatorium, doivent être établies sur toutes les faces du bâtiment. Ou bien on pourrait installer des galeries et des kiosques mobiles sur rails qui seraient mus par un moteur à gaz, à vapeur ou électrique. Il faut pouvoir s'étendre à l'abri du soleil, tantôt à l'est, tantôt à l'ouest, et même quelquefois au nord. Cette cure à l'air doit être scrupuleusement surveillée par un médecin résidant dans le sanatorium et ne faisant aucune clientèle au dehors.

Dans un sanatorium, on devra régler l'exercice permis ou imposé aux malades, exercice qui variera avec l'âge, la lésion, la température et le poids de chaque tuberculeux. La marche est certainement le meilleur exercice que l'on puisse conseiller aux tuberculeux valides dont la lésion est cicatrisée, dont la tuberculose n'est plus en évolution. Mais il faut la doser et en surveiller les effets sur la température de chaque sujet.

Tout tuberculeux valide dont la température, prise dans la bouche, aura dépassé 37°,4 après une promenade, devra se reposer le lendemain.

La promenade en voiture découverte est permise, pourvu que le malade ait les jambes bien couvertes, parce que, dans l'immobilité, les extrémités se refroidissent chez les gens affaiblis. Lorsqu'il fait du vent, le landau, relevé du côté du cocher, sera le véhicule de choix ; on y est protégé, tout en étant beaucoup plus aéré que dans une voiture fermée dont on ouvre une des glaces. Le grand air est ordonné, mais les courants d'air sont proscrits. Aussi les automobiles ne seront permis aux tuberculeux valides que s'ils ont la forme d'un landau, d'un break ou d'un coupé, dès que la vitesse dépasse 12 kilomètres à l'heure. Jusque-là, un simple écran, protégeant tout l'avant de l'automobile, suffit pour se mettre à l'abri de la violence du courant d'air. En tout cas, les tuberculeux ne devront jamais dépasser la vitesse de 12 kilomètres à l'heure dans un véhicule découvert. Jamais le tuberculeux ne devra conduire une voiture ou un automobile; car il doit éviter tous les efforts continus de ses muscles ou de son attention. Aussi convient-il d'interdire aux phtisiques l'équitation et les courses à bicyclette. J'ai vu plusieurs tuberculeux éprouver des rechutes avec poussées pulmonaires fébriles, parce qu'ils avaient voulu apprendre à monter à bicyclette ; même si le tuberculeux sait bien se servir de son instrument, il devra l'abandonner, parce qu'il sera rarement assez sage pour s'en servir doucement et éviter toute course de vitesse, surtout s'il se promène avec des compagnons de bicyclette.

Le canotage n'est pas un mauvais exercice pour les tuberculeux valides, pourvu qu'ils évitent de manœuvrer les voiles, ce sport exigeant des mouvements rapides et violents quand le vent tourne brusquement ou fraîchit subitement. Mais le tuberculeux bien portant peut ramer très progressivement et très doucement. Il devra toujours prendre sa température dès qu'il aura cessé de ramer, et, si celle-ci dépasse 37°,4, il abandonnera cet exercice ou, tout au moins, il diminuera la longueur de la séance de canotage. La promenade passive en bateau est permise pourvu que le tuberculeux puisse se couvrir chaudement au moment du coucher du soleil.

Dans les sanatoriums, on surveillera avec le plus grand soin l'alimentation des tuberculeux. On donnera les aliments les plus parfaits et les plus sainement accommodés. On limitera scrupuleusement les boissons absorbées par les tuberculeux. Dans quelques sanatoriums on permet aux pensionnaires de boire de l'alcool ou du champagne en dehors des repas. Cette tolérance peut faire les affaires du gérant du sanatorium, mais ne fait pas celles des malades. Il importe que dans les sanatoriums aucune boisson alcoolique ne soit servie en dehors des repas sans l'ordonnance formelle du médecin. Et tout malade qui importerait du dehors de telles boissons devrait être immédiatement remercié. Le sanatorium est une école de cure, et aucun mauvais exemple ne doit y être toléré.

Les malades recevront peu de visites ; les visites causent toujours des émotions, et les visiteurs trouvent toujours que le traitement institué est discutable. Pour que le médecin soit scrupuleusement obéi, il ne doit pas être discuté. Aussi, sommes-nous souvent mal écoutés par nos malades de la Riviera, qui discutent leur traitement avec leurs voisins de table d'hôte. « Comment, dit l'un, votre médecin vous a défendu de faire de longues promenades ! mais c'est absurde ; venez-vous dans le Midi pour rester dans votre chambre ? Suivez-moi, et vous verrez ! ! » Et, le lendemain, les deux malades sont au lit avec la fièvre ou un crachement de sang.

Plus je soigne les phtisiques, plus je suis persuadé qu'on doit les discipliner comme des écoliers. Le malade apprendra qu'il ne doit pas être le directeur de son hygiène, que les moindres détails de sa vie doivent être réglés, que les plaisirs du monde n'existent plus pour lui, qu'il n'a qu'un droit, c'est de se nourrir et de respirer de l'air. Il apprendra encore à ne tousser exclusivement que pour cracher, à ne jamais avoir de quintes et à ne jamais rendre ses aliments. On apprend à ne pas tousser comme on apprend à ne pas se gratter. Ce résultat est facilement obtenu en forçant le malade à faire de temps en temps d'amples inspirations par le nez et à calmer la toux naissante par quelques gorgées d'eau très chaude ou très froide. En quelques jours on lui a appris à ne plus tousser.

Dans les sanatoriums, les malades apprendront aussi quelles précautions il faut prendre contre la contagion de la tuberculose ; comment ils pourront éviter de la transmettre à leurs parents, à leurs enfants, à leurs voisins. Ils sauront qu'il ne faut pas cracher par terre, sur les draps ou dans des mouchoirs, mais seulement dans des vases remplis d'eau ou dans un crachoir de poche. Ils apprendront aussi à fermer la bouche quand ils toussent, ou tout au moins à placer devant leur bouche un tampon de ouate ou un morceau de linge pendant les accès de toux, pour ne pas éclabousser leur entourage de liquides chargés de bacilles tuberculeux. Nos ancêtres ne savaient pas très nettement que l'agent de la contagion tuberculeuse était contenu dans les crachats secs ou humides ; mais instinctivement ils redoutaient vivement l'habitation dans un local occupé autrefois par un phtisique. Ainsi, Chateaubriand nous apprend, dans ses *Mémoires d'outre-tombe*, qu'à Rome, en 1803, personne ne voulut acheter ses voitures, parce que son amie Mme de Beaumont, « atteinte d'éthysie, est montée deux ou trois fois dans ses équipages ». Chateaubriand nous dit encore qu'il eut toutes les peines du monde pour trouver une retraite tranquille où il pût déposer sa chère mourante : « Car il y a un préjugé à Rome contre les maladies de poitrine, regardées comme contagieuses. »

Si le sanatorium est l'école mutuelle des tuberculeux, il n'est pas le seul instrument par lequel peut être exécutée la cure hygiénique de la phtisie pulmonaire. La plupart des malades aisés et instruits peuvent parfaitement se soigner en liberté, après avoir fait pendant un ou deux mois leur éducation dans ces sortes d'Universités pour phtisiques. M. le professeur Landouzy a insisté avec raison sur la mauvaise tendance actuelle, qui consiste à imposer le sanatorium forcé à tous les tuberculeux indistinctement. « Si le médecin, dit-il, ne savait que jamais prescrire le sanatorium, cela deviendrait la négation de toute thérapeutique. » Cette parole est très juste ; le sanatorium n'est pas plus une panacée que ne le sont la créosote, l'arsenic, l'iodoforme, l'aldéhyde formique et les innombrables sérums plus ou moins antituberculeux. « Comme si, dit encore le professeur Landouzy, suivant la constitution des malades, leur personnalité, leur éducation, leur humeur, leur tempérament, leurs réactions lentes ou vives, le médecin, en quête d'assortir le milieu ambiant aux besoins particuliers et changeants de ses malades, n'avait parfois mieux et plus à faire que d'ordonnancer la cure hygiénique dans un sanatorium. » En effet, si la vie dans un sanatorium est nécessaire à un jeune homme, ami des plaisirs ou des sports, elle est bien inutile au tuberculeux possédant une famille intelligente, qui sait l'entourer des soins les plus rigoureux dans ce que Landouzy appelle très heureusement un *home sanatorium.*

Ainsi, il est bon d'envoyer pendant un mois ou deux dans un sanatorium les femmes tuberculeuses ; mais il ne faut pas les y maintenir longtemps, parce qu'elles guérissent seulement au milieu des êtres qui leur sont chers. La cure de sanatorium prolongée n'est favorable qu'aux célibataires ; pour eux elle est indispensable.

Les tuberculeux sages et raisonnables peuvent parfaitement continuer à vivre et à se guérir sur nos côtes méditerranéennes. Il est de bon ton, depuis quelques années, de dire que l'influence des climats est nulle dans le traitement de la phtisie pulmonaire. C'est là une affirmation fausse et ridicule. Certes, on guérit la tuberculose un peu partout ; je l'ai vu souvent guérir aux environs de Paris, dans de bonnes habitations entourées de grands jardins. Mais on guérit encore plus sûrement et plus rapidement les tuberculeux quand on peut les envoyer à Hyères, Cannes ou Menton, ou dans les stations d'altitude. Les climats marins et les climats alpestres ont une action indiscutable sur la réparation des lésions tuberculeuses et sur l'amélioration de l'état général des phtisiques. Les médecins qui nient cette action n'ont jamais exercé dans ces deux sortes de stations climatériques. Les malades qui peuvent se déplacer doivent associer la cure hygiénique avec la cure marine ou alpestre. Et s'ils habitent Cannes ou Menton, ils devront faire, sous la direction de leur médecin, des promenades en mer pendant les mois d'octobre, novembre, avril et mai.

Nous avons vu avec grand plaisir deux sanatoriums se fonder sur les bords de la Méditerranée française : l'un près de Hyères, au Mont des Oiseaux, créé par M. Léon Petit; l'autre près de Menton, à Gorbio, créé par M. Appenzeller. Ces créations répondent à des nécessités impérieuses. Les sanatoriums méridionaux et maritimes sont indispensables pour les tuberculeux aisés qui ne peuvent supporter la vie dans le sanatorium d'altitude, et à ceux qui ont besoin de ce beau soleil du Midi qu'ils ne trouveraient pas pendant l'hiver dans les sanatoriums de plaine.

Le médecin de sanatorium doit être l'esclave de ses malades; il doit leur donner son temps et ses pensées. Je puise dans une lettre écrite en juin dernier par une jeune dame finlandaise le récit du rôle du vrai médecin de sanatorium pour tuberculeux : « Le docteur fait ses visites trois fois par jour chez tous les malades : de 7 heures à 8 heures, de midi à 1 heure, de 6 heures à 7 heures du soir. Après avoir constaté la température de chaque malade, il dit si on doit rester étendu sur la chaise longue ou si on doit se promener, et l'endroit où l'on doit se rendre. Le docteur surveille la cuisine, et à chacun des trois repas il sert lui-même chaque personne. Si on rend ce qu'on a absorbé, il faut recommencer. C'est difficile et même pénible; mais je crois que le docteur a raison en disant qu'on peut tout ce qu'on veut. Moi aussi, je rendais une partie de mes repas au début de mon séjour; mais, maintenant, je garde tout et j'ai même faim en me mettant à table, ce que je n'avais plus constaté depuis trois ans; aussi, j'ai augmenté de 3 kilos en trois semaines. Au sanatorium, on ne doit rien laisser sur son assiette; celui qui proteste peut faire sa malle et partir;

c'est ce qui vient d'arriver à un Anglais avant-hier. Je sens que je devrai ma guérison à la discipline que m'impose le docteur. »

Quelle peine doit se donner un tel médecin ; mais il est heureux quand ses malades, en le voyant, peuvent lui dire comme Psyché à l'Amour :

> A peine je vous vois que mes frayeurs cessées
> Laissent évanouir l'image du trépas.

Mais il doit éviter que les tuberculeuses reconnaissantes lui appliquent les deux vers suivants :

> Et que je sens couler dans mes veines glacées
> Un je ne sais quel feu que je ne connais pas.

Le médecin d'un sanatorium doit surveiller l'état de ses malades. Il lira *Léa*, un roman dans lequel M. Marcel Prévost a admirablement décrit les élans et les chutes d'un jeune phtisique. Le tuberculeux se figure toujours qu'il a besoin d'être entouré et choyé par les êtres qu'il aime, et, dès qu'il est au milieu d'eux, leur société lui devient rapidement indifférente. Il sent bien vite qu'il n'a plus la force d'aimer profondément, et sa belle ardeur affective s'éteint comme une flamme soufflée par le vent. Aussi la vie de sanatorium au milieu de gens inconnus la veille, ignorés le lendemain, est bien celle qui convient à la plupart des tuberculeux. Le médecin d'un sanatorium doit savoir que les phtisiques sont des êtres mobiles. Désespérés aujourd'hui, demain ils se croient guéris ; aussi doit-il effrayer les malades guérissables, toujours tentés de commettre des imprudences. Et il doit encourager, tromper et illusionner les malheureux malades qui n'ont aucune chance de guérir ; il faut dorer l'horizon sur lequel se couche leur triste vie.

CHAPITRE XII

Les tuberculeux jeunes et les tuberculeux âgés. — Reins des tuberculeux artérioscléreux. — Albuminurie inconstante chez les tuberculeux guéris. — Rôle utile des alcalins. — Tuberculose de la ménopause. — Tuberculose tardive. — Tuberculose des infantiliques. — La grippe et la tuberculose.

Les tuberculeux qui sont soignés par un médecin sage et instruit doivent se méfier de l'intervention intempestive de leur famille et de leurs amis. Les bonnes âmes veulent toujours vous guérir malgré vous et les gens du monde croient avoir la médecine infuse dans leur cerveau. M. Thiers disait un jour : « Voulez-vous faire dire des bêtises à un homme d'esprit, faites-le causer de médecine pendant cinq minutes ». Quand les gens du monde ne vous proposent pas le remède de la quatrième page du journal quotidien, ils vont chercher une recette dans les arcanes de la vieille médecine que Montaigne nous énumère ainsi : « l'urine d'un lézard, la fiente d'un éléphant, le foie d'une taupe, le sang tiré sous l'aile droite d'un pigeon blanc, des crottes de rat pulvérisées et telles autres singeries ».

Quand un tuberculeux est en bonne voie de guérison, quand il n'a ni fièvre, ni insomnie, quand il mange et digère bien, il ne doit prendre aucun médicament. Quand il est en proie à une poussée fébrile aiguë, le repos au lit et une demi-diète suffisent bien souvent à le remettre. Le tuberculeux en état de fièvre ne doit pas craindre de ne boire que de l'eau fraîche pendant un ou deux jours. Les marchands de vin prétendent que l'eau est néfaste à la santé; ne les croyez pas. La bonne eau fraîche est la meilleure boisson des fébricitants.

Les tuberculeux jeunes supportent seuls les médicaments. Ils les supportent parce qu'ils sont jeunes ; mais souvent ils ne leur sont d'aucune utilité. S'ils les prennent à haute dose, ils activeront l'artériosclérose qui, vers la quarantaine, provoquera la rechute fatale.

La tuberculose n'aime pas les remèdes. Le tuberculeux a assez de mal à se guérir par l'hygiène pour ne pas chercher à se détruire par les médicaments. Quand, à grands frais ou à grandes peines, il a recouvré la santé, qu'il veuille bien se souvenir des sages paroles écrites par le célèbre révolutionnaire, le Dr Marat, dans son *Électricité médicale* : « La santé est le premier des biens, le seul sans lequel on ne peut en posséder aucun autre. On n'en connaît le prix qu'après l'avoir perdue. En jouit-on, toujours on fait peu pour la conserver, souvent beaucoup pour la perdre. »

Chez certains malades, il faut savoir ne donner aucun médicament, même s'ils peuvent leur être utiles, parce que l'état de leur rein les transformerait en véritables poisons. Le médecin des tuberculeux doit se souvenir des sages paroles du célèbre clinicien Bordeu, blâmant ses confrères « qui ne cessent d'importuner les malades par l'emploi de mille drogues plus amères souvent que les symptômes de la maladie ».

De tels malades, réfractaires à tous les médicaments, se rencontrent rarement parmi les jeunes gens, mais il sont très nombreux parmi les malades atteints de la *tuberculose de la quarantaine.* Cette tuberculose est rarement une première atteinte de la maladie, elle est généralement une rechute de ce mal guéri pendant la jeunesse. Pendant une vingtaine d'années, le tuberculeux guéri a mené une vie active sans accroc; puis, entre quarante et cinquante ans, la résistance organique fléchit. La sclérose des artères, qui avait aidé le malade à cicatriser ses tubercules pulmonaires, se généralise dans tous les organes. La circulation du sang est entravée. Les extrémités se refroidissent après les repas. Quand vous voyez les gens aller se chauffer les jambes après le dîner, vous pouvez être certain qu'ils sont artérioscléreux.

Chez les tuberculeux, cette artériosclérose se manifeste par des congestions de la gorge, de la raucité de la voix et souvent des petits crachements de sang après des excès de parole.

Le malade cependant engraisse, est vaillant et n'a pas de fièvre. Mais, s'il se surmène pendant deux ou trois jours, ce malade s'enrhume, a de la fièvre; c'est la grippe, dit-on. Et l'on va ainsi pendant quelques mois. Puis la fatigue arrive, l'appétit diminue, la petite fièvre quotidienne s'installe; c'est la rechute de la quarantaine. Elle est due à la fermeture d'une portion de l'émonctoire rénal par la sclérose des artères du rein. Cette sclérose doit sa précocité au passage ininterrompu pendant des années du poison tuberculeux à travers les cellules rénales.

Le grand danger qui menace les tuberculeux qui cicatrisent leurs lésions pulmonaires par sclérose, c'est de faire de la *sclérose des reins*. J'ai pu observer plusieurs tuberculeux franchement guéris qui ont été emportés par la néphrite albumineuse vers quarante ans. D'autre part, j'ai observé des tuberculeux qui supportaient admirablement bien une tuberculose pulmonaire bénigne, succomber rapidement dès que leurs reins, atteints par la sclérose, fonctionnaient mal. Ils n'éliminaient plus par les urines les poisons créés par leurs microbes tuberculeux, leur organisme étant intoxiqué; et les bacilles tuberculeux qui sommeillaient dans leur organisme, autrefois bien défendu, purent impunément pulluler dans un corps sans défense.

Je n'oublierai jamais l'histoire d'une femme délicieusement jolie, aimable, riche, charitable, adorée de tous ceux qui l'approchaient ; elle avait été tuberculeuse autrefois, mais, quand on admirait dans un bal ses belles épaules et ses mouvements gracieux, nul ne s'en serait douté. Aussi je fus vraiment stupéfait en voyant un jour cette pauvre femme pesamment assise sur un large fauteuil, entourée d'oreillers, respirant avec peine, les lèvres bleuâtres et enflées, l'œil éteint. Ce beau visage ne connut plus le sourire, cette pensée charmante s'obscurcit, envahie par l'inondation œdémateuse, et elle s'éteignit dans les angoisses de la poignante oppression. La sclérose, qui avait guéri sa plaie pulmonaire autrefois, avait pris sa revanche vingt ans après, et l'avait terrassée en envahissant ses reins.

J'ai été aussi frappé par la mort d'un homme très intelligent, très actif, très ambitieux, qui, au début d'une très brillante carrière administrative et politique, fut atteint de tuberculose, put se guérir presque complètement en suivant pendant deux ans la cure hygiénique.

Mais il n'eut pas la patience d'attendre la guérison complète, il reprit ses hautes fonctions absorbantes, pour pouvoir, disait-il, « faire une dot à sa fille ». Il supporta sans fatigue apparente un travail exagéré pendant huit ans. Puis il tomba épuisé; il revint me voir; lui aussi était haletant; son nez et ses lèvres étaient violettes ; son œil seul était resté vif, brillant. Son urine contenait un bloc d'albumine et la néphrite l'emporta en quelques mois.

Un grand nombre de tuberculeux, de vieux tuberculeux artérioscléreux, qui vivent longtemps, sans être complètement guéris, ont souvent un très mauvais caractère; ils s'irritent facilement, ne sont jamais contents de rien, et, prétextant une impétueuse franchise, ils ne savent pas modérer l'expression de leur pensée, froissant les susceptibilités des uns, décourageant les bienveillantes attentions des autres. Ils sont plus malheureux que coupables. La sclérose du rein a commencé son œuvre chez eux. Les poisons microbiens s'éliminent mal, ils viennent encombrer leur cerveau. Les fonctions de cet organe, mal impressionné par cette surcharge, ne sont plus équilibrées, et il est incapable de donner au malade ce frein indispensable à la bienveillance familiale et à la tolérance sociale.

J'ai aussi remarqué la même tendance à la méchanceté chez les animaux qui résistent longtemps à la tuberculose.

Pendant le cours des expériences que j'ai publiées à l'Académie de médecine en octobre 1889, j'ai remarqué qu'on ne pouvait pas laisser dans une même cage les animaux résistant à la tuberculose depuis trois ou quatre mois et des animaux sains. Ces vieux tuberculeux sont batailleurs, les cobayes surtout, et ils passent une partie de leur temps à griffer et à mordre leurs compagnons. Quand j'autopsiais ces vieux tuberculeux, je trouvais toujours leurs reins malades. Cette néphrite des animaux tuberculeux, qui supportent longtemps leur tuberculose, a été constatée par Grancher en 1891 et tout récemment par Cornil et Chantemesse.

Ces constatations cliniques et expérimentales nous montrent que nous devons craindre la congestion des reins chez tous les tuberculeux que nous guérissons. Or, un des agents les plus importants de la guérison des tuberculeux est, comme l'ont démontré irréfutablement les expériences de Charles Richet et Héricourt, la viande crue et le jus de viande crue. Ces aliments renferment une substance guérissant les plaies tuberculeuses, les cicatrisant, les sclérosant. Mais, en même temps, ils ont à la longue l'inconvénient de congestionner les reins, de les conduire lentement, mais progressivement, à la sclérose. Aussi faut-il adjoindre le lait au régime de la viande crue ou du jus de viande crue. Le lait est le grand épurateur rénal ; c'est lui qui dilue les toxines microbiennes ou alimentaires, ennemies dangereuses du rein, lorsqu'elles passent en trop grande quantité à travers ses canaux.

Les recherches de M. Houssay démontrent que les reins des poules deviennent très gros, quand ces animaux sont nourris avec de la viande. Il ne faut donc pas, chez les tuberculeux, user du régime alimentaire exclusivement carné. Le lait épurateur devra entrer dans leur alimentation, à la dose minima d'un litre par jour. Le lait pourra être remplacé par les laits fermentés : kéfir, koumys, yahourt.

Le médicament des artérioscléreux étant le bicarbonate de soude, les tuberculeux guéris par sclérose pulmonaire dans leur jeunesse devront, entre trente-cinq et quarante-cinq ans, faire des *cures alcalines*, soit chez eux, soit à Vichy, Vals, Pougues, pour éviter les progrès de l'artériosclérose qui envahirait leur rein et déterminerait chez eux la rechute de la quarantaine.

Les alcalins seront aussi très utiles aux jeunes tuberculeux guéris, qui ont de l'*albuminurie variable*, indice d'une légère artériosclérose des reins. Quand, à l'albuminurie variable, s'ajoute un gonflement de la face et des jambes précédant les règles chez les tuberculeuses guéries, il faut aux alcalins ajouter l'usage de la *potion bromuro-digitalée* pendant les quatre jours qui précèdent ces règles.

Souvent la sclérose rénale d'origine tuberculeuse est précédée par des poussées scléreuses de la peau. On voit souvent chez les tuberculeux, vers la trentaine, survenir des taches saillantes grises ou jaunes autour des yeux, sur le cou, sur la face antérieure de la poitrine. Ces tuberculeux ainsi tachés sont généralement de bons tuberculeux, qui se guérissent parfaitement bien. Mais ils ne supportent pas les remèdes. Chez un de ces malades j'ai vu une véritable intoxication alcoolique lente se développer, parce qu'il faisait quotidiennement sur son corps des frictions à l'alcool. Chez lui, l'alcool absorbé par la peau avait congestionné son rein, comme le fait l'alcool absorbé par l'estomac. Les recherches de MM. Coyne et Cavalié nous montrent que le chloroforme et l'iodoforme sont aussi capables de provoquer facilement des inflammations rénales. Il faudra donc éviter l'emploi de ces médicaments, même en pommades, lotions et baumes externes, chez les tuberculeux qui ont les reins fragiles.

Le lait devra aussi entrer dans le régime alimentaire des femmes tuberculeuses qui arrivent à l'époque de la *ménopause*. Toutes les tuberculeuses qui vivent avec leur tuberculose depuis leur adolescence et qui ont pu atteindre cet âge critique, ont généralement des accidents assez variés et redoutés pendant deux ou trois ans. Elles sont souvent atteintes de fréquents crachements de sang dont le repos absolu ne peut calmer l'extrême fréquence. Chez de telles malades, il faut ordonner l'usage exclusif du lait, des œufs, de la viande blanche et du poisson. En outre, pendant les cinq jours mensuels qui étaient consacrés autrefois à l'hémorragie utérine, il faudra prendre quotidiennement 1gr,50 de bromure de sodium et six gouttes de teinture alcoolique de digitale. Grâce à ce régime alimentaire et médicamenteux, les tuberculeuses de la ménopause n'auront jamais d'hémoptysies et la plupart des accidents congestifs ordinaires, tels que battements de cœur, oppression, insomnies, maux de tête, seront radicalement supprimés.

L'influence bienfaisante des bromures et de la digitale sur les tuberculeuses qui ont des hémoptysies mensuelles pendant l'âge critique est vraiment remarquable. Je l'ai constaté depuis vingt-cinq ans et chaque année j'ai l'occasion d'en vérifier l'action immédiate et prolongée. L'an dernier j'ai vu deux dames qui avaient chaque mois une forte hémoptysie; l'une l'avait au moment où d'ordinaire ses règles se manifestaient; l'autre l'avait à la fin d'une petite période de règles insignifiantes. La première, depuis huit mois, prend régulièrement, pendant les quatre jours qui précèdent l'ancienne époque mensuelle, la potion bromuro-digitalée ; et elle n'a plus eu une seule de ces hémoptysies qui la terrorisaient. La deuxième a pris pendant deux époques menstruelles la même potion et elle n'a pas eu d'hémoptysies. Au moment de sa troisième époque, elle n'a pas pris sa potion et elle a eu une très forte hémoptysie. Depuis ce moment elle a pris la potion bromuro-digitalée à toutes ses époques successives et elle n'a plus eu aucune hémoptysie. L'histoire de cette malade constitue une expérience vraiment probante.

Certaines tuberculeuses, au moment de la ménopause, ont des ulcérations du col de la matrice, avec de la métrite hypertrophique et un écoulement séro-purulent. Si on laisse ces lésions s'installer définitivement, elles ont une influence désastreuse sur la marche de leur tuberculose qui présente des poussées fébriles fréquentes et très inquiétantes. Si au contraire on les traite dès leur apparition, tous les accidents pulmonaires disparaissent, la malade reprend du poids, de la force et de l'énergie. Ces états utérins sont rapidement modifiés par des pansements réguliers à l'aide de la solution de sublimé au millième ou d'une solution contenant 5 parties d'iodoforme désodorisé pour 200 parties de glycérine.

Autrefois on prétendait que la cure des lésions utérines des tuberculeuses développait chez elles des poussées pulmonaires. C'est le contraire qui est vrai.

L'artériosclérose, et surtout la sclérose rénale, est le principal agent des rechutes tardives des tuberculoses incomplètement guéries; mais ces rechutes peuvent encore être enrayées par le repos et le régime lacté mixte. Quand la sclérose rénale est fortement aggravée par une grossesse, la tuberculeuse devient incurable. La génération doit être formellement interdite aux femmes tuberculeuses artérioscléreuses. Pendant plusieurs années, j'étais poursuivi par les doléances d'une tuberculeuse, ayant toutes les apparences de la guérison et qui voulait absolument que je l'autorise à être en état de grossesse. Je la traitais de folle, de maniaque, je lui fis faire la connaissance d'une charmante jeune tuberculeuse qui se mourait d'une tuberculose généralisée, avec néphrite albumineuse, survenue à la suite de deux grossesses successives. Les conseils, les exemples furent inutiles, et elle fut victime de cette grossesse tant désirée. Elle eut « sa fille rêvée », et elle mourut six mois après son accouchement. Cette femme eut une agonie terrible, qu'elle supporta stoïquement. Elle était obstinée dans le désir de vivre, comme dans le désir d'être mère. Vingt-quatre heures avant sa mort, elle m'écrivait une lettre de quatre pages d'une admirable inconscience : « Ces derniers temps sont terribles; j'ai le chant de l'asthme, on m'entend siffler et râler à une distance considérable. On m'empêche de partir pour Cannes. Suis-je donc si bas??? Est-ce que je vais vraiment mourir?????? Je mange autant que je peux et j'ai une tête de mourante. Donnez-moi du courage; vous savez quelle source inépuisable d'énergie j'ai en moi. » Pauvre femme, elle aurait mieux fait d'employer sa belle énergie à se guérir et à ne pas s'entêter à être mère!

Il est un certain nombre de malades qui, soignés même dès le début de leur maladie, ne guériront pas, quoi qu'on fasse. On peut dire que, dans un tiers environ des cas de phtisie pulmonaire, les tuberculeux commencent leur maladie par la dernière période. Ils sont irrémédiablement condamnés, parce que, dès que les premiers symptômes du mal se manifestent ostensiblement, l'infection a déjà sidéré le malade qui ne tolère aucune médication, aucune alimentation. Ces sujets ne supportent rien, parce qu'ils ne résistent à rien, pas plus à la maladie qu'aux remèdes.

Il existe au contraire des tuberculeux qui ont une résistance extraordinaire. Ils accumulent les fatigues sur les imprudences, et cependant ils ne meurent pas. Après chaque rechute, ordinairement caractérisée par des poussées congestives, accompagnées de forte fièvre et d'hémoptysies, ils deviennent sages pendant quelques mois, recueillent une nouvelle quantité d'éléments de résistance, puis les dépensent sottement et rechutent. Ils vont alors se reposer sur un pic ou dans un sanatorium, et, dès qu'ils se sentent forts et vigoureux, vont fréquenter les restaurants, les théâtres et les casinos. Et ainsi pendant des années, jusqu'à ce que leur organisme soit complètement usé. Chez certaines personnes jeunes, hommes ou femmes, cette résistance atteint quelquefois des proportions extraordinaires. J'ai vu des tuberculeux qui, pendant plusieurs semaines, menaient à Nice ou à Monte-Carlo la vie la plus désordonnée et la plus déprimante, avec des lésions très étendues et une fièvre dépassant 39°. Ils mangeaient très bien et auraient dormi profondément s'ils n'avaient été gênés par des transpirations matinales.

En général, les tuberculeux jeunes ont une résistance et un ressort considérables, mais il leur est très difficile de se bien soigner, parce que leur jeune âge les invite à toutes les tentations fatigantes. Les tuberculeux qui ont dépassé la quarantaine présentent au contraire une résistance et un ressort beaucoup plus faibles, mais en revanche ils ont une grande volonté de se bien soigner. Hélas ! ces bonnes intentions ne sont pas souvent récompensées, parce qu'elles ne valent pas une vitalité intensive. « Si jeunesse savait, si vieillesse pouvait !... »

L'intensité de l'intoxication tuberculeuse n'est pas proportionnelle au volume, à l'étendue, à la profondeur des lésions. Si, à la suite d'une mauvaise hygiène, de fatigues, d'imprudences, le tuberculeux voit ses lésions envahir la moitié de ses deux poumons, sans fièvre, sans altération de la digestion et de l'assimilation, sans amaigrissement, on ne devra pas le considérer comme incurable. De tels malades, bien soignés, peuvent encore vivre agréablement, pendant vingt ou trente ans, s'ils veulent bien être dociles ou raisonnables. Tandis que certains malades qui résistent mal à une faible atteinte de tuberculose, qui prennent la fièvre, perdent l'appétit et maigrissent dès que la vingtième partie d'un de leurs poumons est envahie à son sommet, sont presque infailliblement condamnés, parce que leurs cellules sont incapables d'un effort de résistance, même si on les aide vigoureusement. Ils ont pris de l'âge, mais leur corps n'a pas accru ses forces, parce qu'ils sont généralement des enfants de vieux. Ils sont restés dans un état d'*infantilisme physique* qui contraste tristement avec leur développement intellectuel, souvent extraordinaire. Et cette tête, qui travaille intensivement, sera atteinte par l'envahissement bacillaire ; après avoir promené leur tuberculose pulmonaire et intestinale à travers les hôpitaux s'ils sont pauvres, les sanatoriums ou les stations climatériques s'ils sont riches, ils sont emportés par une poussée rapide de méningite tuberculeuse. On peut presque à coup sûr établir le diagnostic précoce de la méningite tuberculeuse terminale, quand on est en présence d'un tuberculeux dont les organes génitaux externes sont atrophiés, ou d'une tuberculeuse dont les mamelons sont rétractés et non saillants.

Ces cas sont rares, fort heureusement. On peut arrêter l'évolution de la tuberculose chez la plupart des tuberculeux, et les guérir s'ils ont la patience d'attendre, avant de reprendre une vie active, que leurs lésions aient cessé d'être en évolution et aient été remplacées par une cicatrice solide. La tuberculose se guérit comme une plaie, elle se cicatrise assez rapidement si elle est une plaie non purulente, lentement si elle est une plaie purulente. Les tuberculeux qui guérissent leurs plaies tuberculeuses avant qu'elles deviennent purulentes sont ceux qui ont une tendance naturelle à la cicatrisation, à la *sclérose*. Cette disposition a pour eux de grands avantages immédiats et de graves inconvénients ultérieurs. Ces tuberculeux, qui créent facilement de la sclérose cicatricielle autour de leurs lésions pulmonaires, créeront aussi facilement de la sclérose dans leurs autres organes, quand l'âge rendra leur nutrition moins active. S'ils développent une sclérose salutaire autour des artères de leurs poumons, ils créeront une sclérose dangereuse autour des artères de leurs reins, de leur foie, de tous leurs organes et de tous leurs tissus; ils deviendront avant l'âge, entre quarante et cinquante ans, des *artérioscléreux*.

De tels malades verront leurs vaisseaux se rompre pour le moindre effort, ils auront facilement des petits crachements de sang, de légers saignements de nez, et même de faibles hémorragies intestinales ou utérines. Ils se refroidissent très facilement; ils se plaignent toujours d'avoir froid aux pieds, aux jambes, aux mains, au nez; aussi sont-ils très sujets aux maux de gorge et aux rhumes de cerveau. Ce refroidissement des extrémités se produit surtout lorsqu'ils sont dans la position horizontale, au moment du coucher du soleil, et aussi à la fin de la nuit, à l'aurore; aussi doivent-ils être très couverts à ces deux moments. Comme ils ont une tendance assez excusable à se couvrir frileusement, et comme ils ont aussi une forte propension à transpirer, dès qu'ils font un effort bref ou prolongé, dès qu'ils se passionnent pendant une lecture ou une conversation, dès qu'ils sont gravement préoccupés, on comprendra combien il leur sera difficile de graduer la cure hygiénique au grand air, d'éviter les refroidissements au milieu des courants d'air et des coups de vent. Il leur sera plus facile d'éviter les hémoptysies ou autres hémorragies; le repos les mettra complètement à l'abri de ces accidents; les tuberculeux bien soignés n'ont jamais d'hémoptysies, n'ont jamais d'hémorragies.

Le médecin des tuberculeux doit toujours avoir l'esprit en éveil. En voici un exemple. Dans une famille dont le père et la mère sont très bien portants, un enfant meurt de méningite tuberculeuse. Trois ou quatre ans après, un second enfant meurt encore de la même méningite. « Et cependant, disent les parents, il n'y a pas de tuberculose dans la famille. » Attendez, et si vous pouvez suivre attentivement les parents, vous verrez l'un d'eux devenir tuberculeux. Ainsi j'ai vu une mère très vigoureuse perdre deux jeunes enfants de tuberculose et ne devenir tuberculeuse elle-même que vingt ans après, à l'âge de quarante-cinq ans. Dans une autre famille dont le père et la mère étaient très valides et vivaient à la campagne dans d'excellentes conditions hygiéniques, les deux enfants meurent de méningite tuberculeuse entre neuf et douze ans. Comme le père avait été atteint autrefois de la syphilis, on l'accuse de tous les malheurs. Sa femme et tous ses parents le maudissent, et, comme il devient tout à coup paralytique général, on le confie à des mercenaires bien assez bons pour soigner ce paria, cause de la désorganisation de la famille. Le malheureux meurt. Sa femme, encore jeune, pense immédiatement à se remarier. Elle se fiance à un homme qui aurait certainement rendu heureuse la seconde partie de sa vie, quand, deux semaines avant la célébration du mariage projeté, elle est prise de douleurs de tête intolérables, et peu à peu devient la proie de la méningite tuberculeuse. C'était elle, la pauvre femme, qui était la coupable, sans le savoir, et qui avait fait endosser à son mari des responsabilités dont il était fort innocent.

Il faut se méfier de ces cas de *tuberculose tardive* qui évoluent très lentement. Ceux qui sont atteints d'une telle forme de la maladie vivent très vieux et enterrent souvent tous leurs enfants. D'autres, après avoir enfanté des êtres tuberculeux, sont pris tout d'un coup, à un âge très avancé, d'une phtisie rapide. J'ai vu récemment deux hommes de soixante-quinze et de soixante-dix ans très vigoureux en apparence, dont deux enfants étaient tuberculeux et depuis une vingtaine d'années luttaient contre leur tuberculose, avec des alternatives de succès et de revers. Ils moururent en quelques mois d'une phtisie subaiguë. Ainsi, quand un enfant est ou a été tuberculeux dans une famille d'apparence saine, craignez la tuberculose tardive chez l'un des parents. Dans ces cas, ce ne sont pas les enfants qui ont contagionné les parents; ce sont les enfants qui ont hérité de leurs parents d'une tuberculose latente que les descendants supportent moins bien que les ascendants, ou qui ont été contagionnés par ces parents pendant le cours d'une bronchite tuberculeuse méconnue.

Les vieillards tuberculeux ont souvent tout à coup une hémoptysie entre soixante et soixante-dix ans; ils meurent rapidement phtisiques, quoi qu'on fasse. Ont-ils été surpris vraiment par la tuberculose à un âge aussi avancé, ou bien ont-ils été foudroyés par une tuberculose qui était restée latente pendant quarante ou cinquante ans? On pourrait quelquefois penser qu'ils ont été victimes de la contagion pendant leur vieillesse. Ainsi, j'ai vu récemment un homme d'apparence très vigoureuse, qui eut une hémoptysie très grave à l'âge de soixante-dix ans. Or, comme sa fille était tuberculeuse depuis dix ans, on aurait pu croire qu'il avait été contagionné par elle; mais le père et la fille mariée n'avaient pas vécu ensemble depuis une dizaine d'années. Il en était de même d'un vieillard de soixante-cinq ans qui a eu un fort crachement de sang au milieu de la plus parfaite santé. Sa fille, mariée et mère d'un grand garçon de vingt ans très bien portant, avait été tuberculeuse vingt ans auparavant et est aujourd'hui complètement guérie. Chez ces deux vieillards, la tuberculose était sournoisement installée depuis de très longues années, car chez tous deux on pouvait retrouver ses traces, manifestées par des bronchites fréquentes, des crises de diarrhée, des enrouements, quelques crachats sanglants. Les tuberculeux peuvent ainsi vivre jusqu'à l'extrême vieillesse sans être trop incommodés. Déjà Bayle l'avait parfaitement constaté et disait : « Quelque opinion qu'on adopte sur la possibilité de guérir la phtisie, il est certain qu'on ne doit pas toujours désespérer de la vie des phtisiques, puisqu'il en est quelques-uns qui parviennent à un âge très avancé, quoiqu'ils soient atteints de cette maladie depuis l'âge de la puberté, ou même depuis leur plus tendre eunesse. »

Quand on est tuberculeux, il faut se guérir jeune, et ne pas rechuter quand on vieillit. La grippe est fréquemment un agent de rechute. Tous les tuberculeux, et surtout les tuberculeux rhumatisants, doivent éviter de prendre la *grippe. Quand on apporte un rhume à un tuberculeux, on lui apporte une maladie.* La grippe d'automne est moins infectieuse que celle du printemps ou que celle qui accompagne le dégel. En automne, les poussées tuberculeuses d'origine grippale ne sont pas très fortes. Au printemps, au contraire, le bacille de la grippe atteint son maximum de virulence, et cette virulence exaltée coïncide dans les stations hivernales avec le maximum d'encombrement.

Les tuberculeux qui vivent au milieu d'une famille nombreuse ont des rechutes successives. Un domestique, un parent, un enfant, un ami apporte le premier rhume de cerveau au tuberculeux, qu'il transforme en grippe fébrile; et il est condamné à garder le lit pendant huit ou quinze jours avec une température qui oscille entre 38° et 40°. A peine le malade est-il remis de cette pénible atteinte, qu'une nouvelle visite enrhumée apporte une nouvelle grippe aussi funeste que la première. J'ai vu des tuberculeux être ainsi fort malades pendant trois mois parce qu'on n'avait pas interdit aux personnes enrhumées de pénétrer jusqu'à eux.

De tels malades doivent être très énergiquement traités dès le début de leur coryza. Avant même que la fièvre apparaisse, ils doivent se coucher, se contenter de boire du lait et de prendre des œufs sans pain. Le repos et la diète sont les plus sûrs remèdes contre l'infection profonde. Si l'infection n'a pas pu être évitée, il faut s'attendre à de graves accidents; la grippe envahira les poumons et le tube digestif. La bronchite, les crachements de sang, les nausées, les vomissements presque incoercibles, la disparition presque complète des urines, l'oppression pénible pourront survenir.

En mars 1905, j'ai vu un enfant tuberculeux de six ans qui, en huit jours, a perdu à la suite d'une petite grippe $1^{kg},500$ qu'il avait mis quatre mois à gagner.

En février dernier, j'ai vu un tuberculeux perdre 20 kilogrammes à la suite d'une grippe infectieuse; il ne les a pas encore complètement repris. Ce grand jeune homme était vraiment en fort bon état. En huit mois, il avait conquis ses 20 kilogrammes grâce à un traitement hygiénique scrupuleusement suivi. La grippe entra dans la maison; quatre membres de la famille furent atteints et notre malade n'échappa pas à la contagion. La température monta d'abord de 36°,6 à 37°,4; malgré la faiblesse de la fièvre, il perdit 1 kilogramme en cinq jours. Ayant une inappétence complète, une légère insomnie, il pensa qu'une petite promenade lui ferait du bien; le lendemain, il avait 39°, de la diarrhée, des nausées, des vomissements et il fut retenu au lit pendant six semaines.

La perte de 20 kilogrammes qu'il éprouva montre combien l'engraissement des tuberculeux est fragile et qu'il doit être consolidé par un long traitement hygiénique. Quand le poids perdu est repris assez rapidement, cette reprise est un excellent symptôme et doit encourager le malade à se résigner avec patience à la vie hygiénique, méthodiquement surveillée.

Quelques tuberculeux âgés peuvent avoir une petite grippe sans présenter la moindre élévation de température. Voici un ménage de vieux tuberculeux qui se sont contagionnés mutuellement ; l'un des conjoints présente au printemps dernier une légère fatigue, de la toux et de l'embarras gastrique, malgré une température normale et basse, comme celle de tous les vieillards ; il perd 1 kilogramme en dix-huit jours. L'autre conjoint, qui n'a pas eu la grippe, gagne 1 200 grammes pendant le même temps.

La grippe est souvent le réactif révélateur de la tuberculose. Voici deux faits entre cent. Un homme jeune et vigoureux, habitué à vivre au grand air, en automobile ou en bateau, ne faisant aucun excès, est fortement grippé en février dernier ; il tousse, il crache, mais ne s'arrête pas ; il continue à conduire son automobile ou à commander son bateau. Un jour, en entrant dans un port, il commande une manœuvre délicate et a un crachement de sang qui l'étonne et l'effraie. Quatre jours après cet accident, je l'ausculte : il avait à la base d'un poumon une lésion récente, qui a rapidement disparu, et au sommet du même poumon une vieille lésion, dont rien jusque-là n'avait révélé la présence. Il avait bien supporté une tuberculose qu'une grippe a rendu malfaisante ; mais l'hémoptysie lui a été salutaire, et lui a montré à temps le danger qui le menaçait.

Une jeune femme, ayant toutes les apparences de la

bonne santé, fut atteinte par la grippe en mars dernier; elle toussait beaucoup, ne mangeait plus et avait une très légère fièvre. Elle dut faire un petit voyage urgent; à son retour elle eut une bronchite fébrile et plusieurs glandes se développèrent autour de son cou. La signature était nette : on était en présence d'une bronchite scrofuleuse, c'est-à-dire d'une tuberculose atténuée. La malade fut, du reste, rapidement guérie de cet accident aigu par l'iodure de potassium.

On voit combien le tuberculeux est un être fragile. La grippe l'abat. Un panaris, une angine, la simple vaccination, une légère varicelle lui seront aussi funestes. S'il est prudent et sage, il reprendra ce qu'il a perdu. Mais tous ses efforts doivent tendre à éviter les complications qui font ressembler sa vie au mouvement d'une balle élastique qui tombe, rebondit, retombe et rebondit sans jamais atteindre l'équilibre stable.

On défendra aux gens enrhumés de venir rendre visite aux tuberculeux. Les médecins eux-mêmes devront se dispenser d'aller visiter leurs tuberculeux lorsqu'ils seront grippés. S'ils soignent des gens atteints de grippe, ils devront commencer leur tournée médicale par leurs tuberculeux, et si, en cas d'urgence, ils ont dû commencer leurs visites par des grippés, ils se laveront les mains avec une solution de sublimé avant d'aller examiner un tuberculeux.

Le médecin doit d'abord ne pas nuire.

CHAPITRE XIII

Avenir des tuberculeux. — Tuberculeux complètement guéris ; tuberculeux vivants, mais fragiles. — Pronostic de la guérison et de l'incurabilité. — Avenir des enfants des tuberculeux. — La tuberculose est-elle héréditaire ?

Les tuberculeux vivent longtemps. Autrefois on pensait que les tuberculeux mouraient généralement entre vingt et trente ans. Laennec fit le premier des réserves très nettes. Il répéta, avec son prédécesseur Bayle, que dans les hôpitaux de Paris « l'âge de quarante à cinquante ans est la période de la vie où la phtisie est la plus commune. Elle est très fréquente dans la vieillesse même avancée. J'ai fait, dit-il, l'ouverture du corps d'une femme de quatre-vingt-dix-neuf ans et quelques mois qui avait succombé à cette maladie ». Boudin, puis Durand-Fardel et Lehman montrèrent que la mortalité par phtisie atteignait son maximum entre quarante et soixante ans en France, en Angleterre et en Danemark. Würzburg, utilisant la statistique de la Prusse pendant la période quinquennale de 1875 à 1879, a constaté que le maximum de la mortalité tuberculeuse se manifeste de soixante à soixante-dix ans.

M. Bertillon, étudiant la période quinquennale de 1886 à 1890, a trouvé que le maximum de la mortalité tuberculeuse à Paris se manifeste entre trente et quarante-cinq ans et qu'elle est encore très forte de cinquante à soixante ans. A Helsingfors, M. Holti a vu également que le maximum était atteint entre trente et un et quarante ans, et se maintient pour l'homme jusqu'à soixante ans, tandis qu'il décroît rapidement pour la femme. Les recherches de M. Ficatier, à Bar-le-Duc, montrent que la mortalité par tuberculose est encore très forte de quarante à soixante ans (245 décès sur 965 observés de un an à quatre-vingts ans). Il n'est donc pas absolument exact de dire et de répéter que la tuberculose atteint de préférence les hommes de vingt à quarante ans. Il faut dire que la tuberculose atteint de préférence les hommes de trente à soixante ans et les femmes de vingt-cinq à quarante-cinq ans. Dans les campagnes non encore encombrées, dans les montagnes surtout, on constate l'existence d'un grand nombre de vieux tuberculeux bien portants. Quand, dans un pays, vous rencontrez un grand nombre de bossus valides et ayant dépassé la trentaine, vous pouvez dire que ce pays est sain, parce que ces bossus, paysans ou ouvriers, ont pu guérir, sans grands soins particuliers, leur ancienne carie tuberculeuse vertébrale.

Tous ces faits sont encourageants et montrent que la tuberculose est loin d'être incompatible avec la vie. Quelques médecins répètent que la tuberculose est incurable et qu'elle présente simplement des trêves plus ou moins longues. Si nos excellents confrères et amis veulent bien procurer aux 500 000 tuberculeux français des trêves leur permettant de gagner leur vie jusqu'à soixante ans, nous pourrons proclamer ensemble que la trêve de guérison est découverte, et nous nous en contenterons.

Les tuberculeux nerveux prolongent leur existence très longtemps; on peut facilement transformer leur force d'inertie en énergie régulière. Chez les tuberculeuses aisées, on la transforme en oisiveté méthodique et, quand elles ont la manie de la médicamentation, on la remplace aisément par la manie de l'hygiène surveillée, en leur faisant inscrire sur un cahier leur température, leur poids, l'état de leur nuit, de leur intestin. De tels malades guérissent, non seulement si on les traite scrupuleusement au début de leur maladie, mais même lorsque leur maladie traîne depuis une dizaine d'années, sans incidents violents. En deux ou trois ans, on les remonte, et ils peuvent rentrer dans la vie active.

Je connais actuellement 39 tuberculeux chez lesquels j'ai constaté autrefois une tuberculose grave qui sont guéris depuis une vingtaine d'années et qui mènent une vie active. D'abord 4 ouvriers : 1 jardinier, 1 horloger, 1 garçon de bureau et 1 garçon d'hôtel; puis 3 prêtres, 3 officiers, 2 chimistes, 1 agriculteur, 1 peintre, 2 industriels, 1 avocat, 1 journaliste, 1 notaire, 1 huissier, 3 rentiers, chasseurs ou canotiers, en tout 22 hommes. Je vois aussi régulièrement 17 femmes qui, pendant leur jeunesse, ont eu des tuberculoses avancées et qui sont maintenant des mères de famille solides et actives. Voilà *ce que peuvent devenir les tuberculeux* qui se soignent avec régularité, méthode, patience et persévérance pendant environ trois ans, quand ils commencent leur cure sérieuse au moment où ils offrent encore une bonne résistance organique. On a dit que les tuberculeux alcooliques ne guérissent pas. Les tuberculeux alcooliques guérissent parfaitement bien, s'ils cessent brusquement de boire des liquides contenant de l'alcool, vins, cidres, bières ou liqueurs. Parmi mes 22 hommes guéris depuis vingt ans, il y avait 2 ouvriers, 1 chimiste et 1 rentier alcooliques : leur ancien alcoolisme ne les a pas empêchés de guérir.

Je suis aussi depuis plus de vingt ans 19 hommes ou femmes qui ont été très gravement tuberculisés, qui vivent, mais qui ne peuvent reprendre une vie très active, parce qu'ils ont de temps en temps des rechutes congestives. Plusieurs de ces malades sont encore très vaillants. L'une d'elles surveille un hôtel, en dirigeant ses fils encore jeunes et leur apprend tous les détails de leur métier. Une autre dirige avec une associée un grand atelier urbain. Un troisième surveille avec un associé une usine urbaine. Deux autres font valoir de grands établissements d'élevage et même l'un d'eux est maire d'une ville étrangère. Plusieurs femmes surveillent et élèvent leurs enfants, sans se mêler à la vie mondaine qui les entoure. On voit donc que les tuberculeux qui ne sont pas absolument guéris, qui doivent prendre des précautions pour éviter les rechutes sont souvent extrêmement utiles à leur famille et à leur entourage.

Il serait très important de savoir si un tuberculeux peut guérir, s'il guérira assez complètement pour mener une vie active ou s'il devra se contenter de mener une vie peu active. L'étude des températures peut donner de très importantes indications à cet égard. Quand un tuberculeux présente souvent une température buccale et matinale inférieure à 36°, on peut être certain que le malade est incurable. Ainsi, j'ai observé une jeune fille qui, pendant un mois, avait tous les matins vers 11 heures une température variant entre 34°,6 et 35°,2. Quoique son maximum atteignît rarement 38°, je n'hésitai pas à la condamner, et elle mourut cinq mois après. J'aime bien mieux voir un tuberculeux présentant 3 degrés d'écart entre son maximum et son minimum, mais ayant 36°,4 le matin et 39°,4 le soir. Si son maximum baisse, sans que son minimum descende, le malade peut très bien guérir. Mais *les températures minima indiquent toujours un pronostic grave.*

Il faut regarder comme un très mauvais signe la baisse

forte et brusque de la température chez un malade, quand la température extérieure descend rapidement. J'ai vu un jeune malade qui avait depuis trois semaines un maximum de 39° tomber à 37°,5 parce que la température extérieure avait baissé de 20° à 15°. Ce malade mourut deux mois après.

L'abaissement faible de la température suivant l'abaissement de la température extérieure est normal chez tous les tuberculeux curables. Ainsi, tous les bons tuberculeux qui vont de la plaine à la montagne, qui, en montant à 1200 mètres d'altitude, passent en été d'une atmosphère de 26° à une atmosphère de 19° à 20°, voient leur température s'abaisser de 7 à 8 dixièmes, de 37°,7 à 37°, par exemple. Si cette température se maintient, on est en présence d'un malade qui peut se guérir. Quand un léger abaissement de la température de 5 à 7 dixièmes, de 37°,5 à 36°,8, par exemple, est accompagné de malaise, de nausées, de vomissements, le tuberculeux n'est pas encore en état de reprendre une vie active. Mais quand un malade voit sa température baisser de 37°,4 à 36°,9 pendant un an, sans interruption, quelle que soit la température extérieure, quelles que soient ses occupations, alors on peut dire qu'il est guéri, et qu'il peut reprendre une vie active. L'étude de la température est le guide le plus sûr du tuberculeux malade, convalescent ou guéri.

Quel est l'*avenir des enfants des tuberculeux* ? Sont-ils fatalement tuberculeux ? Quand ils sont tuberculeux, peuvent-ils triompher de leur tuberculose ? Nous répondrons successivement à ces importantes questions. Autrefois, tous les médecins affirmaient que la tuberculose pulmonaire est le plus souvent *héréditaire*. On niait alors la contagiosité de la tuberculose. On croyait que le père ou la mère étaient généralement les agents de propagation du germe tuberculeux. Aujourd'hui l'origine de la tuberculose, chez les enfants devenus tuberculeux, est interprétée de trois façons différentes par les maîtres de la médecine contemporaine.

Les uns pensent que le bacille de la tuberculose passe du sang de la mère dans le sang du fœtus. Ce groupe de médecins est très faible.

Les autres, et ils sont fort nombreux, pensent que l'enfant n'hérite pas du bacille de la tuberculose, mais seulement d'une faible constitution, c'est-à-dire d'un état chimique du sang et du plasma des cellules qui transforme l'organisme en un milieu de culture favorable à la pullulation du bacille tuberculeux.

Enfin, un troisième groupe de savants pense que la tuberculose se développe chez les enfants non par hérédité du germe ou de la prédisposition, mais uniquement par la contagion à laquelle ils sont sans cesse exposés par la cohabitation intime avec leurs parents tuberculeux.

La vérité réside dans l'adoption simultanée de ces deux dernières opinions : la tuberculose est très rarement héréditaire directement. Le plus souvent, les enfants héritent de leurs parents tuberculeux d'une constitution organique prédisposante à l'envahissement de la tuberculose par la contagion. Il est relativement facile de soustraire à la tuberculose les enfants issus de tuberculeux.

L'opinion déclarant que l'hérédité de la tuberculose est fatale, est constante, a été défendue brillamment par M. Baumgarten. D'après l'auteur allemand, presque toujours le germe, c'est-à-dire le bacille, passe du sang de la mère dans le sang du fœtus. Si on lui objecte que les tout petits enfants sont rarement tuberculeux, il répond que les germes tuberculeux restent jusqu'à l'adolescence et même jusqu'à l'âge mûr dans un état latent, qu'ils sommeillent dans les ganglions, dans la moelle des os, et ne se réveillent que sous l'influence d'une maladie fébrile, d'une croissance trop rapide, d'un traumatisme ou d'excès et de fatigues. C'est ce que Verneuil a appelé le *microbisme latent*. Mais pourquoi l'enfant supporte-t-il si aisément dans son corps des bacilles de la tuberculose? Tout comme l'adolescent, il subit les efforts de la croissance; tout comme lui, il éprouve des traumatismes; tout comme lui, il est la proie des maladies fébriles et surtout de ces terribles maladies fébriles diarrhéiques qui l'épuisent en quelques jours, en quelques heures. A cette objection, M. Baumgarten se contente de répondre que les tissus du fœtus et des tout petits enfants sont doués d'une résistance spéciale à l'action du bacille de la tuberculose, résistance provenant de l'énergie des actes cellulaires dans le jeune âge. Straus n'admet pas cette réponse et son argument est d'une netteté irréfutable. Il a inoculé la tuberculose à un grand nombre de petits animaux âgés d'un ou deux jours, et il a été au contraire frappé de la rapidité avec laquelle les lésions tuberculeuses évoluaient et se généralisaient chez eux. Les petits êtres ne sont pas réfractaires à la tuberculose. Telle est aussi l'opinion de Behring.

C'est aussi l'avis du professeur Landouzy qui a trouvé 26 cas de tuberculose sur 92 autopsies d'enfants ayant de trois mois à deux ans. M. Hutinel a présenté aussi une statistique fort intéressante. Sur 118 enfants âgés de moins d'un an, autopsiés par lui en 1890 à l'hôpital des Enfants Assistés, 4 seulement étaient tuberculeux, tandis que les autopsies d'enfants d'un à deux ans donnent un tiers de tuberculose. Les statistiques de Münich et de Kiel sont absolument semblables à celles de Paris, et elles permettent de dire que la tuberculose est excessivement rare avant le troisième mois de la vie, rare jusqu'à un an, et qu'elle commence à être fréquente après la première année.

Ces faits tendent donc à nous démontrer que la tuberculose est très rarement congénitale, c'est-à-dire directement héréditaire, et qu'elle se déclare au moment où les enfants ont eu le temps de s'infecter après leur naissance, soit grâce à l'allaitement maternel par la mère tuberculeuse, soit par l'allaitement artificiel avec le lait d'une vache tuberculeuse, soit par les baisers de lèvres souillées de crachats tuberculeux. La faiblesse et la vulnérabilité constitutionnelles dont ils héritent de leurs parents sont une cause de réceptivité de la tuberculose par contagion. En outre, dans le milieu pauvre qui alimente l'hôpital, les enfants à la mamelle sont en contact incessant avec leurs parents tuberculeux, dont ils partagent souvent le lit.

Un assez grand nombre de ces tuberculoses de nourrissons se produit chez des enfants dont les parents sont absolument sains. Straus a fait l'autopsie d'un tel enfant à l'hôpital de la Charité. Ces tuberculoses ne sont certes pas héréditaires ; elles sont acquises surtout par l'influence du lait de vaches tuberculeuses.

On a bien constaté quelques cas de tuberculose de fœtus humains et animaux ; mais ils sont d'une extrême rareté, et Cohnheim a pu dire avec raison : « Le nombre des cas de tuberculose congénitale à l'abri de toute contestation est extrêmement restreint et peut se compter sur les doigts. »

Cette contamination du fœtus par le sang de la mère est certainement possible. En effet, MM. Straus et Chamberland ont démontré que la maladie charbonneuse peut être communiquée de la mère au fœtus. Ces mêmes expérimentateurs démontrèrent que la septicémie peut être héréditaire. Puis, à la suite de ces maîtres, plusieurs microbiologistes ont observé le même fait pour les microbes du choléra des poules, de la pneumonie, de la fièvre typhoïde.

Pourquoi cette transmissibilité des maladies virulentes de la mère au fœtus est-elle si exceptionnelle pour la tuberculose? Parce que le bacille de la tuberculose se rencontre rarement dans le sang. Il se cantonne dans les organes. S'il n'est pas dans le sang de la mère, il ne peut pas pénétrer dans le sang du fœtus. Voilà pourquoi on connaît à peine une douzaine de cas de tuberculose congénitale authentique observés en France par Lannelongue, Charrin, Sabouraud, en Italie par Berti, en Allemagne par Merkel, et aux États-Unis par Jacobi.

Si on recherche la fréquence de la tuberculose congénitale chez les veaux, on voit qu'elle est aussi faible que celle des enfants. Les fœtus de veaux tuberculeux sont excessivement rares, tandis que les autopsies des vaches permettent de constater que plus de la moitié de ces animaux sont tuberculeux. On ne trouve qu'un nombre infime de veaux tuberculeux âgés de trois à huit semaines. A l'abattoir de Lyon, on n'a trouvé que 5 veaux tuberculeux sur 400000 ; à Rouen, 3 sur 60 000 ; à Münich, 1 sur 160000; à Berlin, 4 sur 150000.

En Saxe, en 1893, on a vu que les vaches et bœufs tuberculeux abattus et reconnus tuberculeux étaient au nombre de 18 p. 100, tandis que le nombre des veaux tuberculeux n'était que 0,120 p. 100. Et comme la plupart de ces veaux ont eu le temps de se tuberculiser au contact de leurs mères tuberculeuses, on voit combien doit être rare la tuberculose héréditaire chez les bovidés.

M. le Dr Empis, reprenant les arguments de M. Baumgarten, a pensé que les veaux pouvaient paraître sains à l'autopsie, et posséder à l'état latent des bacilles tuberculeux qui commenceraient par sommeiller pendant plusieurs mois et ne se réveilleraient que vers l'âge adulte. Nocard a répondu à l'objection de M. Empis par un ensemble d'expériences. Tout d'abord on sait que les injections sous-cutanées de la tuberculine de Koch, qui n'a pas guéri les tuberculeux, décèlent avec une grande précision la moindre trace de tuberculose chez les bovidés. Nocard a vulgarisé l'emploi de cette substance révélatrice. Il s'est efforcé de faire disparaître des étables les animaux atteints de tuberculose débutante et de les empêcher ainsi de déterminer la tuberculose autour d'eux. Dans une de ces étables, il trouva 46 bovidés adultes tuberculeux sur 57, et seulement 9 tuberculeux sur 42 jeunes bovidés. Il fit isoler tous les animaux tuberculeux. Vingt mois après, aucun des jeunes bovidés non tuberculeux au moment de la première expérience ne fut trouvé tuberculeux à la deuxième épreuve. Parmi ces animaux, 25 étaient nés de mères tuberculeuses. Cette expérience de Nocard est bien concluante. Elle prouve quelle faible part revient à l'hérédité dans la propagation de la tuberculose bovine.

Cette hérédité directe est tout aussi rare chez le cobaye. MM. les professeurs Grancher et Straus ne purent jamais rencontrer un petit cobaye tuberculeux issu d'une mère tuberculeuse. Nocard a observé les mêmes faits. Il en est de même dans les expériences de M. Sanchez Toledo faites avec la tuberculose aviaire.

Dans l'espèce humaine, la tuberculose congénitale est très rare. Vignal, à la clinique du professeur Tarnier, a inoculé à des cobayes des fragments d'organes de 11 fœtus nés de mères tuberculeuses ; aucun ne devint tuberculeux. Straus a inoculé ainsi les organes d'une douzaine de fœtus nés de mères tuberculeuses, et jamais il n'a produit la tuberculose. Quand une femme tuberculeuse accouchait d'un enfant mort ou qui mourait après quelques jours de vie, on inoculait à des cobayes les crachats de la mère, le délivre et les organes du fœtus. Dans une cinquantaine d'expériences, chaque fois les crachats de la mère ont rendu les cobayes tuberculeux; chaque fois le délivre et les organes du fœtus n'ont pas rendu les cobayes tuberculeux. La preuve est décisive : l'enfant d'une tuberculeuse n'est pas tuberculeux à sa naissance. Mais c'est un candidat à la tuberculose, comme l'ont si bien dit MM. Landouzy et Hutinel. L'observation clinique, les enseignements de la pathologie humaine et ceux de la pathologie animale nous montrent la rareté exceptionnelle de l'hérédité directe. Ce n'est pas généralement dans le sein de la mère que se produit l'infection, la contagion tuberculeuse. C'est pendant la vie de l'être humain qu'on l'observe le plus souvent. Telle est l'opinion de Villemin, l'illustre médecin qui a démontré la contagion de la tuberculose : « S'il y a quelque chose d'héréditaire dans la tuberculose, dit-il, ce ne peut être que l'aptitude plus ou moins prononcée à la contracter. » Et plus loin il complète sa pensée et la vérité en disant : « Ces cas de tuberculose observés sur plusieurs membres d'une même famille semblent établir l'existence d'une aptitude morbide commune à ces membres, mais ils sont loin d'en fournir la preuve irrécusable. Faut-il compter pour rien la cohabitation, l'identité des circonstances de toutes sortes et, si l'idée de contagion a quelque fondement, la transmission plus ou moins directe du germe morbide d'un membre à un autre ? »

Virchow dit : « Si la tuberculose est héréditaire, ce qui ne peut être révoqué en doute, elle n'est pourtant pas congénitale. Elle n'est pas héréditaire en tant que maladie, mais en tant que disposition. »

Koch, le célèbre bactériologiste de Berlin qui a découvert le bacille de la tuberculose, s'exprime ainsi : « L'hérédité de la tuberculose s'explique de la façon la plus simple, si l'on admet que ce n'est pas le germe infectieux lui-même qui est transmis héréditairement, mais certaines particularités qui favorisent le développement du germe mis ultérieurement en contact avec le nouveau-né. » Et il rapporte que, pendant le cours de ses expériences, bien souvent les femelles des cobayes devinrent pleines et que jamais elles n'ont mis bas des petits atteints de tuberculose à leur naissance. Comme dans les expériences de Nocard sur les veaux, Koch vit que les petits cobayes nés de mères tuberculeuses demeurèrent sains pendant de longs mois.

On voit donc que les deux fondateurs des doctrines modernes concernant la tuberculose n'admettent pas l'hérédité fatale de la tuberculose. Ils pensent que les cas de tuberculose dits *héréditaires* ne sont en réalité que la conséquence de la contagion, qui trouve beaucoup plus d'occasions de s'exercer dans les familles de tuberculeux que dans les familles indemnes, et qui s'exerce sur des êtres faibles prédisposés à recueillir et à faire fructifier les agents de la contagion, les bacilles de la tuberculose. Cette « hérédo-prédisposition » a été parfaitement observée par Peter qui a dit : « On ne naît pas tuberculeux, mais tuberculisable. Celui qui sera tuberculeux naît avec une faiblesse de constitution qui le prédisposera au développement des tubercules. »

Que faudra-t-il faire pour empêcher les enfants prédisposés d'être aux prises avec la contagion tuberculeuse? Il suffit de les isoler de leurs parents phtisiques, de les placer à la campagne et de bien les nourrir. Nous connaissons tous des enfants nés de parents tuberculeux qui, aussitôt après leur mise en nourrice à la campagne dans de bonnes conditions, ont échappé à la tuberculose à laquelle avaient succombé un ou plusieurs de leurs frères ou sœurs aînés.

Nous avons connu des femmes depuis longtemps tuberculeuses, ayant perdu plusieurs enfants de tuberculose, qui sont mortes de phtisie galopante quelques semaines après un dernier accouchement. Ce dernier enfant était envoyé à la campagne en nourrice, devenait superbe et échappait à la maladie parce que la mort avait réalisé l'isolement du petit être, et il avait ainsi échappé à la contagion.

Straus admet aussi que les enfants issus de tuberculeux, mais soustraits de bonne heure au milieu infectieux dans lequel ils sont nés, peuvent être facilement préservés de la tuberculose. Il démontre que la tuberculose est très rare dans les orphelinats. M. Stich, médecin de l'orphelinat de Nuremberg, n'a observé qu'un seul cas de tuberculose, en huit ans, parmi les 100 pensionnaires de la maison, dont beaucoup étaient de souche tuberculeuse. M. Schnitzlein, médecin de l'orphelinat de Münich, n'a observé aucun cas de mort par tuberculose de 1876 à 1888, sur un total de 613 enfants, dont 43 p. 100 avaient perdu leur père ou leur mère de tuberculose pulmonaire et 7 p. 100 leur père et leur mère de la même maladie.

Les enfants tuberculeux, même les enfants des tuberculeux contagionnés par leurs parents, se guérissent beaucoup plus facilement que ne se guérissent les adultes. Le repos, la suralimentation par la viande crue ou la poudre de viande, le séjour d'été à la montagne, sont très suffisants pour guérir en deux ans les enfants d'une dizaine d'années.

Généralement, ces enfants supportent bien l'infection pendant plusieurs années; puis, à la suite de la grippe, une poussée tuberculeuse fébrile se déclare. Si le médecin ne prend pas ce début de tuberculose active pour une grippe prolongée ou pour un embarras gastrique à rechute, ou pour des rhumes successifs, si on soigne l'enfant pour une tuberculose déclarée, la guérison est rapidement obtenue et se maintient parfaitement avec quelque précaution. Mais rarement de tels malades supportent l'huile de foie de morue.

L'enfant tuberculeux facilement fébrile ne doit jamais prendre l'huile de foie de morue, parce que *la fièvre n'aime pas les corps gras*. On ne peut le suralimenter qu'avec la viande crue, la poudre de viande, ou les œufs. Dans un cas récent, j'ai vu une suralimentation grasse provoquer des symptômes abdominaux fébriles, simulant l'appendicite. Après une période de diète, je fis prendre chaque jour 60 grammes de viande crue à cet enfant et il augmenta de 500 grammes par semaine pendant trois mois. La suralimentation grasse qu'il prenait auparavant l'avait fait maigrir. A de tels enfants facilement fébriles, la viande crue doit être donnée en dehors des repas ; sinon, comme le font les soupes épaisses, elle empâte l'estomac, qui ne peut plus digérer les aliments arrivant par-dessus et ne pouvant plus être mis en contact avec le suc gastrique.

Je recommande aussi de nourrir les enfants issus de tuberculeux avec du lait phosphaté. Pour obtenir le lait phosphaté, on fait absorber à une chèvre une dose quotidienne de 20 grammes de poudre d'os calciné et de 10 grammes de sel marin. On mélange cette poudre avec l'aliment qui plaît à l'animal : son, farine d'orge ou d'avoine, carottes écrasées. Cette alimentation des enfants par le lait phosphaté est très importante parce qu'elle fait assimiler les phosphates par cet animal et donne à l'enfant une substance reconstituante très facilement assimilable, tandis que les phosphates pris directement à l'état de poudre ou de solution sont très difficilement digérés par l'enfant. Or, j'ai démontré que les individus prédisposés à la phtisie, ou atteints d'une tuberculose au début, éliminaient par les urines une grande quantité de phosphates, tandis que le tissu de leurs organes, et spécialement celui de leurs poumons, se déminéralisaient et contenaient très peu de phosphates dans leur trame cellulaire. La médication phosphatée est donc une excellente médication préventive.

La phtisie n'est pas fatalement héréditaire : on hérite de ses parents tuberculeux d'une simple prédisposition à la contagion de la tuberculose. L'isolement des parents tuberculeux et une sage hygiène préventive suffisent à préserver les descendants de la maladie de leurs ascendants.

On n'hérite pas d'un germe intérieur nécessairement fertile, quoi qu'on fasse, mais d'un terrain sur lequel les graines extérieures ne pourront pas fructifier, s'il est sagement aménagé, si on le transforme en un terrain réfractaire à la tuberculose.

Cette doctrine est féconde et réconfortante. Elle doit encourager les parents tuberculeux à s'isoler de leurs enfants et à les sauver en les soustrayant à une contagion presque certaine. On fait ainsi la part du feu et on limite l'incendie. Il n'y a pas tant d'enfants maintenant en France, pour qu'on ait le droit de ne pas faire tous les efforts nécessaires à en sauver un très grand nombre.

DEUXIÈME PARTIE

CAUSES ET TRAITEMENT DES DIFFÉRENTES FORMES SOCIALES DE LA TUBERCULOSE PULMONAIRE

CHAPITRE XIV

La tuberculose, maladie sociale. — La mortalité tuberculeuse augmente en France et diminue dans les autres pays. — La tuberculose à Paris. — Plan de défense contre l'envahissement de la tuberculose. — Lutte contre l'alcoolisme.

La tuberculose est surtout la maladie des pauvres. M. J. Bertillon a prouvé ce fait depuis dix ans. Il a montré qu'à Paris les habitants de Ménilmontant et de l'Observatoire sont trois fois plus atteints par la tuberculose que les habitants de l'Élysée et de l'Opéra. En effet, le VIIIe arrondissement ne produit que 173 décès tuberculeux annuels et le IXe 263 sur 100000 habitants, tandis que le XIVe en produit 629 et le XXe 598 pour le même nombre d'habitants. M. Marc d'Espine, à Genève, a constaté que la mortalité par phtisie entrait dans la proportion de 23 p. 100 dans la mortalité générale pour la classe pauvre, tandis qu'elle ne s'élevait qu'à 7 p. 100 pour la classe aisée. M. Drysdale a fait la même constatation pour la ville de Londres et M. Holti pour la ville d'Helsingfors.

La ville de Paris est une des villes de l'Europe qui paient le plus fort tribut à la tuberculose. Elle produit annuellement 39 décès tuberculeux pour 10000 habitants, tandis qu'Athènes n'en compte que 30, Berlin 23 et Londres 18. Les petites villes françaises ne sont guère plus indemnes que la ville de Paris. Ainsi, à Bar-le-Duc, le Dr Ficatier a constaté que, pendant ces dix-huit dernières années, cette ville avait perdu 912 tuberculeux et

236 bronchitiques chroniques. Or, la bronchite chronique étant de nature tuberculeuse, Bar-le-Duc a perdu 912 + 236 = 1148 habitants de la tuberculose sur 6860 décès généraux. Donc, dans la petite ville de Bar-le-Duc, un sixième de la mortalité est dû à la tuberculose, soit 36,9 pour 10000 habitants.

La mortalité tuberculeuse pour toute la France est, d'après M. Bertillon, de 35 pour 10000 habitants, tandis qu'elle n'est que de 24 pour l'Allemagne et de 16 pour l'Angleterre. La statistique fournie récemment par l'Office sanitaire de Berlin donne les mêmes proportions : la France et l'Autriche produisent annuellement 30 décès tuberculeux pour 10000 habitants. L'Allemagne, l'Irlande, la Suède, la Suisse, 20. L'Angleterre, la Belgique, l'Écosse, la Hollande, l'Italie, la Norvège, 10.

Les décès tuberculeux diminuent très sensiblement en Angleterre. En 1861, on y comptait 47000 décès ; en 1900, on n'en comptait plus que 40000. De 1858 à 1866, on constatait 25 décès annuels par 10000 habitants ; de 1866 à 1890, on n'en constatait plus que 16. Une plus récente statistique nous montre qu'en Angleterre, de 1880 à 1886, la tuberculose fournissait 18 décès annuels par 10000 habitants, tandis que de 1894 à 1897 elle n'en fournissait plus que 13. A Londres, en 1902, la mortalité tuberculeuse est tombée à 16 pour 10000 habitants. Pendant les mêmes périodes, l'Écosse est descendue de 21 décès à 17, la Prusse de 31 décès à 22, la Saxe de 24 décès à 22. Voilà des exemples que nous devrions étudier et tenter d'imiter.

La mortalité par la tuberculose diminue en Allemagne. Elle a diminué de 261 à 231 pour 100000 habitants à Hambourg ; de 269 à 246 à Berlin ; de 239 à 219 en Saxe. Elle diminue au Massachusetts, où elle était de 5955 en 1885 et n'est plus que de 4 685 en 1902, soit 159 pour 100 000 habitants. Elle ne diminue pas sensiblement à Paris. M. J. Bertillon, directeur de la statistique parisienne, a bien voulu me donner la liste des décès par phtisie pulmonaire de 1893 à 1902. On verra que nous retrouvons en 1901 le même chiffre qu'en 1893 et en 1902 le même chiffre qu'en 1894. M. Bertillon a constaté à Paris, pour 100 000 habitants, les nombres suivants de décès par phtisie :

Années.	Décès.	Années.	Décès.
1893	415	1898	379
1894	388	1899	385
1895	411	1900	383
1896	388	1901	415
1897	368	1902	391

Ces chiffres sont élevés. Ils ne comprennent pas les tuberculoses non pulmonaires. D'après M. Bertillon, ces dernières ont été de 30 pour 100 000 habitants en 1901 et de 32 en 1902. Il est vraiment inquiétant de voir la tuberculose résister à tous les traitements sociaux que l'on tente contre elle, tandis que la mortalité générale parisienne tend à diminuer. Les décès parisiens par 100 000 habitants ont été de : 2153 en 1893 ; 1986 en 1894 ; 1833 en 1901 ; 1808 en 1902.

M. le Dr Georges Bourgeois, dans une récente thèse : *l'Exode rural et la tuberculose*, a constaté qu'à l'hôpital Tenon, de 1879 à 1903, on a inscrit 16 224 morts par tuberculose sur 34 738 décès. Parmi ces 16 224 tuberculeux, 4 974 étaient nés à Paris, 11 250 étaient des immigrés. En 1901, sur 49 970 décès parisiens, on a compté 12 419 tuberculeux dont 7 483 étaient provinciaux.

La mortalité tuberculeuse est très inégalement répartie à Paris. Le professeur Landouzy nous apprend qu'elle est de 11 pour 10 000 habitants dans le quartier des Champs-Élysées, 20 pour 10 000 dans le quartier de la Madeleine et 104 pour 10 000 dans le quartier de Plaisance et des Épinettes. Cette surproduction de la tuberculose est due à l'encombrement des petits logements habités par des ouvriers appauvris par l'alcoolisme. Dans les chambres surhabitées, on respire un air putride contenant de l'ammoniaque et de l'hydrogène sulfuré. Ces gaz, provenant des fermentations intestinales viciées par la mauvaise alimentation, se répandent dans le sang et sont éliminés par le poumon, comme le sont les gaz putrides des dyspeptiques constipés, ou les fumets odorants des gens qui ont absorbé de l'ail ou du cacodylate de soude. Ce sont ces gaz toxiques qui produisent cette épouvantable odeur de renfermé putride, qui prend à la gorge quand on entre le matin, surtout en hiver, dans une chambre encombrée et hermétiquement close. On comprend qu'une pareille atmosphère soit mortelle pour les gens délicats, prédisposés à la tuberculose.

Nous devons remédier à cet état déplorable qui diminue la faculté de reproduction des Français. Car il ne faut pas oublier ces belles paroles de l'Anglais Disraéli : « Si la population est stationnaire, si chaque année elle diminue en stature et en vigueur, la nation devra périr. C'est pourquoi j'estime que le souci de la santé publique est le premier devoir d'un homme d'État. »

Les médecins des hôpitaux de Paris constatent depuis une dizaine d'années que la tuberculose est plus grave chez les ouvriers, qu'elle marche plus rapidement, qu'elle ne reste plus latente pendant de très nombreuses années, comme elle le faisait autrefois ; que dans les autopsies on ne trouve plus guère de poumons tuberculeux cicatrisés. A Paris, dans la classe laborieuse, la tuberculose n'a plus une tendance naturelle à la guérison.

Si l'on veut rechercher la cause de cette aggravation de la tuberculose ouvrière, on est forcé, par exclusion, de la concentrer sur l'*alcoolisme* dont les ravages s'étendent sans cesse. Depuis trente ans, toutes les conditions hygiéniques urbaines ont été progressivement perfectionnées. Les ouvriers, grâce aux moyens de locomotion rapides, peuvent habiter, dans les banlieues, des logements moins encombrés. Leurs salaires ont augmenté; les impôts qui grevaient les pauvres ont disparu. Les pratiques d'isolement et de désinfection ont diminué sensiblement le nombre des maladies aiguës contagieuses qui laissaient l'organisme des travailleurs dans un grand état d'affaiblissement et les prédisposaient à la tuberculose. La fièvre typhoïde, grâce aux soins apportés à la salubrité de l'eau de boisson, ne se manifeste plus que par des épidémies très faibles. La variole tend à disparaître, grâce au progrès de la vaccination animale. La diphtérie est une maladie bénigne, grâce au vaccin découvert par Behring et perfectionné par Roux. Le choléra a disparu de nos contrées. L'alimentation des nouveau-nés pauvres a fait d'immenses progrès, grâce aux institutions créées dans toute la France par MM. Budin, Pinard et leurs élèves. Si l'organisme humain n'avait pas été déprimé en France par l'abus des boissons alcooliques, les progrès de l'hygiène auraient certainement augmenté sa résistance et nous aurions vu la tuberculose diminuer dans notre pays, comme elle diminue en Angleterre, en Allemagne et aux États-Unis.

De tout côté, on s'efforce de combattre la diffusion et la gravité de cette terrible tuberculose. La médecine sociale s'impose aux gouvernements, aux municipalités, aux associations, depuis que M. de Bismarck a créé l'assurance obligatoire contre la maladie et l'invalidité. Toutes les œuvres antituberculeuses étrangères nous démontrent qu'on pourra guérir un grand nombre de tuberculeux pauvres. Nous ne pouvons plus répéter cette cruelle maxime : *Væ miseris*. Nous avons tous cru que l'on ne guérirait pas les tuberculeux indigents. L'aurore bienfaisante apparaît. Depuis quelques années nous guérissons quelques pauvres. Dans les années prochaines nous en guérirons davantage. L'ère des commissions et des programmes doit être terminée ; l'ère de l'exécution doit commencer. Nous encouragerons avec joie toutes les œuvres naissantes. L'idéal de la vie d'un médecin est de voir naître le bien qui devient le bien de tous. Bernardin de Saint-Pierre l'a dit dans ses *Études sur la nature* : « La simple spéculation d'un bonheur général suffit à mon bonheur particulier. »

Chaque année on voit poindre à l'horizon un ou plusieurs réformateurs qui croient apporter un remède infaillible à l'extension de la tuberculose. Leur panacée est ordinairement une mixture faite de tous les remèdes chimiques, physiques et sociaux qui ont été proposés depuis une vingtaine d'années pour combattre ce fléau. L'ordre et les doses varient selon chaque auteur, mais les tuberculeux ne sont pas plus avancés. Ils naissent et meurent en France avec une régularité mathématiquement croissante.

L'implacable faillite des médicaments nous montre que, si l'expérimentation sur les animaux doit s'acharner à rechercher le spécifique idéal de la tuberculose, la pratique médicale exercée sur les êtres humains doit concentrer toutes ses forces, toutes les ressources de son ingénieuse sagacité à rendre l'organisme des jeunes tuberculeux, des tuberculeux débutants, réfractaire aux attaques violentes ou insidieuses de l'invasion parasitaire. Puisque, dans l'organisme humain, on ne peut tuer le parasite tuberculeux sans altérer ou même détruire les cellules des organes et des tissus, il faut, en attendant mieux, se contenter de dévoiler, de dépister la tuberculose dès sa naissance et de la rendre impuissante en renforçant la résistance des organismes sur lesquels elle a installé ses premières colonies. Si on veut bien s'acharner à entreprendre la cure des jeunes tuberculeux dès le début de leur maladie, on peut facilement diminuer de 50 p. 100 la mortalité tuberculeuse en France, grâce à la cure hygiénique, cure malheureusement dispendieuse, puisqu'elle est fondée sur trois facteurs qui coûtent cher, le repos physique et intellectuel, la vie à l'air pur, l'alimentation réconfortante et facilement digestible.

Jusqu'ici, notre pays n'a apporté dans cette lutte aucun des agents de triomphe : l'énergie et l'argent. On s'est borné à admirer ou à dénigrer ce qu'ont institué l'Angleterre, l'Allemagne, la Suisse et les pays scandinaves. On a fait des plans superbes ; on nous a promis monts et merveilles, mais je crois qu'il faut répéter avec le pêcheur de La Fontaine :

Un *tiens* vaut, ce dit-on, mieux que deux *tu l'auras ;*
L'un est sûr, l'autre ne l'est pas.

Le plan de défense complet contre l'envahissement de la tuberculose est fort complexe. On peut l'entreprendre par différents côtés, mais il faudrait commencer par un côté quelconque.

Pour combattre l'extension de la tuberculose, tous les moyens sont bons, pourvu qu'ils coûtent très cher et ne soient pas des moyens économiques.

L'économie dans la lutte antituberculeuse est de la

dilapidation. Peu d'argent dépensé est de l'argent perdu. Beaucoup d'argent dépensé pour peu de tuberculeux est un capital qui rapporte, puisqu'il diminue sensiblement les frais annuels d'assistance aux tuberculeux pauvres.

Il n'y a pas deux méthodes pour guérir les tuberculeux, l'une applicable aux tuberculeux aisés, l'autre applicable aux tuberculeux pauvres. L'État, les municipalités, les riches collectivités, les généreuses initiatives privées, comme celles de M. le professeur Grancher et de MM. de Rothchild, contribueront par leurs dons à guérir les pauvres. Il est urgent d'entreprendre avec énergie et persévérance une lutte ardente contre ce cruel fléau. Cette *lutte* devra simultanément présenter trois formes. Elle sera *préventive*, en combattant la contagiosité des crachats des tuberculeux et en s'efforçant de diminuer, puis d'anéantir ce hideux alcoolisme qui conduit à la déchéance organique. Elle sera charitable et *palliative*, en soulageant les malheureux tuberculeux trop avancés pour être guéris, en sauvant leur famille et surtout leurs enfants menacés par la terrible maladie. Les dispensaires bien organisés et les hospices suffiront à cette tâche utile et peu brillante. Enfin la lutte contre la tuberculose sera *curative*, quand on aura créé des sanatoriums intelligemment dirigés, dans lesquels les membres des classes pauvres ou peu aisées pourront demeurer jusqu'à leur complète guérison, tandis que leurs familles seront assistées, conseillées et encouragées.

Si la tuberculose augmente en France, il faut reconnaître que l'État ne fait absolument rien pour combattre ses progrès. Les ministères changent, les Chambres se renouvellent, les conseils municipaux se transforment, les congrès se succèdent, mais on continue à ne rien faire. On nomme des commissions qui font de beaux rapports. Un peu et surtout beaucoup d'argent ferait une bien meilleure besogne. Il est impossible que l'État français réserve ses faveurs aux empoisonneurs de la santé publique et se désintéresse complètement de ces questions humanitaires qui touchent non seulement aux devoirs de la charité moderne, mais aux intérêts bien entendus d'une nation prévoyante de l'avenir.

Nous étudierons comment on peut appliquer intelligemment et utilement aux pauvres les traitements conseillés aux malades aisés. Nous verrons comment on doit combattre les dangers de la contagion tuberculeuse, comment on peut soustraire les enfants à cette contagion, comment on pourra en diminuer l'imminence en donnant aux travailleurs des logements vastes, aérés, propres et salubres, comment on diminuera la *misère pourvoyeuse de tuberculose*, en convertissant le peuple à la tempérance, en lui apprenant que l'alcool, loin d'être un aliment riche, est, au contraire, un très pauvre aliment, mais très cher aliment, qui réduit la moitié des familles ouvrières à la misère, en les privant des vrais aliments moins chers : l'air pur, le pain, la viande, les légumes, les œufs, le lait, les fromages. Mais, en développant tous les détails de ce vaste programme, n'oublions pas que les programmes ne valent que par la manière dont on les exécute.

Toutes les observations impartiales montrent quelle est l'influence des progrès de l'*alcoolisme* sur le développement de la tuberculose. On a constaté en France que les garnisons du Nord donnaient beaucoup plus de tuberculeux et d'alcooliques que les garnisons du Midi, où les chaleurs de l'été sont cependant autrement déprimantes que les froids de l'hiver. Si l'on veut bien étudier le taux de la mortalité tuberculeuse dans les grandes villes, on voit qu'elle est de 508 p. 100 000 habitants au Havre, ville très alcoolique, tandis qu'elle n'est que de 180 à Naples, ville où l'on ne boit que de l'eau. Et cependant Naples est malpropre et fort mal nourrie. En Grèce, la tuberculose s'accroît depuis dix ans parce que l'alcoolisme s'y développe ; on y boit plus de vin, plus de liqueurs et surtout plus d'ouzo, eau-de vie non rectifiée. En 1890, on constatait 1169 décès tuberculeux dans 274 villes grecques. En 1899, on y constatait 1 758 décès de même nature ; et en Grèce il n'y a ni misère industrielle ni logements insalubres. Ces faits démontrent que l'abus de l'alcool a une action directe sur le développement de la tuberculose dans l'organisme. Aussi, malgré toutes les créations de logements salubres, on ne diminuera pas le nombre de ces tuberculeux si on n'arrête pas le flot alcoolique qui nous submerge.

On ne peut nullement compter sur nos représentants pour lutter contre les progrès de l'alcoolisme. Au Sénat, à la Chambre des députés, le ministre des Finances doit combattre à outrance pour imposer la nouvelle loi limitant le privilège des bouilleurs de cru. Ce même ministre avait institué une commission extraparlementaire chargée de combattre l'alcoolisme. Elle s'est rapidement transformée en *commission chargée de propager l'alcoolisme.*

Elle a voté une proposition réclamant la réduction de la taxe imposée à l'alcool « qui serait aussi profitable au Trésor qu'à la santé publique ». Elle prétend que cette réduction de taxe « supprimerait les produits inférieurs et nuisibles ». J'ai déjà démontré que l'alcoolisme était dû à l'alcool et non pas aux produits inférieurs. Les seuls produits vraiment inférieurs et nuisibles étaient livrés par les bouilleurs de cru. Or, la fabrication nocive et exempte des droits de ces bouilleurs a diminué, tandis que la fabrication de l'alcool industriellement fabriqué a augmenté. En 1902, les droits sur l'alcool n'avaient produit que 149 millions, parce que le privilège des bouilleurs de cru n'était pas encore réglementé; tandis que l'impôt a produit, en 1904, 50 millions de plus qu'en 1902. Le moment est vraiment bien mal choisi pour demander une diminution des droits sur l'alcool, puisque la fraude diminue progressivement, grâce aux sages mesures prises par le ministre des Finances. Du reste, l'État ne permettra jamais que le commerce des boissons alcooliques régisse les Français et leur impose son vœu le plus naturellement ardent : « Buvez et enrichissez-nous ». Aucun gouvernement ne montrera tant de naïveté ou de duplicité.

Nous devons arracher à l'alcoolisme, non seulement les adultes, mais aussi les enfants, car aux gamins et même aux bébés un certain nombre de paysans donnent de l'alcool pur ou mélangé à du café. Je crois qu'on aurait des mécomptes si on confiait des enfants menacés de tuberculose à des familles de paysans.

Il est fort triste de constater que la civilisation et le progrès apportent la tuberculose, en échange des mœurs plus douces, de la coquetterie, de la vie confinée dans les ateliers et les étroits garnis des villes, des longs stages dans les cabarets des campagnes, de l'alcoolisme, du jeu aux courses et dans les cercles qui entraîne la misère des familles. Les travaux récents de M. le Dr Georges Bourgeois nous démontrent que les paysans immigrés à Paris sont, plus que les Parisiens autochtones, victimes de la tuberculose. Aux États-Unis, on a constaté en 1900 que sur 1000 habitants on observait 17,4 blancs morts par tuberculose, 48,5 nègres et 50,7 Indiens. Il est effrayant de voir chaque jour, de plus en plus, la civilisation et le progrès tuer tous ceux qui sont brusquement envahis par eux, et les races très civilisées détruire par leur simple contact les races encore peu civilisées. Le poison délicieux et complexe de la civilisation engendre le poison tuberculeux.

CHAPITRE XV

Lutte contre la contagion de la tuberculose. — Contagion par inhalation des poussières, des crachats, et par absorption de salive tuberculeuse. — Crachats et crachoirs. — Contagion alimentaire. — Lait des vaches tuberculeuses; opinions contradictoires de Koch et de Behring sur les tuberculoses bovine et humaine. — Viande des animaux tuberculeux. — Tuberculose des oiseaux.

La lutte contre la tuberculose a été entreprise depuis plusieurs siècles. Nos maîtres croyaient fermement à la contagiosité de la phtisie pulmonaire. Les grandes municipalités du sud de l'Europe avaient promulgué des arrêtés draconiens concernant l'isolement des tuberculeux et la désinfection des locaux occupés par eux. Au XVIIIe siècle, en Provence, personne ne se servait des draps de lit, du linge et des objets de toilette ou de table qu'ils utilisaient pendant leur vie. Après leur mort, on grattait les murs de leur chambre, on les crépissait à neuf, on lavait le carrelage, le dallage ou le parquet ; on brûlait leur linge. On exposait au grand air pendant une année les meubles et les tapisseries de leur logement.

Malgré les savantes démonstrations de grands médecins, tels que Morton, Morgagni, Valsalva, cette notion de la contagiosité de la phtisie se perdit peu à peu parmi les médecins, pour demeurer seulement parmi les peuples méridionaux, qui ont toujours continué à redouter la transmission de cette terrible maladie.

En Espagne, on craint beaucoup la contagion tuberculeuse. On la craignait surtout au milieu du siècle dernier. En 1839, George Sand alla avec Chopin à Majorque.

Le pauvre Chopin était tuberculeux. « Nous fîmes appeler un médecin, deux médecins, trois médecins, dit George Sand, tous plus ânes les uns que les autres et qui allèrent répandre dans l'île la nouvelle que le malade était poitrinaire au dernier degré. La phtisie est rare dans ces climats et passe pour contagieuse. Le propriétaire de la petite maison que nous avions louée nous mit brusquement à la porte et voulut nous intenter un procès pour nous forcer à recrépir sa maison infectée par la contagion. Nous nous installâmes à la Chartreuse de Valdemosa, mais nous ne pûmes nous procurer de domestiques, personne ne voulant servir un poitrinaire. » Au moment du départ, personne ne voulut leur prêter une voiture. « Il nous fallut faire trois lieues dans des chemins perdus en birlocho, c'est-à-dire en brouette. » A Barcelone, on voulut faire payer le lit où Chopin avait couché, sous prétexte, dit Mme Sand, qu'il était infecté. » Un peu brutaux, ces propriétaires et ces hôteliers, mais très scientifiquement logiques !

Le sentiment populaire, écho fidèle des traditions, avait raison contre les théories médicales du XIXe siècle. Les médecins modernes niaient énergiquement la contagion de la phtisie, quand, en 1865, Villemin, par des recherches expérimentales conduites avec une sagacité parfaite et une précision absolue, établit que la tuberculose est contagieuse. L'admirable découverte de notre compatriote ne fut cependant pas agréée facilement par les médecins de ce temps. Je me souviens encore de l'étonnement attristé qui accueillit à l'Académie de médecine, en 1883, ma première communication intitulée : « Quelle place doit occuper la tuberculose parmi les affections contagieuses? » Et cependant Robert Koch (de Berlin) venait de découvrir le microbe de la tuberculose ; il venait d'isoler l'agent du contage et de monter un degré de plus sur l'échelle de la vérité découverte par Villemin.

M. Landouzy a insisté sur les dangers de contagion qui menacent les employés des ministères, des postes, des théâtres, des grands magasins, vivant au milieu de la poussière soulevée par les personnes de service et les visiteurs. Le regretté professeur Straus avait trouvé des bacilles de la tuberculose dans les narines de plusieurs membres du personnel de deux théâtres subventionnés. J'ai eu, du reste, à soigner plusieurs tuberculeux appartenant à l'un de ces théâtres. Il importe donc de prendre les plus grandes précautions dans de telles agglomérations. Comme on ne peut pas, dans ces administrations, ainsi qu'on le fait dans l'armée, renvoyer les phtisiques dès le début de leur maladie, on doit interdire formellement de cracher par terre et imposer l'usage du crachoir de poche. Il en sera de même dans les grandes écoles d'adultes et dans les ateliers d'hommes ou de femmes. Il faut absolument que l'usage de crachoirs de poche entre dans les mœurs.

On fabrique un grand nombre de modèles de ces instruments ; chacun choisira celui qui lui plaira le mieux. Il en existe pour tous les goûts et pour toutes les bourses, de grandeur, de forme et de capacité variées. Les médecins doivent en imposer l'usage à leurs malades.

Si tous les tuberculeux crachaient dans leur crachoir de poche au lieu de cracher par terre ou dans un mouchoir, et si l'on avait soin de désinfecter les crachats et les cra choirs en les traitant par l'*eau phéniquée* ou une *solution acide de sublimé* corrosif, ou l'*eau bouillante*, on n'observerait pas de cas de contagion tuberculeuse dans les agglomérations et dans les familles, hélas! si nombreuses, qui possèdent un tuberculeux.

Les récents travaux de Chamberland, de Fernbach, de Vincent ont démontré que les hypochlorites sont d'excellents désinfectants capables de stériliser les bacilles tuberculeux contenus dans les crachats. On pourra donc aussi remplir le fond des crachoirs avec de l'hypochlorite de chaux ou *chlorure de chaux*, avec de l'hypochlorite de potasse ou *eau de Javel*, avec de l'hypochlorite de soude ou *liqueur de Labarraque*.

Partout où les mesures de propreté sont rigoureusement prises d'une façon permanente, on ne constate pas la contagiosité de la tuberculose. A l'hôpital anglais de Brompton, à l'hôpital allemand de Magdebourg, spécialement consacrés à la cure de la tuberculose, on n'observe aucun cas de ces maladies chez les infirmiers et les infirmières. Il en est de même dans les sanatoriums de Görbersdorf et de Falkenstein, où les phtisiques aisés sont soignés depuis plus de vingt ans.

Le médecin doit faire l'éducation de ses malades à ce sujet, mais il importe que cette éducation soit donnée à tous. Aussi, recommandons-nous aux pouvoirs publics d'obtenir la conviction des hommes ayant la direction d'autres hommes : instituteurs, directeurs de collèges et de grandes écoles, maires, ecclésiastiques, hôteliers. Partout où on donne des cours publics, nous voudrions que quelques leçons fussent consacrées à l'étude de la propreté, de la vraie propreté qui se confond avec l'hygiène.

Malgré les récriminations de quelques esprits compliqués, la lutte contre la contagion de la phtisie pulmonaire est surtout une question de crachats et de crachoirs. On peut la résoudre sans frais et sans tracasseries. Concentrons nos efforts sur ce point précis.

La tuberculose peut se développer par contagion directe en aspirant des poussières ou des gouttelettes d'eau chargée de débris de crachats. Elle peut aussi se révéler brusquement ou progressivement chez les adolescents qui portent en eux des bacilles tuberculeux acquis héréditairement depuis la naissance, ou ultérieurement par contagion. Chez eux les bacilles n'ont pas prospéré, parce que leurs tissus, leur sang, leurs tissus nourriciers étaient en trop bon état pour se laisser envahir par ces parasites. Ils étaient jusque-là plus forts dans la lutte que l'homme livre sans cesse contre la maladie. Mais s'ils supportent mal l'internat des collèges ou des grandes écoles supérieures auquel ils ne sont pas accoutumés, s'ils ne trouvent pas dans l'alimentation ordinaire la quantité de graisse nécessaire pour réparer leurs forces organiques, si l'aération de leurs dortoirs est défectueuse, leurs tissus, leurs liquides nourriciers n'ont plus une constitution, une armature chimique suffisante pour repousser le bacille tuberculeux, et ils deviennent la proie de la maladie.

Ceux qui, indemnes de toute tare tuberculeuse héréditaire ou acquise, sont contagionnés par leurs voisins tuberculeux, n'auraient peut-être pas, eux non plus, été atteints par ce néfaste contage, s'ils n'avaient pas été déprimés par toutes ces causes d'affaiblissement organique si dangereuses au moment de la croissance.

En effet, on devient apte à fournir un bon milieu de culture aux microbes. Nous avons bien souvent l'occasion d'être contagionnés, et cependant nous sommes rarement atteints, parce que rarement nos milieux intérieurs, liquides et solides, présentent les conditions physico-chimiques nécessaires au développement et à la pullulation des bacilles tuberculeux. Ces conditions, d'origines si variées, se résument toujours en la misère physiologique.

Le malade fait alors sa maladie virulente, mais il ne la fait pas tout seul, il lui faut un microbe. Ce microbe sera indifférent, atténué, ou très virulent, selon les qualités physico-chimiques essentiellement changeantes des milieux organiques qui l'accueilleront. Si le bacille de la tuberculose tombe dans un milieu qui ne lui est pas favorable, il ne se développe pas. Si ce milieu est insuffisant, il se cantonnera dans quelque organe peu congestif, tel qu'un ganglion lymphatique, et la tuberculose restera latente, attendant une occasion favorable pour se développer. Si le milieu est absolument favorable, la tuberculose éclatera rapidement. Chez le même individu, à diverses phases de la vie, selon son état de résistance ou d'épuisement, on pourra voir ses milieux organiques se modifier tour à tour dans le sens de l'atténuation ou dans le sens de la virulence, c'est-à-dire subir successivement des périodes d'arrêt ou de poussée de la maladie.

Si la contagiosité du microbe de la tuberculose dépend le plus souvent des qualités physico-chimiques du terrain dans lequel il s'introduit, elle peut aussi dépendre des propriétés vitales, c'est-à-dire virulentes du microbe. Si on absorbe par la respiration ou par l'alimentation des bacilles tuberculeux desséchés au soleil, comme le soleil tue les bacilles en quelques heures, on a les plus grandes chances de ne pas être attaqué par eux. Dans ce cas, ils meurent où ils s'attachent. Mais si l'on absorbe des poussières solides ou des gouttelettes de salive provenant de crachats fraîchement éliminés ou déposés dans quelque coin abrité du soleil, on sera fatalement empoisonné, si on a la moindre disposition à accueillir le bacille tuberculeux.

Il faut non seulement défendre aux tuberculeux de cracher à terre, mais aussi les empêcher de tousser violemment; les éclaboussures liquides lancées par la toux sont très virulentes. C'est par elles que les vacheries sont contaminées, car les vaches ne crachent pas, mais toussent. J'ai vu malheureusement des tuberculeux, même les mieux élevés, qui vous toussent à la figure et vous éclaboussent comme de vulgaires portefaix. Il faut donc apprendre aux tuberculeux à tousser proprement, et surtout à ne tousser que pour expulser leurs crachats dans un récipient. On verra que toutes les formes de la lutte contre la contagion de la tuberculose sont des formes de la lutte contre la malpropreté et l'inconvenance.

Est-il un acte plus malpropre que celui qui consiste à cracher par terre? Cependant les fumeurs crachent un peu partout, et les non-fumeurs les imitent parce que c'est commode. Nous avons depuis dix ans dit et répété que les crachats tuberculeux étaient les agents principaux de la propagation de la tuberculose, surtout dans les grandes agglomérations: administrations, écoles d'adultes, ateliers, casernes. Le public sait tout cela aujourd'hui, mais il continue à cracher par terre, parce qu'il n'aime pas à se gêner.

Et puis souvent le tuberculeux ne sait pas qu'il est tuberculeux. Il ignore combien ses crachats sont dangereux. S'il savait qu'il répand la mort autour de lui, il prendrait certainement la précaution de se servir d'un crachoir de poche. On doit savoir diagnostiquer la phtisie pulmonaire dès le premier début de la maladie ; on doit prévenir le malade qu'il est au début de cette terrible maladie, si curable à sa période initiale, afin qu'il ne crache pas partout.

A Paris, on a voulu enrayer la propagation de la tuberculose en se contentant de répandre à profusion dans les rues un écriteau priant « *de ne pas cracher par terre* ». Cette recommandation administrative est vraiment trop laconique et ne peut avoir aucun effet. L'administration a oublié de nous dire où il faudrait cracher. Je pense qu'elle n'a pas la prétention de nous contraindre à faire pénétrer nos crachats de la trachée dans l'œsophage, car elle ne nous a pas encore démontré que l'expectoration est un agent de parfaite suralimentation. Alors, que faire? Cracher dans son mouchoir; cette pratique est bien malpropre; on souille ainsi ses poches, son armoire à débarras, les voitures de blanchisseuses, et on peut contaminer les laveuses. Si l'administration parisienne veut bien être logique et pratique, elle doit faire distribuer gratuitement, dans les consultations hospitalières et les bureaux de bienfaisance, des petits flacons à large goulot, fermés avec un bon bouchon en liège. Chaque flacon pourrait être accompagné d'une instruction de quatre lignes ainsi formulées: « Mettre ce flacon dans la poche du gilet ou du tablier. — Cracher dedans et le bien boucher. — Le vider une ou deux fois par jour dans les cabinets et le laver chaque fois à l'eau bouillante dans une casserole spéciale. » Quant aux gens qui n'ont pas de flacon-crachoir, ils devront cracher dans les ruisseaux. Il est vrai que ces crachats seront entraînés dans les égouts et conduits actuellement sur les champs d'épandage, où ils se dessécheront, pour le bonheur des habitants d'Achères et des bords de l'Oise. Mais j'espère que les champs d'épandage seront bientôt supprimés.

Pour combattre la *contagion* de la tuberculose par les crachats, toutes les Sociétés médicales et tous les Syndicats médicaux de Paris et de la province devraient rédiger sur une petite page des instructions apprenant aux tuberculeux *comment et où il faut cracher*. « Il faut tâcher de ne pas tousser en crachant, parce que les parcelles de crachats expulsées et dispersées par la toux sont remplies de bacilles contagionnants. On devra ne jamais cracher dans des linges, et ne jamais cracher par terre ou autour du foyer ; on devra cracher dans un crachoir. » Je n'oublierai jamais les sourires fins et moqueurs qui m'accueillirent quand, en 1889, je présentai à l'Académie de médecine le crachoir de poche du Dr Dettweiler. On ne comprenait pas comment on pouvait garder cette sale bouteille dans sa poche et faire ainsi des conserves de ses crachats, tandis qu'on trouvait tout naturel que le tuberculeux souille ses mains, ses poches et tout le linge de la famille avec ses mouchoirs suintants de crachats. Depuis quinze ans, l'éducation médicale s'est faite et tous les tuberculeux acceptent les crachoirs de poche. Il faut donc en distribuer largement aux phtisiques. Comme on peut actuellement établir d'excellents ustensiles valant de vingt-cinq à cinquante centimes, les bureaux de bienfaisance et les sociétés charitables qui distribueraient de tels crachoirs ne se ruineraient pas. Il faudrait aussi distribuer des crachoirs de poche aux soldats qui deviennent tuberculeux au corps, et que l'on conserve dans l'armée pendant que s'opère toute la série des formalités nécessaires à leur réforme. Dans cette distribution générale, il ne faudrait pas oublier les hôpitaux, surtout les hôpitaux de Paris, où l'on crache partout et qui sont complètement infectés.

Les collectionneurs de timbres-poste devront bien se garder de passer leur langue sur la face postérieure des timbres en les collant. Cette face postérieure a peut-être déjà été léchée par quelque tuberculeux et il a été démontré par M. le médecin-major Busquet que les timbres léchés par un tuberculeux sont couverts de bacilles pouvant donner la tuberculose par contagion. Huit cochons d'Inde, inoculés avec l'eau de lavage de ces timbres, ont tous présenté à l'autopsie des lésions tuberculeuses. Il faut humecter les timbres, non pas avec la langue, mais avec un tampon de feutre qui se mouille spontanément quand on renverse le vase qu'il surmonte. Ce mouilleur automatique permet un parfait collage hygiénique.

Pour refaire le terrain de la race actuelle, le moraliste, le médecin, l'hygiéniste, l'homme politique et le financier doivent se liguer afin de supprimer la débauche, l'alcoolisme, la vie dans l'air confiné ou méphitique, l'alimentation insuffisante, les fatigues exagérées causées par l'excès des travaux, des plaisirs ou des sports. Il faudra des années et peut-être des siècles, des millions et peut-être des milliards, pour atteindre des résultats aussi multiples et aussi complexes. Aussi, tout en travaillant progressivement à ce but idéal de la réfection de la race, il importe actuellement de concentrer toutes nos forces sur une œuvre plus facilement réalisable : la *destruction des germes tuberculeux et la suppression des occasions d'être contaminés par eux.*

La tuberculose gagnée par la *contagion familiale* est souvent extrêmement grave. Aussi, *le médecin doit avertir* la famille lorsqu'un de ses membres est atteint de cette affection contagieuse, afin que l'on puisse prendre toutes les mesures hygiéniques nécessaires à la destruction de la virulence des crachats, dès qu'ils sont émis. Les tuberculeux pensent beaucoup plus à eux qu'aux autres ; on doit les contraindre à faire l'effort de ne pas cracher dans leurs mouchoirs, mais à recueillir les crachats dans des vases contenant une solution de sublimé au millième. Par indifférence, par paresse, ils contagionneraient leurs femmes, leurs enfants. La femme et le médecin doivent surveiller chaque jour la désinfection des crachats. Aussi, le médecin doit toujours dire la vérité à la famille du malade. Presque toujours il doit la dire au malade lui-même. Mais si le pauvre patient est irrémédiablement perdu, il serait cruel de lui faire savoir une vérité inutile à connaître pour aider à sa guérison. On lui expliquera que tous les crachats sont contagionnants, même ceux du catarrhe et de la bronchite chronique, et qu'il doit détruire leur virulence par le sublimé.

Malgré tous les progrès de la désinfection pratique, les cas de contagion familiale sont encore assez fréquents, parce que les médecins n'osent pas dire la vérité, n'osent pas faire leur devoir. Je sais bien que, souvent, la vérité est très mal reçue, que la famille ne veut pas l'accepter, qu'elle ne veut pas croire à la réalité malgré les analyses des crachats démontrant la présence des bacilles. L'épouse vous dira : « Mon mari est très intelligent ; si vous lui faites prendre des mesures de désinfection, il saura qu'il est tuberculeux et vous le tuerez. » Devant une pareille obstination, un médecin consciencieux ne doit pas être le complice d'un véritable suicide, et il refusera ses soins, s'il n'est pas ponctuellement obéi. Cette menace ne convaincra pas toujours la famille. J'ai connu un ménage dans lequel la femme n'a pas voulu prendre auprès de son mari tuberculeux les mesures de désinfection indispensables. Un an après le début de la tuberculose de son mari, elle a été atteinte et a succombé, tandis que son mari guérissait.

Quand la contagion familiale permanente s'exerce pendant plusieurs mois sur un sujet jeune, qui se dévoue à son mari, qui le soigne pendant le jour et pendant la nuit sans prendre de repos, elle terrasse rapidement les pauvres êtres contaminés.

Les hommes peuvent aussi se contagionner auprès de leurs femmes tuberculeuses, mais leur tuberculose ainsi acquise est beaucoup moins grave. L'homme a des occupations qui l'empêchent de vivre constamment auprès de sa malade, et il faut avouer que son dévouement est beaucoup plus limité que celui de la femme. Cependant, j'ai connu trois hommes très bons, très affectueux qui ont été tués par une tuberculose gagnée auprès de leurs femmes. J'en connais même un qui est mort bien avant sa femme qui vit encore. Quand la femme a été rapidement emportée, le mari n'a pas eu le temps d'être complètement intoxiqué et il peut guérir assez rapidement. Quand les conjoints sont âgés au moment où la femme tuberculeuse commence à cracher, le mari prend une tuberculose peu grave, qui ne sera probablement jamais guérie complètement, mais qui n'entrave guère la vie ordinaire et tranquille des hommes arrivés à l'âge de la retraite.

Les enfants issus de parents tuberculeux qui deviennent tuberculeux sont le plus souvent victimes de la contagion. On a signalé quelques cas d'hérédité directe, de fœtus tuberculeux soit chez les animaux, soit chez l'homme. Mais ces faits sont rares. L'hérédité n'est certainement pas impossible, mais elle n'est pas le principal agent de la propagation de la tuberculose. Les parents tuberculeux procréent souvent des êtres malingres qui opposent une très faible résistance aux bacilles tuberculeux, que l'on a tant d'occasion de respirer ou d'avaler. Mais les parents tuberculeux ne sont pas les seuls à pouvoir procréer des êtres peu résistants, qui seront la proie de la tuberculose. Le *terrain tuberculisable* peut être créé par un grand nombre de *maladies des procréateurs*. Ainsi, j'ai vu autrefois un homme très solide, marié à une femme encore plus solide, avoir un enfant tuberculeux sur quatre. Les trois derniers sont maintenant des hommes et très bien portants ; l'aîné fut tuberculeux et je n'oserais pas affirmer qu'il est complètement guéri. Or, cet aîné a été procréé au moment où le père, ancien militaire, avait encore des accès de fièvre paludéenne. Il était complètement guéri quand il a eu ses autres enfants. — Un autre ménage de montagnards robustes et vigoureux a eu deux enfants, et deux enfants tuberculeux. Chez l'aîné, la tuberculose fut dépistée dès son premier début, et, en six mois, il fut radicalement guéri par un séjour hygiénique dans une altitude. Le cadet, soigné dans les mêmes excellentes conditions, n'est pas encore guéri. Or, la mère est très neurasthénique. Sa neurasthénie était très faible quand elle eut son fils aîné, mais elle était très développée, inquiétante même, quand elle eut le second. — Dans un ménage parisien, le père et la mère, de source provinciale, sont en excellente santé. Le père, après des excès de diverses natures, est atteint de néphrite albumineuse, avec laquelle il vécut pendant une trentaine d'années. Il eut quatre enfants, l'aîné seul survit ; les trois autres, issus d'un malade, sont morts tuberculeux sans avoir pu se contagionner, puisqu'ils ne vivaient pas ensemble. La résistance organique des parents influe sur la résistance de leurs enfants. Toutes les maladies des parents se répercutent sur l'avenir de leurs descendants.

De même, les *maladies antérieures* des enfants les rendent souvent très aptes à gagner la tuberculose ; l'influence des fièvres éruptives est bien connue, surtout depuis les beaux travaux de Landouzy. Il en est de même chez les animaux. Dans ses récentes expériences, M. le professeur Arloing (de Lyon) a constaté que des veaux et des taurillons récemment guéris de la fièvre aphteuse mouraient de la tuberculose inoculée en quinze à trente jours, tandis que l'inoculation de la même culture de bacilles tuberculeux ne tue les jeunes bovidés bien portants qu'en quatre-vingts à cent vingt jours.

L'origine de certains cas de *tuberculose tardive* est très difficile à élucider; doit-on les classer parmi les affections tuberculeuses dues à la contagion, ou parmi les tuberculoses latentes à éclosion très lente? Une mère perd deux enfants de méningite tuberculeuse. Ces deux enfants avaient à plusieurs reprises des bronchites tuberculeuses. Cette mère meurt d'une tuberculose à évolution très rapide, quinze ans après la mort de son dernier enfant. A-t-elle été contagionnée par ses enfants, ou bien était-elle tuberculeuse depuis son enfance, et ses enfants ont-ils été tuberculeux par hérédité? — Voici un autre cas. Une mère a six enfants; les cinq aînés sont très bien portants; le dernier, peu vigoureux, devient tuberculeux en 1890. Il peut se guérir grâce à une hygiène très sévère suivie pendant l'été à la montagne, et pendant l'hiver à Cannes ou aux environs de Nice. Il fait son année de service militaire et reprend ses occupations. Pendant le cours de sa maladie, il a vécu un an avec sa mère. Cette mère, âgée de soixante ans, est devenue tuberculeuse à l'automne dernier, dix ans après la guérison de son fils. A-t-elle été contagionnée par ce fils, ce dernier-né, le moins résistant de ses enfants? Ou bien est-ce elle qui lui a légué le germe d'une maladie qui fût latente chez elle pendant soixante ans? — Encore un autre fait. Une femme, née d'une mère tuberculeuse, mais ayant mené une vie très fatigante, a un fils chez qui se manifestent des accidents de tuberculose pulmonaire très légère; il guérit parfaitement. Cinq ans après, sa mère devint franchement tuberculeuse. Dans ces cas, l'hérédité et la contagion s'enchevêtrent; la mère du jeune homme a parfaitement bien pu être contaminée à sa naissance par sa mère, et être contaminée de nouveau quarante-cinq ans plus tard par son fils. Cette seconde contamination a pu mettre le feu aux poudres. On peut résister à de vieux bacilles tuberculeux qui sommeillent, et ne pas résister à des bacilles jeunes et virulents qui viennent s'ajouter aux anciens.

La *dose de contage* est très importante à considérer dans l'étude de l'origine de la tuberculose. Un tuberculeux peut supporter assez bien et même fort bien sa tuberculose; il la communique à un compagnon de chambre, d'atelier, de boutique moins résistant et toujours plus jeune que lui, qui, à son tour, *la lui réinocule*, et il ne peut vaincre cette seconde infection, parce qu'elle est permanente, parce que chaque jour, pendant plusieurs heures, il absorbe de nouveaux bacilles, qui ont acquis une virulence extrême en vivant dans un organisme délabré. J'ai constaté en 1900 et en 1901 deux faits de réinoculation tuberculeuse, l'une d'un père par son fils, l'autre d'un patron par son jeune employé.

Il est souvent difficile de se soustraire à la contagion par les crachats des tuberculeux, parce que certains tuberculeux n'ont, en apparence, que de l'*emphysème* ou du catarrhe bronchique. Quand on se trouve en présence d'un enfant ou d'un jeune adulte atteint d'emphysème, de fausses crises d'asthme, de faux croup, craignez la tuberculose. J'ai connu, dans leur enfance, deux jeunes garçons sujets aux crises nocturnes de faux croup, causées par la tuberculose des ganglions bronchiques : ils sont maintenant tous deux franchement tuberculeux. J'ai beaucoup fréquenté un homme qui fut asthmatique, faux asthmatique depuis l'âge de dix-huit ans; il y a une dizaine d'années, j'analysai ses crachats; il était tuberculeux; il est mort l'an dernier, en deux jours, d'une invasion subite d'œdème pulmonaire. Je connais deux vieux tuberculeux guéris de leur tuberculose depuis vingt-cinq ans à trente ans et qui sont emphysémateux; de temps en temps, leurs crachats contiennent encore des bacilles tuberculeux. Ces emphysémateux qui ont toujours été tuberculeux sont fort dangereux, parce que, sans le soupçonner, ils contagionnent, par leurs crachats, de nombreuses personnes bien portantes, dans les eaux minérales qu'ils fréquentent pour le plus grand bien de leur emphysème : le Mont-Dore, la Bourboule, Saint-Honoré, Enghien, etc. On devrait contraindre les emphysémateux à cracher dans un crachoir de poche, comme le font maintenant tous les tuberculeux propres.

La tuberculose attaque environ la moitié des *vaches laitières*, qui gagnent la maladie dans les étables infectées ; la production intensive de leur lait les prédispose à être la proie de l'affection contagieuse. En 1892, M. Rieck avait constaté à Leipzig que 21 p. 100 des bovidés abattus étaient tuberculeux au simple examen à l'œil nu; mais les vétérinaires qui ont examiné au microscope les organes des bovidés abattus ont constaté la tuberculose chez 40 p. 100 d'entre eux. Depuis que les vétérinaires emploient les injections sous-cutanées de tuberculine pour reconnaître la tuberculose des animaux, on voit que plus de la moitié des bovins sont tuberculeux. Ainsi, le regretté Nocard a constaté que 50 bovidés sur 56 étaient tuberculeux dans une ferme dont les étables étaient infectées depuis dix ans. Dans une autre ferme, très saine, très propre, il constata que, sur 10 vaches du plus beau type de la race de Jersey, 9 étaient tuberculeuses.

On admettait généralement que le lait de vaches contenant des bacilles tuberculeux d'origine bovine pouvait donner la tuberculose aux enfants ou aux adultes délicats et qu'il était nécessaire de le faire bouillir pour détruire la vitalité de ces bacilles tuberculeux. Mais MM. Koch et Behring ont voulu révolutionner toutes nos connaissances. M. Koch a déclaré que la tuberculose bovine n'était pas transmissible à l'homme et que le lait des vaches tuberculeuses n'était pas contagionnant. M. Behring déclare au contraire que le lait des vaches tuberculeuses est parfaitement capable de donner la tuberculose aux enfants, mais qu'il faut bien se garder de le faire bouillir, parce que l'ébullition le rend inassimilable. Nous étudierons scrupuleusement les assertions de ces deux bactériologues allemands et les faits sur lesquels elles sont basées.

MM. Koch et Schütz ont affirmé que la tuberculose de l'homme ne pouvait pas être transmise à la vache et aux animaux producteurs de lait, et que la tuberculose des bêtes laitières ne pouvait pas être transmise à l'homme. Les expériences de Arloing et Nocard en France, de Wolff, de Fiebinger et Jensen en Allemagne, ont démontré que M. Koch est trop affirmatif quand il déclare que les vaches ne peuvent pas être contaminées par la tuberculose humaine. Les bovidés et les autres grands quadrupèdes opposent une certaine résistance à l'inoculation de la tuberculose humaine, mais cette résistance peut être vaincue par l'inoculation dans les veines d'une grande quantité de bacilles virulents. M. Arloing a ainsi tuberculisé, avec des bacilles d'origine humaine, vingt-trois animaux non tuberculisables d'après MM. Koch et Schütz : quatre veaux ou taurillons, six moutons, dix chèvres et trois ânes. MM. Fiebinger et Jensen ont aussi inoculé la tuberculose à des veaux avec des bacilles provenant des ulcérations intestinales de trois enfants ayant succombé à une tuberculose de l'intestin. En Angleterre, en Allemagne et en France, un grand nombre d'expérimentateurs ont répété ces expériences. Nous citerons seulement celles de M. le professeur Wolff (de Berlin). Il préleva des tubercules sur l'intestin d'un vieillard de soixante-trois ans atteint d'une tuberculose primitive de l'intestin. Ces tubercules furent inoculés à des cobayes et à un veau indemnes de toute tuberculose préalable ; tous ces animaux devinrent tuberculeux. Le veau présenta, à l'autopsie, un semis de tubercules dans les poumons, le foie, la rate et les reins.

A l'Office sanitaire de Berlin, MM. Kossel, Weber et Heuss firent 39 inoculations de bacilles humains à des bovins et n'obtinrent que 4 résultats positifs. Ces quatre cultures de bacilles humains capables de tuberculiser les bovins, comme le font les bacilles d'origine bovine, étaient extraites d'ulcérations tuberculeuses infantiles. De ces cas, de celui de Wolff et de quelques autres encore, l'école de Berlin et M. Lignières (de Buenos-Ayres) concluent que ces cultures provenaient d'êtres humains contaminés par des bacilles bovins et atteints de tuberculose bovine, vulgairement appelée *pommelière*. Mais si on accepte cette explication, il faut admettre que la tuberculose bovine est transmissible à l'homme et à l'enfant. Et alors on ne peut pas dire, comme le prétend Koch, que la tuberculose bovine est complètement différente de la tuberculose humaine.

Il n'est pas permis d'inoculer à l'homme, même à un condamné à mort consentant, la tuberculose bovine ; mais Nocard a observé que les jeunes chats deviennent tuberculeux en absorbant une seule fois 150 grammes de lait tuberculeux. Il a aussi tuberculisé des singes avec du lait tuberculeux. Il a même constaté que les singes sont plus sensibles aux bacilles d'origine bovine qu'aux bacilles d'origine humaine.

On a constaté que des vétérinaires devenaient tuberculeux en se blessant pendant des autopsies de vaches tuberculeuses, et on a cité les noms de MM. Jensen (de Copenhague), Moses (de Weimar), Thomas Walley (d'Édimbourg).

D'autre part, MM. Lassar et Liebreich (de Berlin) ont constaté un grand nombre de tuberculoses de la peau chez les bouchers qui manipulent les os et la viande d'animaux tuberculeux. Enfin, Nocard a constaté que la tuberculose du bœuf, du porc et du cheval, inoculée au cobaye, provoquait invariablement chez cet animal les mêmes lésions que celles que l'on provoque en inoculant la tuberculose humaine. De tous ces faits, on peut conclure que les bacilles de la tuberculose bovine et de la tuberculose humaine sont des frères nés d'une même mère, mais qui ont pris des habitudes différentes : l'un aime mieux les bovidés, sur lesquels il se cultive depuis des milliers d'années ; l'autre préfère les hommes, auxquels il accorde depuis longtemps toute sa virulence. L'un et l'autre s'adaptent aussi bien au singe et au cobaye. Ce ne sont donc pas deux êtres différents, mais deux êtres semblables qui ont des tempéraments différents et qui dans certaines circonstances peuvent mutuellement se suppléer.

M. Klemperer a inoculé sous la peau de tuberculeux avancés des cultures vivantes de tuberculose bovine et il pense les avoir améliorés. Il recommande de faire de telles injections chez les tuberculeux débutants, espérant qu'elles constitueront un moyen d'immunisation ou d'arrêt contre la tuberculose humaine. On sait que Behring a immunisé les veaux contre la tuberculose bovine en leur inoculant de la tuberculose humaine. M. Klemperer espère que la réciproque sera vraie, et qu'il pourra immuniser les hommes contre la tuberculose humaine en leur inoculant la tuberculose bovine.

M. le professeur Koch pense pouvoir démontrer indirectement que le lait de vache ne donne pas la tuberculose aux enfants. Parmi 933 cas de tuberculose infantile observés à l'hôpital des Enfants de Berlin, M. Baginski n'aurait jamais rencontré la tuberculose intestinale sans généralisation de la tuberculose aux ganglions bronchiques ou aux poumons. M. Biedert n'aurait observé que 16 cas de tuberculose intestinale primitive sur 3104 autopsies d'enfants tuberculeux. Et M. Koch ajoute qu'il n'est nullement prouvé que ces 16 cas de tuberculose intestinale soient dus à l'ingestion de lait de vaches tuberculeuses. « Il est aussi probable, dit-il, que, dans ces cas, la tuberculose est due à la propagation des bacilles des crachats humains pénétrant dans le tube digestif par une voie quelconque, par exemple par la salive avalée. »

M. Koch a tort de prétendre que le lait de vache contenant des bacilles tuberculeux d'origine bovine ne peut pas transmettre la tuberculose aux enfants. Pour combattre cette dangereuse assertion, M. Behring cite un fait très caractéristique. En Allemagne, il meurt 235 nouveau-nés sur 1000 sujets nourris au lait de vache, tandis qu'à l'Institut des nouveau-nés de Stockholm, où chaque nourrisson a sa nourrice, la mortalité n'est que de 36 p. 1000. D'après la *Revue d'hygiène* (juin 1904), dans le département du Nord, M. Mullet, inspecteur sanitaire, a constaté que dans un grand nombre de fermes les enfants mouraient de la tuberculose intestinale, quand ils absorbaient le lait d'une vache atteinte de tuberculose à la mamelle. M. Hugenin a démontré, en compulsant les protocoles d'autopsies faites à l'Institut pathologique de Genève, que la tuberculose intestinale primitive est beaucoup plus fréquente dans le premier âge que dans les âges suivants : de trois à douze mois, on rencontre 12,5 cas de tuberculose intestinale primitive sur 100 cas de tuberculose, tandis que de deux à quinze ans on n'en trouve plus que 4,9 p. 100, et de seize à vingt et un ans que 1,1 p. 100. La tuberculose intestinale primitive est donc extrêmement fréquente au moment où l'alimentation est purement lactée. Il faut se méfier du lait des vaches tuberculeuses : leur lait est très nettement contagionnant pour l'enfant. On avait pensé que le suc gastrique est capable de tuer les bacilles de la tuberculose. Or, on a démontré que les chiens et les lapins devenaient tuberculeux en mangeant des poumons tuberculeux. Le suc gastrique des animaux sains n'a donc jamais aucune action microbicide préservatrice.

La fréquence de la propagation de la tuberculose par le lait a été défendue avec ardeur par M. Behring. Depuis deux ans, le professeur de Marburg prétend que tous les tuberculeux ont été infectés primitivement par le lait dès leur première enfance, et que la tuberculose de l'adolescence n'est qu'un réveil d'une vieille maladie qui sommeillait depuis de longues années. On sait que M. Koch prétend, au contraire, qu'aucune tuberculose n'est primitivement intestinale, que cette maladie est toujours introduite primitivement dans les poumons et les bronches. La bouche et l'arrière-bouche seraient donc la porte d'entrée du bacille tuberculeux pour M. Koch. Au contraire, pour M. Behring, cette porte d'entrée descendrait souvent jusqu'à l'intestin. Ces deux opinions si contradictoires sont également exagérées.

On a raison de dire que les amygdales peuvent être le premier réceptacle des bacilles tuberculeux inhalés par le nez ou absorbés par la bouche. J'ai vu et publié de pareils cas, qui avaient la netteté d'une expérience de laboratoire. Je me souviens surtout d'une pullulation de bacilles tuberculeux dans les anfractuosités des amygdales d'un petit enfant qui suçait le mouchoir de son frère tuberculeux ; cet enfant eut des glandes tuberculeuses dans le cou et de la tuberculose pulmonaire.

Les amygdales, ou les premières voies aériennes (épiglotte, cordes vocales, replis aryténoïdiens), peuvent retenir les bacilles au passage. M. Behring lui-même a constaté qu'en injectant des bacilles tuberculeux dans la langue de divers animaux ces animaux devenaient tuberculeux. Mais la tuberculose de la langue est rarement primitive. Les quatre cas de tuberculose linguale que j'ai observés étaient des cas secondaires à une infection tuberculeuse pulmonaire et laryngienne, chez des malades dont les crachats étaient fortement bacillaires. On doit donc reconnaître que la tuberculose peut être acquise par l'inhalation pulmonaire ou l'ingestion intestinale des bacilles tuberculeux de l'homme ou de la vache. Il faut aussi admettre que les bacilles peuvent séjourner pendant des années dans les glandes du cou, de la poitrine, du ventre et qu'ils y attendent une occasion favorable de pulluler.

M. Behring est beaucoup plus près de la vérité que ne l'est M. Koch. M. Behring démontre que, chez l'adulte, le revêtement épithélial de la muqueuse intestinale constitue à l'état normal une véritable barrière que les microbes sont souvent incapables de franchir. Mais, pendant les premiers mois de la vie, les cellules épithéliales de la muqueuse intestinale n'offrent pas aux microbes la même imperméabilité que chez l'adulte. M. Behring fait ingérer des bacilles tuberculeux à des animaux âgés de quelques jours et ces petits animaux deviennent tuberculeux : leur tuberculose se manifeste par le développement de granulations bacillaires dans l'enveloppe de l'intestin. Chez l'animal adulte l'ingestion de ces bacilles tuberculeux ne provoque l'éclosion d'aucune lésion ; chez eux, les bacilles sont éliminés avec les matières fécales. M. Behring conclut avec raison de ces expériences que le petit enfant est très sensible à la contagion intestinale par le lait. Les statistiques de l'hygiéniste anglais Thorne-Thorne confirment cette doctrine. Tandis que la mortalité tuberculeuse générale a diminué de 47 p. 100 en Angleterre, la mortalité par tuberculose intestinale chez l'enfant augmentait de 27 p. 100, parce que l'allaitement artificiel se développait de plus en plus, les femmes mères s'employant dans l'industrie et ne pouvant plus allaiter leurs enfants.

M. Behring veut donc assainir le lait de vache, et le rendre impropre à propager la tuberculose infantile, mais il réprouve l'habitude de faire bouillir ou de stériliser le lait, parce que cette cuisson détruit ses éléments réparateurs. Les assertions de M. Behring sont contredites par celles de tant d'autres excellents expérimentateurs que nous ne pouvons pas les accepter. L'avenir seul nous dira s'il vaut mieux suivre les prescriptions de M. Behring et ajouter au lait de vache un dix-millième de formaline, cette substance ayant la propriété de tuer les bacilles tuberculeux sans altérer les ferments normaux et les substances albuminoïdes du lait.

Retenons seulement que le lait des vaches atteintes de tuberculose mammaire ou de diarrhée tuberculeuse est contagionnant pour les jeunes enfants.

Il sera maintenant facile de lutter contre la tuberculose des vaches laitières. La science permet aux agriculteurs de s'assurer que leurs animaux ont une tuberculose débutante, de ne pas garder et de conduire à la boucherie des bœufs ou des vaches déjà tuberculeux et cependant encore très aptes à être livrés sans danger à la consommation, la viande étant toujours indemne de tubercules.

Lorsqu'on injecte sous la peau d'un bovidé 3 à 4 milligrammes de lymphe de Koch ou tuberculine, l'animal, présentant la plus parfaite santé apparente, éprouve une élévation de température de 1 ou 2 degrés, s'il possède dans un de ses organes le moindre tubercule. Par cette méthode, M. Lydtin (de Carlsruhe) a vu que, dans une vacherie achalandée par les malades et les enfants de cette ville, 12 vaches superbes sur 19 étaient tuberculeuses. En France, Nocard a vulgarisé cette méthode. Je connais un grand nombre d'éleveurs et de nourrisseurs qui n'acceptent plus dans leurs étables que des bovidés ayant été éprouvés par la tuberculine sous la surveillance de leur vétérinaire. Si l'animal est d'apparence saine, et si le vendeur est honnête, le bovidé est abattu et sa viande est vendue sans aucun danger pour l'alimentation. Il importe surtout de n'acheter que des animaux reproducteurs ayant été éprouvés par la tuberculine.

Les agriculteurs ont donc un moyen simple et très peu onéreux de supprimer les animaux tuberculeux sans subir de pertes. S'ils se donnent la peine de s'en servir pour tous les bovidés sans exception, même les plus sains en apparence, leurs étables ne seront plus contagionnées et ils n'auront plus besoin de solliciter de l'État des indemnités ruineuses pour le Trésor. Ils n'auraient aucune excuse pour repousser l'épreuve de la tuberculine, car cette substance n'altère en aucune façon les facultés laitières des vaches. Les indemnités ne pourraient être utiles qu'aux agriculteurs insouciants ou routiniers ; l'État ne doit pas offrir de primes à l'insouciance et à la routine. Il serait beaucoup plus équitable de donner dans les comices agricoles des primes aux éleveurs qui exposeraient un troupeau dont aucun animal, éprouvé à l'aide de la tuberculine par le jury, ne serait reconnu atteint de tuberculose. En tout cas, aucun animal ne devrait être primé dans un concours s'il réagit sous l'influence de la tuberculine.

M. Westenhöffer vient de démontrer, par des inoculations aux cobayes, que, seule, la viande des animaux atteints de tuberculose miliaire pouvait être quelquefois contagionnante. On ne devra donc proscrire que la viande des animaux atteints de tuberculose généralisée. La viande des animaux atteints de lésions tuberculeuses localisées peut être consommée sans inconvénients, mais il importe surtout de faire cuire à fond le foie, le ris de veau, la cervelle, les tripes, les rognons des divers animaux, organes qui sont assez fréquemment le siège de tubercules. Nous parlons ici non seulement des grands animaux, comme les bœufs, les vaches, les chevaux, les moutons, les porcs, mais aussi des petits animaux, tels que les lapins et les cochons d'Inde, dont la chair est succulente.

Les recherches de Koch, de Rivolta, de Maffucci, de MM. Cadiot, Gilbert et Roger ont démontré qu'il existait des différences considérables entre la tuberculose humaine et celle des oiseaux. Straus et Gamaléia ont exécuté une série d'expériences montrant que ces différences sont si grandes qu'elles suffisent peut-être à établir que la *tuberculose des oiseaux* est une maladie différente de la tuberculose des hommes.

Les cultures du bacille tuberculeux de l'homme n'ont pas le même aspect que les cultures du bacille tuberculeux de l'oiseau. Les premières forment sur les milieux de cultures solides un semis de granulations sèches, tandis que les secondes forment sur le même milieu une sorte de fine membrane frisée et grasse. Si on injecte une culture de tuberculose aviaire à un chien, il ne meurt pas, il ne devient tuberculeux à aucun degré ; tandis que, si on injecte une culture de tuberculose humaine à un chien, il meurt tuberculeux en un mois, et à son autopsie on trouve les poumons farcis de tubercules. De plus, si on injecte à une poule une culture de tuberculose aviaire, elle meurt tuberculeuse, tandis qu'elle ne meurt pas si on lui inocule de la tuberculose humaine. Ainsi, aux deux extrémités de l'échelle expérimentale on trouve le chien réfractaire à la tuberculose aviaire et la poule réfractaire à la tuberculose humaine. Voilà de bien grandes différences entre ces deux virus. Mais ce n'est pas tout. Si on inocule le lapin avec la tuberculose aviaire, il meurt ; à son autopsie, on ne trouve aucune lésion visible à l'œil nu ; il faut le secours du microscope pour déceler ces tubercules. Tandis que si on inocule un lapin avec la tuberculose humaine, il meurt dans le même temps avec des tubercules visibles à l'œil nu sur tous les organes et surtout sur le poumon. Si le même jour le hasard vous fait autopsier deux lapins morts, l'un de tuberculose aviaire, l'autre de tuberculose humaine, on ne peut penser un seul instant qu'ils ont succombé à la même maladie.

Les lapins inoculés avec la tuberculose aviaire peuvent cependant, dans certaines circonstances, présenter dans tous les organes des tubercules visibles à l'œil nu. J'ai montré que, chez des lapins ayant reçu des cultures atténuées ou des traitements ayant prolongé leur existence pendant plusieurs mois, on pouvait dire que plus ils vivaient plus ils étaient tuberculeux, tandis que les lapins inoculés avec des cultures aviaires d'une virulence normale meurent tous en moins d'un mois sans lésions visibles à l'œil nu.

MM. Cadiot, Gilbert et Roger pensent que leurs expériences démontrent l'unicité de la tuberculose des oiseaux et de l'homme. En inoculant la tuberculose humaine à quarante poules, ils sont arrivés à déterminer la tuberculose chez cinq d'entre elles. Mais Straus et Gamaléia ne trouvent pas ces faits exceptionnels suffisants pour affirmer que la poule n'est pas réfractaire à la tuberculose humaine. En effet, aucune de ces cinq poules n'est morte de sa maladie; on les a sacrifiées en pleine vie. Or, quatre d'entre elles avaient très probablement cette tuberculose aviaire spontanée que M. Nocard a si bien étudiée. Une seule présentait dans ses organes quelques tubercules qui, par des inoculations successives, montrèrent leur origine humaine. Ce fait unique n'est pas une preuve de la réceptivité absolue de la poule pour la tuberculose humaine, car, ainsi que l'a rappelé Straus, M. Hippolyte Martin a démontré depuis longtemps que le bacille tuberculeux humain peut vivre pendant de longs mois dans le corps de la poule sans altérer aucunement sa santé. Cette poule avait donné asile à des bacilles qui ne l'avaient pas infectée. C'est là un cas de ce microbisme latent si bien étudié par Verneuil. Mais ce fait ne prouve pas que la poule puisse mourir fréquemment de la tuberculose humaine. Les expériences rapportées par MM. Courmont et Dor sont de même nature, et on peut leur opposer les mêmes faits. Aussi, dans l'état actuel de la science, nous pensons que l'on peut admettre que la tuberculose aviaire n'est pas absolument identique à la tuberculose humaine et que, pour pouvoir accepter l'unicité de ces deux maladies, il faudrait transformer l'un de ces bacilles en l'autre.

On nous a bien annoncé qu'un expérimentateur de Prague avait transformé le bacille humain en bacille aviaire en le cultivant dans l'œuf de poule. Cette assertion doit être encore confirmée. En attendant, il ne faut pas craindre de prendre la tuberculose en ingérant de la viande de volailles.

CHAPITRE XVI

Nécessité des sanatoriums populaires. — Statistiques allemandes, suisses, danoises, françaises. — Œuvres post-sanatoriales; fermes de cure. — Sanatoriums pour les demi-pauvres. — Isolement des tuberculeux incurables dans les hospices. — Sanatoriums pour les enfants tuberculeux et pour les enfants des tuberculeux.

Si les tuberculeux aisés peuvent se guérir, tantôt par la cure hygiénique libre, tantôt par la cure hygiénique suivie dans un sanatorium sous la direction constante du médecin, les tuberculeux pauvres ne peuvent, au contraire, jamais se guérir en liberté. Mais ils peuvent quelquefois se guérir dans un *sanatorium* fermé, si on accompagne le traitement de secours donnés à la famille que le tuberculeux faisait vivre. Si, au contraire, on laisse la famille dans l'indigence, le père de famille, le fils qui est chef de famille, la mère qui prend soin des enfants et du ménage quitteront le sanatorium avant la guérison pour aller tirer leur parent ou leur progéniture de l'abandon ou de la misère. Il faut aussi que l'on se charge de donner des emplois faciles à exécuter au grand air aux tuberculeux des deux sexes qui sortent du sanatorium. A côté du sanatorium, école de guérison, il faut créer le *refuge champêtre*, *école de persévérance*, où la guérison se consolidera en évitant la rechute produite par les fatigues et les excès inévitables dans la vie des villes.

Ces institutions sont très nombreuses en Allemagne, en Suisse et dans les pays scandinaves. C'est de la Croix-

Rouge allemande qu'est parti le mouvement. En 1896, son comité directeur établit un sanatorium populaire pour 160 tuberculeux à Grabowsée, près d'Orawienburg, à 30 kilomètres de Berlin. Les sections de la Croix-Rouge de Cassel et de Weimar fondèrent des sanatoriums semblables. Puis cette même Croix-Rouge fit une telle propagande à travers l'Allemagne qu'en quatre ans il s'est édifié chez nos voisins trente sanatoriums pouvant donner aide à plus de 5000 tuberculeux à la fois, où chaque lit coûte de 3700 à 7000 francs, suivant les conditions locales, et où le prix d'entretien de chaque malade est de 3 francs à 3 fr. 75 par jour.

En France, quel a été le rôle de nos Croix-Rouges? Nul, absolument nul. Nous possédons trois sociétés affiliées à la Croix-Rouge; je voudrais savoir à quoi elles servent. Elles empilent dans des armoires un matériel qui s'altère ou se démode, et engloutissent là d'énormes sommes. Elles envoient de temps en temps dans les colonies exotiques des tonneaux de vin ou de rhum qui, fort heureusement pour les hôpitaux coloniaux, n'arrivent jamais à destination. Les dames charitables et généreuses qui dirigent ces sociétés usent bien stérilement leur courage, leurs forces, leur dévouement à de pareilles inutilités. Comme leur tâche deviendrait belle si leurs forces improductives étaient canalisées vers un but grandement utile! Nous supplions donc les dames qui dirigent les Croix-Rouges françaises de s'attacher, comme l'ont fait les dames allemandes, à la guérison des tuberculeux pauvres, hospitalisés au début de leur maladie, au seul moment où ils ont de grandes chances d'être guéris.

En Allemagne, la Croix-Rouge a été fortement aidée par plusieurs riches donateurs. Un grand industriel a envoyé

3 millions de marks pour l'Œuvre des Sanatoriums ouvriers. Un autre don de 250 000 francs a été fait pour la construction d'un sanatorium près d'Erfurt, un legs de 312 000 francs a été fait pour la fondation d'un sanatorium près de Cassel. En Bavière, toute la famille royale est à la tête de l'œuvre. Les sociétés d'assurances contre les maladies et contre l'invalidité sont vite entrées dans le mouvement et ont compris qu'elles feraient des économies en créant des sanatoriums dans lesquels leurs clients tuberculeux seraient soignés au début de leur maladie et guéris sans de trop grandes dépenses.

La Suisse possède sept sanatoriums populaires contenant 366 lits. En Suède, les Chambres ont voté 850 000 couronnes ; elles ont donné le terrain et le bois nécessaire à la construction de trois sanatoriums ouvriers. La Norvège a déjà créé un sanatorium populaire à Rekness. La reine de Hollande a donné 400 000 francs et un magnifique domaine pour la création d'un sanatorium destiné aux tuberculeux pauvres. Le roi de Danemark en a fait autant. L'empereur actuel de Russie a donné 1 240 000 francs et un immense domaine. Son père avait déjà fondé en 1892 un sanatorium populaire en Finlande, à Khalila. En Angleterre, on a créé près d'Edimbourg un sanatorium au milieu d'un grand parc pour les tuberculeux curables.

On obtiendra des résultats excellents, si on fait séjourner dans les sanatoriums, non seulement les tuberculeux débutants, mais encore les ouvriers atteints d'une pleurésie guérie. Ces malades sont destinés à devenir phtisiques, si un accident grave les atteint. Je viens d'être témoin d'un tel fait. En juillet dernier, deux solides montagnards, fauchant un champ de blé, sont surpris par l'orage; ils vont se réfugier sous un arbre, au bord d'une petite rivière. Tous deux sont foudroyés. L'un reprend ses sens après quelques minutes et retourne à son travail le lendemain; l'autre ne revient à lui qu'après une heure. Ce dernier avait eu une pleurésie au mois de février. Un mois après avoir été foudroyé, il vient me voir : il était franchement phtisique. Le coup de foudre avait réveillé chez lui des bacilles tuberculeux qui sommeillaient. Les tuberculeux doivent éviter tous les coups de foudre.

Si l'on se décide en France à traiter dans des sanatoriums fermés les pauvres prédisposés à la tuberculose pulmonaire, c'est-à-dire ayant eu des pleurésies ou des accidents scrofuleux, et les tuberculeux débutants, on opérera une belle œuvre patriotique. « Autant de sanatoriums ouverts demain, dit le professeur Landouzy, autant d'hôpitaux fermés dans un avenir lointain. » Nous serions heureux si cette bonne parole pouvait être méditée par nos sociétés de la Croix-Rouge et par les municipalités françaises soucieuses de la santé des humbles.

On a répété pendant de longues années que la vie disciplinée du sanatorium, bien acceptée par le peuple militaire de l'Allemagne, ne serait jamais agréée par l'ouvrier français, frondeur et indépendant. On commence à nous délivrer de cette formule injuste et erronée, et on ne parle plus du « caporalisme prussien » appliqué à la cure des tuberculeux. M. le Dr Derecq, visitant à Hauteville (Ain) le sanatorium fondé par M. Mangini et un groupe de bienfaiteurs lyonnais, questionna les tuberculeux pauvres qui faisaient la cure d'air sous la surveillance des médecins de l'établissement. Tous lui ont répondu « qu'ils avaient fait naturellement ce qu'on leur avait ordonné, imitant leurs voisins de table, de cure;

les nouveaux malades sont stylés par les anciens ». Le sanatorium est une *école mutuelle* où l'on apprend tout naturellement à se soigner. C'est là aussi que l'ouvrier peut recevoir une *éducation antituberculeuse* aussi utile pour lui que pour sa famille et pour la société entière. C'est là qu'il apprend à ne plus être un agent de contagion, un propagateur de l'infection tuberculeuse.

Quand l'ouvrier ou l'employé sortira du sanatorium ainsi éduqué, il pourra être repris en toute sécurité par ses patrons, sans aucun danger pour ses voisins ou ses compagnons de travail. En ce moment, les patrons ont une tendance très naturelle à ne recevoir aucun salarié tuberculeux. M. Mosny raconte qu'il a reçu dans son service d'hôpital un employé tuberculeux qui avait été remercié par son patron après quatorze ans de loyaux services et un ouvrier qui n'avait pu s'embaucher parce qu'il venait de l'hôpital, où pendant six mois on l'avait soigné pour une bronchite chronique. On voit combien actuellement est sombre l'avenir des petits employés et des ouvriers tuberculeux. Les patrons sont cruels, dira-t-on; mais cependant on ne peut leur demander de contaminer une partie de leur personnel pour empêcher un tuberculeux de tomber à la charge de l'assistance publique ou privée. L'intérêt de tous doit primer l'intérêt d'un seul. Et, en outre, le patron se demande si ses ouvriers ou ses employés contaminés par les voisins tuberculeux ne pourront pas lui demander des dommages et intérêts, si la tuberculose acquise manifestement au bureau et à l'atelier ne peut pas être considérée par les tribunaux comme un accident de travail.

La situation actuelle est intolérable. Dans les grandes villes françaises, les tuberculeux encombrent les hôpitaux, qui ne peuvent plus recevoir les autres malades.

Dans ces grandes casernes hospitalières, situées au milieu de l'atmosphère viciée des villes, ils ne guérissent pas, s'améliorent à peine, reviennent à chaque instant frapper à la porte de l'assistance publique, et contagionnent leurs voisins de lit, lorsque des salles spéciales ne leur sont point imposées. En Allemagne, on a remédié à une situation analogue en créant depuis dix ans soixante-cinq sanatoriums populaires gratuits, entretenus pour la plupart par les « caisses de maladies » et autres institutions de prévoyance et d'assurances du socialisme d'État. En France, le socialisme d'État n'est pas en honneur; aussi il n'existe encore dans notre pays qu'un sanatorium populaire gratuit pour les tuberculeux adultes, celui d'Angicourt dû à l'Assistance publique parisienne. C'est peu et presque insignifiant, quand il s'agit de recueillir des milliers et des milliers de tuberculeux pauvres. Aussi l'opinion publique des médecins et des bienfaiteurs semble-t-elle s'attacher en France à propager la création de *dispensaires* pour les tuberculeux. A l'internat des phtisiques, on veut substituer leur externat. Il importe de fixer la valeur comparative de ces deux institutions antituberculeuses, de ne pas demander à l'une ce que l'autre seule peut fournir, de ne pas croire que le dispensaire peut dispenser du sanatorium. Les dispensaires peuvent aider, soulager les sanatoriums, mais les remplacer, jamais ! Le dispensaire antituberculeux n'est pas, comme le pense M. Drouineau (*Revue d'hygiène*, mars 1905), un organe d'une impérieuse nécessité. Il n'est qu'une annexe du sanatorium, et n'est pas un élément de cure.

Les sanatoriums coûtent très cher. D'après l'expérience de l'Allemagne, on peut conclure que la construction et l'installation de chaque lit coûte 5000 francs, que la nourriture du malade coûte de 4 à 5 francs par jour. Pour fonder un sanatorium de 100 lits, il faut donc avoir un premier capital de 500 000 francs et une rente de 150 000 à 200 000 francs, soit en tout un capital de 5 à 6 millions. En outre, les sanatoriums allemands versent environ 15 francs par semaine aux parents de chaque ouvrier chef de famille soigné au sanatorium. M. Mangini a montré par quelques chiffres suggestifs que la France se ruinerait si elle s'engageait à fond dans la voie tracée par les Allemands. Il y a en France 300 000 tuberculeux pauvres; parmi eux 100 000 sont curables; 200 000 sont incurables quand ils se présentent devant le médecin du dispensaire ou de l'hôpital. Si on veut recevoir dans des sanatoriums les 100 000 curables pendant six mois, il faudra créer 50 000 lits à 7 000 francs chacun, soit 350 millions de premier établissement; et 50 000 fois 4 francs par jour pendant trois cent soixante-cinq jours coûteront 73 millions annuels. Quant aux 200 000 incurables, ils coûteraient 50 millions de premier établissement et 2 francs par jour, soit 150 millions par an. Soit en tout 400 millions de premier établissement et 220 millions annuels, sans compter les secours à accorder aux familles des tuberculeux. Quelque riche que soit la France, il lui est impossible de dépenser de telles sommes pour les tuberculeux seuls. Car il ne faut pas oublier qu'il est nécessaire de secourir une foule d'infirmes, sourds-muets, idiots, épileptiques, paralytiques, et surtout et avant tout les vieillards, qui, après avoir travaillé cinquante ans sans relâche, sont condamnés à la misère quand ils ne peuvent plus subvenir à leurs maigres besoins. Il faut donc renoncer à traiter tous les tuberculeux pauvres.

On devrait essayer de sauver 5 000 tuberculeux par

an. On rendrait ainsi un grand service à la France, dont la population reste stationnaire. Si on lui donnait chaque année 5 000 hommes ou femmes, solides et jeunes, capables de travailler et d'avoir de beaux enfants, on ferait une œuvre utile; on enrayerait cette inquiétante dépopulation qui rend si difficile notre recrutement militaire. Mais il faut bien savoir qu'on ne guérit pas un tuberculeux en trois mois, même en six mois, même en un an. *On peut guérir un tuberculeux, pris au début et bien choisi, en trois ans de cure consécutive.* Ces tuberculeux devraient passer six mois au sanatorium tel qu'il est institué en Allemagne ou en France, à Angicourt, et deux ans ou deux ans et demi dans une *ferme de cure.*

On a mené une campagne injuste contre les sanatoriums. Mais tout ce grand bruit s'est apaisé. Il n'aura pas été inutile, parce qu'on perfectionnera l'usage du sanatorium. On s'est aperçu qu'on s'en servait mal, et on se décide à créer les *œuvres post-sanatoriales* que je réclame depuis dix ans. Ainsi étendue, l'œuvre sanatoriale sera vraiment féconde. Le mouvement imprimé par les Allemands n'est nullement arrêté. Au contraire, on a construit chez nos voisins une centaine de sanatoriums qui hospitalisent 30 000 tuberculeux par an et on en construit encore un grand nombre. En Roumanie, l'État consacre 550 000 francs à la construction d'un sanatorium pour les tuberculeux de Bucharest. En Angleterre, le roi Edouard a posé la première pierre d'un sanatorium, fondé dans le comté de Sussex, pour lequel M. Ernest Cassel a donné 5 millions. En Hollande, la reine mère agrandit et dote le sanatorium qu'elle a fondé.

M. le professeur Landouzy nous apprend que le Danemark possède 7 sanatoriums populaires, 5 attribués aux deux sexes, un pour les hommes et un pour les femmes, en tout 482 lits. Dans quelques mois, le Danemark, dont la population n'est pas plus considérable que la population parisienne, possédera 600 lits gratuits pour les tuberculeux, tandis que la ville de Paris ne possède que les 148 lits d'Angicourt. La ville de Copenhague a fondé le sanatorium de Boserup pour 144 tuberculeux. Le prix de la journée de chaque tuberculeux est de 4 fr. 20, payés soit par la ville de Copenhague seule, soit en partie par la ville et en partie par les caisses de secours en cas de maladie.

Le Portugal vient de construire à Guarda le sanatorium Sousa-Martins pour 84 tuberculeux pauvres.

Le sanatorium populaire a déjà démontré qu'il était indispensable pour l'éducation des tuberculeux pauvres, qu'il leur apprenait à ne pas cracher partout, à se servir d'un crachoir de poche, et à ne pas répandre les germes de mort autour d'eux, lorsqu'ils sont rendus à la vie familiale ou à l'activité sociale. On peut facilement éduquer les tuberculeux aisés chez eux; on verra qu'il est presque impossible d'éduquer les tuberculeux pauvres dans leur milieu antihygiénique. Or le tuberculeux qui crache partout est plus dangereux pour la société que le fou qu'elle interne. Avec lui, le danger est moins bruyant, moins tumultueux, mais son insidiosité le rend plus actif, parce qu'on ne cherche pas à s'en préserver.

On a dit que les sanatoriums pour tuberculeux étaient des foyers d'infection. C'est inexact. Un hôpital de tuberculeux bien tenu est beaucoup moins contagionnant qu'une rue de grande ville parsemée de crachats tuberculeux.

On a déclaré que les sanatoriums étaient inutiles parce qu'un médecin allemand, contredit du reste par beaucoup d'autres médecins allemands, avait publié que parmi les malades anciennement traités on constate 80 p. 100 de décès ou d'incapacité de travail absolue, au bout de quatre ans. Mais avant de jeter l'anathème sur les sanatoriums, il aurait fallu se souvenir de ces sages pensées émises par Claude Bernard dans la *Revue scientifique* (19 octobre 1872) : « La statistique n'est que l'empirisme généralisé. Elle est déplacée dans les questions vraiment scientifiques. Il faut tenir compte, sous peine de ne pas comprendre la réalité des choses, des circonstances qui ont changé le sens du phénomène et savoir à quel élément doit être attribuée l'influence perturbatrice. »

L'influence perturbatrice nous sera indiquée si nous voulons bien observer ce qui se passe dans les sanatoriums consacrés aux tuberculeux aisés. M. Meissen, directeur du sanatorium de Hohenhonnef, a constaté que, sur 248 malades sortis depuis un temps variant entre trois et onze ans, 9 étaient morts, 40 n'étaient pas guéris, 208, c'est-à-dire 84 p. 100, étaient bien portants et capables de vivre activement. Que faut-il donc faire pour obtenir avec les pauvres les succès que l'on obtient avec les gens aisés? Le moyen est bien clair, s'il n'est pas bien simple. Il faut transformer pendant deux ou trois ans les gens pauvres en gens aisés. C'est impossible, dira-t-on. C'est, au contraire, très possible; on doit combattre à outrance les misanthropes qui, en présence du mal envahissant, détournent la tête en répétant :

> C'est une folie à nulle autre seconde
> Que vouloir se mêler de corriger le monde.

Il faut beaucoup d'argent pour donner de l'aisance aux tuberculeux pauvres, par la méthode des sanatoriums. Mais il en faudra tout autant pour leur en donner par la méthode des dispensaires, et le directeur d'un nouveau dispensaire parisien, déjà pourvu de fonds considérables, m'écrivait récemment : « Il nous manque de l'argent, beaucoup d'argent ». Voyons comment on peut employer utilement tout cet argent que les municipalités et surtout les bienfaisants particuliers donnent sans compter.

Les fondateurs des sanatoriums ont enfin compris qu'on ne guérit pas la tuberculose des adultes en trois ou quatre mois. Les médecins allemands les plus autorisés adoptent la proposition que j'ai émise ; ils veulent qu'à la sortie du sanatorium l'ouvrier soit soumis à l'assistance par le travail, par un travail facile. Ainsi M. Renvers demande qu'on annexe aux sanatoriums des *colonies de repos* où les convalescents se livreront à quelques travaux peu fatigants et même à quelques métiers simples, tels que ceux de jardinier, vannier, relieur, etc. On a déjà fondé des colonies agricoles autour de Berlin, Hanovre et Posen. En attendant la multiplication de ces institutions complémentaires en Allemagne, on fournit à chaque ouvrier sortant du sanatorium de bons repas substantiels, tandis que l'hygiène familiale est surveillée par une dame de la Croix-Rouge, qui secourt pécuniairement les enfants. Souvent on procure à l'ouvrier convalescent et à sa famille une maison avec jardin, dans lequel il peut faire sa cure d'air tout en travaillant un peu sans fatigue. Cette prolongation de la surveillance et de l'assistance des sanatoriés est due à la patiente et féconde obstination de MM. Leyden et Pannwitz. En France, nous n'avons aucune institution analogue. Cependant, depuis dix ans nous demandons que le sanatorium parisien d'Angicourt soit complété par des colonies secondaires dans lesquelles les tuberculeux convalescents pourront consolider leur guérison. M. Letulle a aussi exprimé un désir analogue dans la *Presse médicale*. Les Allemands ont trouvé que notre idée était bonne et ils la mettent en pratique.

Quand un tuberculeux quitte un sanatorium après un séjour de quatre ou cinq mois, il doit bien savoir qu'il n'est pas guéri. On a grand tort, dans quelques sanatoriums suisses ou allemands, de ne garder les tuberculeux indigents que trois ou quatre mois. Le sanatorium bâlois établi à Davos est très fier de pouvoir dire que, sur 123 malades sortis en 1898, après un séjour de trois mois et demi, 100 étaient encore en état de travailler au commencement de 1900. Je constate qu'en un an un cinquième des malades avait déjà perdu le bénéfice du séjour dans le sanatorium et je suis certain que, dans cinq ans, aucun des 100 malades actuellement valides ne sera capable de travail sérieux, s'il n'a pas été faire une cure plus prolongée dans un sanatorium.

Le sanatorium d'Angicourt pourrait donner d'excellents résultats, et il en donne de pitoyables parce que les médecins de Paris ne savent pas l'alimenter de malades curables. C'est un sanatorium gratuit, luxueusement installé, aux environs de Paris, dans un pays salubre, malheureusement empoisonné par les cabarets qui l'entourent. L'alcoolisme empêche la réalisation d'un grand nombre de guérisons et provoque la rechute de la plupart des tuberculeux guéris au sanatorium. M. Küss, médecin directeur de ce sanatorium municipal, dit dans ses rapports que, si on ne lui envoyait pas une immense majorité de gens inguérissables, on obtiendrait de bons résultats à Angicourt. En 1901, il a fallu dix mois pour obtenir 19 améliorations considérables, probablement certaines. Sur 45 tuberculeux sortis du sanatorium, étudiés après cinq à douze mois de travail, 23 travaillaient et se portaient bien. M. Küss a pu récemment examiner 57 tuberculeux, deux ans après leur sortie du sanatorium; il a constaté que 26 sur 30 atteints de bonnes formes de tuberculose étaient encore solides, tandis qu'il ne constatait plus que 9 cas de guérison persistante sur 27, pour les malades atteints de mauvaises formes.

La majorité des médecins de Paris connaît si peu le rôle utile des sanatoriums, qu'en 1902 on a envoyé à Angicourt 11 incurables porteurs de grosses lésions, 3 tuberculeux atteints de poussées fébriles aiguës graves et 6 malades non tuberculeux. On a créé à Paris un grand nombre de dispensaires antituberculeux; ces fondations devraient servir à dépister les tuberculeux curables et à les envoyer à Angicourt. Or M. Küss dit : « Le nombre des malades curables qui sont venus à Angicourt, envoyés par les médecins de dispensaires, a été en 1902 et en 1903 tellement insignifiant qu'il m'aurait été impossible de me douter, à Angicourt, de l'existence de ces dispensaires. » Je crois que tous les dispensaires antituberculeux parisiens devraient être les pourvoyeurs du sanatorium d'Angicourt; car je doute fort qu'avec leurs seules ressources ils arrivent à guérir des travailleurs tuberculeux curables.

Toutes ces imperfections se modifieront peu à peu; chacun comprendra quel est son rôle et la *sélection des malades curables* s'effectuera normalement. M. Küss a constaté, comme l'ont fait ses devanciers, que l'on ne peut avoir la prétention de guérir tous les 500 000 tuberculeux qui sont répandus sur le territoire français.

Dans l'état actuel, on ne pourra obtenir une guérison durable que chez les pauvres qui ne sont pas absolument indigents. Si vous gardez dix ou douze mois un terrassier tuberculeux; s'il sort guéri du sanatorium; s'il n'a pas quelques billets de cent francs lui permettant d'apprendre un métier moins fatigant que celui de terrassier, il rechutera après cinq ou six mois. Si, au contraire, une œuvre post-sanatoriale prend ce terrassier à la sortie du sanatorium, le garde pendant un an et lui apprend un métier peu fatigant; si cette œuvre lui fait comprendre que la bonne eau est plus saine que l'alcool, qu'on peut en boire 2 litres par jour sans inconvénient, tandis qu'on ne peut boire 2 litres de vin impunément, surtout quand on est tuberculeux; si toutes ces nécessités hygiéniques sont réalisées, on aura rendu un bon ouvrier à la société. Cette cure aura coûté cher, mais *on ne guérit pas les tuberculeux au rabais.*

M. Ambroise Rendu, conseiller municipal de Paris, dit que la journée du tuberculeux coûte 8 francs à Angicourt, tandis que la journée du malade parisien ne revient dans les hôpitaux généraux qu'à 3 fr. 70, d'après M. Lefebvre. Je crois que l'on pourrait diminuer les frais du tuberculeux à Angicourt. Avec 5 francs par jour, on doit pouvoir nourrir, entretenir et guérir un tuberculeux. L'administration de l'Assistance publique à Paris n'a qu'à étudier le fonctionnement du sanatorium lyonnais fondé à Hauteville (Ain) et du sanatorium fondé à Bligny, entre Orsay et Limours, par l'Œuvre privée des sanatoriums populaires de Paris et contenant 120 lits d'hommes. Je crois qu'elle éviterait ainsi un inutile gaspillage. Elle devra aussi aller en Allemagne étudier le fonctionnement des sanatoriums destinés aux travailleurs des chemins de fer prusso-hessois, dont la journée coûte 4 marks 28. Les tuberculeux sont si bien soignés pour ce prix que, six ans après la sortie du sanatorium, 39 p. 100 étaient encore capables de travail, et, quatre ans après la sortie, 56 p. 100 effectuaient leur travail ordinaire. En moyenne, leur cure n'avait coûté que

374 marks, y compris le secours fourni à la famille de l'assisté.

Si on examine les statistiques des sanatoriums ordinaires allemands on constate, d'après le Dr Reitke (de Hambourg), que, sur 100 malades sortis guéris en apparence des sanatoriums, 26 étaient encore en état de travailler après sept ans. C'est peu, mais en Allemagne le gouvernement, les sociétés de secours aux blessés, les compagnies d'assurances contre la maladie ont désiré hospitaliser un très grand nombre, le plus grand nombre possible de phtisiques, et ils ne les ont gardés que trois ou quatre mois dans les sanatoriums. J'ai toujours dit et répété chaque année que ce système devrait être abandonné et que l'on n'obtiendrait pas ainsi de guérisons durables. Mes prévisions se sont réalisées et M. le Dr Katz a démontré au Congrès antituberculeux de 1902 que, quatre ans après leur sortie du sanatorium, 57 p. 100 des hospitalisés étaient déjà morts ou incapables de tout travail, et que seulement 27 p. 100 étaient encore capables d'effectuer un travail égal au tiers du travail normal. M. le Dr Moeller, directeur du sanatorium de Belzig, nous a démontré que, sur 317 malades, 85 reviennent au sanatorium cinq mois après leur sortie, 42 après dix mois et 14 après quinze mois. Sur ces 141 malades, 13 seulement sortirent du sanatorium améliorés par un second séjour. Ce sont là des résultats assez précis pour démontrer qu'il ne faut pas s'obstiner à suivre aveuglément le système actuel et qu'il importe de le modifier.

Les plus récentes statistiques de l'Office impérial des assurances nous montrent qu'en cinq ans on a assisté dans les sanatoriums 44 000 hommes et 15 000 femmes en moyenne pendant quatre-vingts jours, et que 31 p. 100

seulement étaient encore capables de travail cinq ans après la sortie du sanatorium.

M. Landouzy nous apprend qu'en Danemark la cure sanatoriale est de cinq mois et que sur 100 malades entrés au sanatorium de Vejlefjord, pour le premier degré de la tuberculose, 80 étaient encore capables de travailler trois ans après la sortie du sanatorium. Dans quelques années, les Danois verront qu'ils devront adopter la création des œuvres post-sanatoriales que je préconise, s'ils ne veulent pas voir leurs 80 travailleurs descendre bientôt à 20 ou 15.

Mais il est injuste d'exagérer les résultats décevants de cet essor sanatorial. On a dit que la mortalité par tuberculose avait augmenté en Allemagne depuis la création des sanatoriums. Il est exact qu'en 1900 et 1901 la mortalité tuberculeuse a augmenté en Allemagne; mais la raison en est bien simple. La mortalité tuberculeuse avait diminué en Allemagne de 1894 à 1899 parce qu'un grand nombre de phtisiques soignés dans les sanatoriums avaient pu prolonger leur vie pendant deux, trois, quatre ou cinq ans. Puis, ils sont morts en 1900 et 1901. Voilà pourquoi la mortalité tuberculeuse a semblé diminuer de 1894 à 1899 et semblé augmenter en 1900 et 1901. Ne tirons pas d'autres conséquences de ces faits. Et, surtout, ne proclamons pas la faillite des sanatoriums; car nous proclamerions ainsi la faillite d'un de nos meilleurs agents de lutte contre la tuberculose, maladie sociale.

La guérison des tuberculeux n'est pas le seul but désiré par la cure du sanatorium. Actuellement on ne garde les ouvriers tuberculeux que pendant trois mois. On ne peut vraiment pas avoir la prétention de guérir un tuberculeux en trois mois. On lui a simplement permis d'apprendre la propreté antituberculeuse qui l'empêchera de contagionner sa famille et ses compagnons. En outre, on lui aura permis de travailler et de gagner sa vie pendant quelques mois ou quelques années après lesquelles il pourra de nouveau entrer au sanatorium et conquérir une nouvelle période de validité. Ces résultats ne sont certes pas à dédaigner; mais ils offriraient de grands dangers si les ouvriers, sortis du sanatorium et repris par la tuberculose, cessaient de cracher dans leur crachoir et de prendre toutes les précautions nécessaires pour éviter la contagion familiale. En outre, les enfants qu'ils auront, s'ils ne sont pas définitivement guéris, seront des êtres faibles, délicats, peu résistants, destinés à être la proie des maladies épidémiques ou endémiques.

Si l'on veut poursuivre avec ardeur la lutte contre la tuberculose en France, il faut frapper à toutes les portes. Or, en France, il n'existe que deux collectivités capables de réunir de fortes sommes, l'État et les congrégations religieuses. L'État devrait fonder des sanatoriums destinés à soigner ses employés tuberculeux. Bien souvent, je vois de modestes fonctionnaires qui sont incapables de payer la pension des sanatoriums destinés aux gens aisés et qui meurent lentement de phtisie pulmonaire, parce qu'ils n'ont pas l'argent pour se soigner chez eux. Pendant de longs mois, ils infectent les locaux qu'ils occupent, dans leurs familles, dans leurs bureaux, partout où leurs fonctions les appellent. En Allemagne, l'État a déjà fondé deux sanatoriums pour les employés de chemins de fer et un pour les employés et ouvriers des mines nationales. Ce bon exemple devrait être suivi par l'État français.

Quelques très rares congrégations religieuses ont fondé des dispensaires pour les tuberculeux et des hospices pour les tuberculeux incurables. Ces œuvres devraient être encouragées; les religieuses bien éduquées seront d'excellentes surveillantes de sanatorium pour les tuberculeux curables. Elles les soigneront doucement, les instruiront amicalement, les surveilleront patiemment et souvent même les suivront après leur départ du sanatorium et de ses annexes. Elles devraient employer leurs ressources disponibles à la cure des tuberculeux. Je crois que l'État et les congrégations pourraient s'entendre amicalement et se réconcilier sur l'autel de la bienfaisance.

Le sanatorium actuel pour les tuberculeux pauvres est un instrument très onéreux, utile, mais perfectible. Sa grande imperfection, celle qui nuit le plus à son utilité réelle, c'est l'impossibilité de garder les malades guéris en apparence, l'impossibilité de diriger, de surveiller attentivement leur convalescence, avant de les rendre à la vie active et indépendante. Dans chaque sanatorium, il faudra sélectionner les demi-pauvres, fils de pauvres, qui ont pu s'élever au rang de petits fonctionnaires, instituteurs, petits employés des postes, des douanes, des contributions, des chemins de fer, etc. Ces humbles si intéressants, dont on doit encourager l'effort d'élévation sociale, devront faire une cure de trois années.

Ils devront être choisis parmi les célibataires n'ayant à soutenir ni vrais, ni faux ménages, afin que l'on ne soit pas obligé d'assister leur famille pendant trois ans. Ils devront prendre l'engagement moral de ne pas retourner à leur vie active avant trois ans. Ils devront rester pendant six mois au sanatorium; pendant ce temps, ils apprendront à se soigner, à prendre et à noter leur température avec exactitude et régularité, à coucher avec la fenêtre ouverte, à ne pas se fatiguer et à ne pas transpirer, à cracher dans un crachoir de poche ou de table de nuit, pour ne pas infecter leur linge ou le sol. Quand ils auront été très améliorés par le repos et la bonne nourriture, on les enverra dans une *ferme de cure* qui devra, autant que possible, être proche du sanatorium afin que le convalescent puisse facilement revenir passer deux ou trois semaines au sanatorium, si une légère rechute survient. Il importe, en effet, que la ferme de cure ne contienne pas de malades. Il est bien certain qu'il ne peut être question de grande culture dans une ferme annexée à un sanatorium. Les travaux culturaux sont beaucoup trop fatigants. Ils exigent une force musculaire que les tuberculeux récemment guéris seraient incapables de fournir. Pendant ces dix dernières années, j'ai arrêté l'évolution de la tuberculose chez plusieurs paysans en leur interdisant de se livrer aux travaux de la culture de la vigne, des légumes et des céréales. Je leur interdisais également de venir s'employer dans les villes voisines. Ils se sont guéris en se consacrant à l'élevage et, aussi, à la fabrication des fromages, sans quitter leur village. Récemment, j'ai vu un de ces paysans ; il avait toutes les apparences de la guérison. Il eut la faiblesse de s'embaucher pour faucher le foin et faire la moisson. Quand il est revenu me voir, il était dans un état lamentable ; sa tuberculose avait pris une marche rapide et il a été obligé de rentrer chez lui pour se mettre au lit.

Dans les colonies de convalescents, on devra s'occuper surtout d'élevage. On ne cultivera que les plantes nécessaires à l'alimentation des habitants. Les pensionnaires, autant que possible choisis parmi les fils ou filles de paysans, pourront facilement apprendre à faire paître ou à surveiller les troupeaux ; ils passeront ainsi la plus grande partie de leur journée au grand air, sous des tentes ou des cabanes dans lesquelles ils seront à l'abri du vent et du soleil. Quand ils seront endurcis, on pourra les faire travailler dans des locaux couverts, bien aérés. Car on aura annexé à la ferme de cure des ateliers de fabrication de beurre, de fromage, de lait concentré, de lait stérilisé, dans lesquels les convalescents seront employés deux, puis trois, puis quatre à cinq heures par jour. Les employés des bureaux de comptabilité et d'expédition, les agents de transport seront aussi des convalescents. Tous ces ouvriers des champs, des ateliers, des bureaux seront surveillés par un médecin résident ; ils devront prendre leur température chaque matin avant le lever, et chaque après-midi vers 5 heures. On devra, en outre, de temps en temps, voir si le travail ou la marche augmentent sensiblement leur température. Tous les soirs, le médecin devra indiquer pendant combien d'heures chaque travailleur pourra exécuter son travail le lendemain.

De cette façon, tous les convalescents pourront être utilisés selon leurs forces et même suivant leurs préférences. Il est bien évident que l'expérience pourra démontrer que d'autres services pourront être annexés à cette *ferme de cure*; peut-être, par exemple, l'élevage des animaux de basse-cour et surtout la production des œufs qui intéressera les femmes ; ou l'élevage des chevaux qui attirerait un grand nombre d'hommes. Et il est certain que, sous une bonne direction, de pareilles institutions donneront des survies, non pas de quatre à six ans, mais de vingt-cinq à trente ans, et des survies de gens bien portants, de bons travailleurs et de bons pères ou de bonnes mères de famille.

Et tout cela ne coûtera pas très cher. Les pensionnaires assistés pendant trois ans seront au nombre de 15000. Leur entretien ne coûtera 4 francs par jour que pendant les six premiers mois, alors qu'ils résideront au sanatorium. Pendant leur séjour dans la ferme, qui contiendra un abattoir, un moulin à farine et un four à pain, les convalescents se nourriront des produits de la ferme, devenue une véritable usine agricole ; ils ne coûteront pas plus de 2 francs par jour pour leur entretien complet. Aussi, en moyenne, en comptant chaque jour 15 000 pensionnaires à 3 francs, serons-nous extrêmement large ; or 15 000 × 3 = 45 000 francs. Et ces 45 000 × 365 arriveront annuellement à 16 millions et demi. Quant au premier établissement, il nécessitera au plus 3 000 lits de sanatorium, chaque malade résidant à peine six mois dans *l'école de cure*. On aura donc 3000 × 7 000 = 21 millions. Les frais d'établissement des *fermes de cure*, l'intérêt et l'amortissement seront largement récupérés par la vente des produits agricoles de ces établissements.

Les chiffres de ces dépenses ne sont pas décourageants, et le budget de la France peut parfaitement bien les supporter. Le succès dépendra de la valeur et de la direction médicale, et de la direction administrative. Ainsi, il ne faudra pas installer ces sanatoriums et ces fermes de cure dans un climat quelconque. La phtisie peut se guérir sous tous les climats; cependant, elle se guérit plus facilement dans certains climats que dans d'autres. Les lieux humides, très ventilés, peu ensoleillés pendant l'hiver, trop chauds pendant l'été, doivent être impitoyablement écartés. On devra s'établir loin de toute agglomération, pour éviter aux pensionnaires les néfastes tentations urbaines; aucune cantine ne sera autorisée à 5 kilomètres à la ronde, et on ne boira, dans les établissements, que de l'eau et du lait, du thé et du café. Les vins et les liqueurs seront des médicaments rarement donnés.

Tel est le projet perfectible que je livre aux méditations des médecins, des philanthropes, des économistes, des sociologues, qui s'intéressent au bien-être de ces humbles, suprême réserve du pays, où il est heureux de puiser pour combler les pertes que subissent fatalement les classes dirigeantes. Au point de vue social, il n'y a aucun intérêt à guérir incomplètement des phtisiques, procréateurs d'enfants malingres. Si l'on veut faire une œuvre de défense sociale, il faut commencer par débuter modestement, avec des ressources facilement renouvelables. Et si l'on peut rendre chaque année 2 000 à 3 000 solides couples de Français à la vie active, on n'aura pas perdu ces années-là.

Il serait important de limiter provisoirement cet effort à des *célibataires* qui n'ont pas hâte de rentrer à l'atelier ou aux champs parce qu'ils ont une famille à soutenir et à diriger. Quand la caisse du sanatorium sera pleine, on pourra alors s'occuper des pères et des soutiens de famille. Mais, au début d'une institution, il importe de ne pas disperser ses efforts et de limiter ses espoirs.

On n'aurait à craindre aucune contamination des animaux ou de leurs produits, puisqu'on n'enverrait dans les fermes d'élevage que des convalescents ne crachant plus.

On a voulu diminuer les frais, en instituant des *petits sanatoriums*, des *sanatoriums de fortune*; il faut renoncer à ces généreuses illusions. Dans ces sortes d'établissements, les malades ne sont pas surveillés par un médecin résident, ils ne sont pas disciplinés par une direction constante, ils ne guérissent pas et, continuant à cracher partout, ils deviennent un centre de contagion. On a voulu aussi remplacer le sanatorium par des *cures d'air*, dans les forêts aux environs des grandes villes. Les ouvriers tuberculeux partent chaque matin pour l'endroit de cure et reviennent le soir. Cette institution n'a aucune valeur. Elle ne discipline pas les tuberculeux, et la fatigue des voyages quotidiens, par tous les temps, enlève tout le bénéfice de la cure d'air.

Il faut attaquer scientifiquement et non sentimentalement la tuberculose.

Un vent de bienfaisance universelle souffle sur toute l'humanité. Plus nous désirons jouir des biens de la terre, plus nous sentons que les déshérités, que les faibles doivent être soutenus dans la lutte pour la vie et aidés de notre superflu. Ce superflu doit être employé à soulager les tuberculeux incurables, par l'intermédiaire des dispensaires de bienfaisance, et à guérir les tuberculeux curables dans des *sanatoriums-fermes* ou des *sanatoriums-ateliers*. Il ne suffit pas de faire le bien; il faut le faire utilement, le plus utilement possible. Le capital de la charité ne doit pas être gaspillé.

En France, on a créé deux sanatoriums destinés, non pas aux indigents, mais aux tuberculeux très peu fortunés qui peuvent payer 2 fr. 50 par jour au sanatorium de Hauteville (Ain) et 4 francs au sanatorium de Bligny (Seine-et-Oise). Il faut multiplier les maisons de santé destinées aux demi-pauvres, à toute cette classe si intéressante des professeurs, des instituteurs et institutrices, des petits employés, des petits commerçants, qui ont quelque pécule, qui pourraient payer 2 à 4 francs par jour pendant quelques années, et qui, après guérison complète, pourront entrer comme instituteurs, institutrices, secrétaires dans une bonne famille, ou comptables, ou commerçants à la campagne, et ne perdront pas ainsi le fruit d'une cure patiente. Puisque la journée de sanatorium pour la guérison des phtisiques coûte 5 francs, l'Assistance publique et le malade paieront chacun la moitié des frais d'hospitalisation, et ces frais ne seront pas dépensés sans utilité. En créant de telles maisons de santé, on aura fait une œuvre modeste, peu éclatante, peu retentissante auprès de la masse des électeurs. Mais elle assurerait la vie à une foule de braves gens, très intéressants, qui rendront, après leur guérison, de réels services au pays. Ils sont instruits, font des sacrifices pour se guérir et savent ne pas perdre le bénéfice de leur traitement. Ils peuvent faire une faible dépense pour leur traitement personnel, tandis que quelques parents généreux s'occuperont de la petite famille abandonnée par le père ou la mère tuberculeuse.

A ces vaillants tuberculeux, vous ne faites pas une aumône, vous offrez une aide momentanée qui sera pour la plupart d'entre eux une dette, payée par la simple reconnaissance, quand ils ne pourront pas faire mieux, par une restitution partielle ou totale, quand les hasards de la vie leur auront été favorables.

Quelle que soit la forme de la bienfaisance, acceptons-la de grand cœur, car elle est, comme l'a dit éloquemment M. Brunetière, « l'hommage de la richesse à la pauvreté, de la science à l'ignorance, de la force à la faiblesse, du plaisir à la douleur, des heureux de ce monde à la souffrance humaine ». Tâchons de la rendre aussi précoce, aussi prévoyante que possible pour que, au charme de la charité qui donne, s'ajoute la satisfaction d'accomplir une œuvre utile, pour que la joie du cœur s'unisse au bonheur de l'esprit. Mais, avant tout, ne mêlons pas les politiciens superbes aux œuvres philanthropiques : ils les stériliseraient. Loin d'attirer l'argent, ils le repoussent. Dans la lutte contre la tuberculose, il est de notre devoir de sauver ceux qui peuvent en mourir, mais non d'aider ceux qui pourraient en vivre.

Voilà ce que nous pouvons faire immédiatement pour guérir définitivement des tuberculeux, physiquement et socialement guérissables. Mais il faut, en outre, agir en faveur des phtisiques incurables. Nous en avons 250 000 à 300 000 par an. On ne peut pas les laisser errer d'hôpitaux en hôpitaux. M. le professeur Grancher a remarquablement décrit l'odyssée de ces malheureux qui passent les deux dernières années de leur triste vie à changer de service hospitalier tous les mois, chassés de l'atelier où ils ne sont qu'encombrants, et de leur famille dont ils augmentent la misère. L'humanité leur doit un *asile* ; par intérêt, d'abord, puisque le phtisique, hospitalisé jusqu'à la fin de ses jours dans un hôpital spécial, ne répandra plus la contagion tuberculeuse en crachant partout autour de lui, à l'hôpital général, dans sa famille, dans la rue ou dans les endroits publics où il ira se garantir de la pluie, du vent, du froid ou du chaud. Ensuite, parce qu'elle est l'Humanité qui doit verser, comme le disait M. Paul Deschanel, « la rosée de son âme à tout ce qui lutte, à tout ce qui souffre ».

Il importe de ne pas continuer à contagionner les malades des hôpitaux, atteints de petites maladies aiguës, par leurs voisins tuberculeux. Le danger est immense, il importe de se défendre contre lui. Car notre pays, faisant peu d'enfants, doit les mettre à l'abri des maladies contagieuses.

En 1902, la population s'est accrue en France de 84 000 habitants, tandis qu'en Allemagne elle s'accroissait de 900 000 habitants. La population de l'Allemagne s'accroît donc 10 fois plus vite que la population française.

En France, l'excédent des naissances sur les décès, pour 10 000 habitants, était de 67 il y a soixante-dix ans ; il était de 38 il y a quarante ans ; il n'est plus maintenant que de 13. En Allemagne, il est de 147. Notre infériorité sur l'Allemagne est due, pour une part importante, à notre indifférence à l'égard des tuberculeux pauvres. En France, les décès par tuberculose ne diminuent pas; ils sont encore de 350 par 10 000 habitants. Ils atteignaient ce chiffre en Allemagne en 1880; mais, maintenant, ils n'y dépassent pas 218. Cet énorme progrès est dû à l'isolement progressif d'un très grand nombre de tuberculeux dans des sanatoriums, où ils apprennent à ne pas contagionner leurs familles et leurs voisins quand ils rentrent dans la vie commune.

Les travaux de Villemin, de Koch, de Cornet et de Flügge ont démontré que la tuberculose est propagée par les crachats contenant les bacilles spécifiques de la maladie; ces crachats se dessèchent sur le linge ou sur le sol, se mêlent à la poussière et pénètrent dans l'appareil respiratoire des gens bien portants. La tuberculose se propage aussi par la toux. Les tuberculeux, en toussant, projettent dans un rayon d'un mètre des gouttelettes de salive imprégnée de bacilles que les crachats ont apportés dans la bouche, au moment de leur passage des bronches à l'extérieur.

Dès que ces deux modes de contagion ont été connus, on a demandé que, dans les hôpitaux, les tuberculeux soient isolés des autres malades. M. le professeur Landouzy démontra que les infirmiers des hôpitaux de Paris mouraient tuberculeux dans la proportion de 36 p. 100; c'est-à-dire que la tuberculose était dix fois plus meurtrière pour les infirmiers de Paris que pour les autres habitants de la capitale. M. Letulle observa que les religieuses augustines de l'Hôtel-Dieu de Paris succombent à la tuberculose dans la proportion colossale de 80 p. 100. Puis MM. Grancher, Faisans, Barth, Mosny, donnèrent leurs avis sur la manière la plus favorable d'isoler les tuberculeux des autres malades des hôpitaux. L'ensemble de leurs recherches inspira la circulaire ministérielle du 15 janvier 1904.

Dans cette circulaire, M. le ministre de l'Intérieur demande aux diverses municipalités de France d'isoler les tuberculeux des autres malades hospitalisés en les recueillant, soit dans des hôpitaux spéciaux, soit dans des pavillons séparés, soit dans des salles spéciales, soit enfin en les isolant par une séparation quelconque dans des salles communes. Parmi ces quatre modes d'isolement, nous n'en admettons que deux. Nous pensons que seul l'hôpital spécial et, dans certains cas aigus, la salle isolée dans la salle commune peuvent efficacement lutter contre la propagation de la tuberculose par la contagion hospitalière.

Rappelons-nous que les tuberculeux sont contagionnants quand ils crachent et quand ils toussent. Or, s'ils sont soignés dans des salles spéciales d'un hôpital général, ils cracheront et tousseront dans les corridors, dans les cours, dans les jardins de l'hôpital et contagionneront les autres convalescents. Il en sera de même dans les pavillons spéciaux qui ne seront pas des prisons et d'où sortiront facilement les tuberculeux pour se rendre dans les autres services de l'hôpital.

Un certain nombre de médecins des hôpitaux voudraient que tous les tuberculeux soient soignés au milieu des salles communes dans des boxes d'isolement analogues aux chambres de l'hôpital Pasteur qui ont des parois de verre, où tout le contenant et tout le contenu sont lavables et lavés tous les deux jours. De telles chambres aseptiques peuvent rendre les plus grands services dans un petit hôpital, avec des médecins habitués aux travaux de laboratoire et à la pratique journalière de la stérilisation microbienne. Mais l'asepsie ne durerait pas huit jours dans un grand hôpital fréquenté par des étudiants et par des parents peu soigneux. Car il faut bien savoir qu'un tiers des malades soignés dans les hôpitaux sont des tuberculeux et qu'à Paris, sur 9 000 malades hospitalisés, plus de 2 600 sont tuberculeux. Il est impossible de créer des chambres aseptiques pour 2 000 malades et cette énorme dépense serait bien inutile, puisque les tuberculeux chroniques ne restent pas dans leurs chambres et vont se promener pendant une grande partie de la journée dans les escaliers, les couloirs, les cours et les jardins des hôpitaux, au milieu desquels ils cracheront et tousseront sans surveillance. Aussi combattrons-nous de toutes nos forces le vœu formulé le 22 janvier 1904 par la Société médicale des hôpitaux de Paris, demandant « la division, partout où cela est possible, des salles de médecine générale par des cloisons vitrées qui permettront d'affecter un cantonnement distinct aux tuberculeux contagieux ».

Mais si l'isolement au milieu des salles générales ne peut pas être utilement effectué pour 2 000 malades, il peut très facilement être réalisé pour 100 ou 200 tuberculeux affectés d'accidents aigus, tels que fièvre typhoïde, pleurésie, grippe, broncho-pneumonie, etc. De tels malades peuvent, par leurs crachats et leur toux, contaminer leurs voisins; on les séparera donc des autres patients par une cloison vitrée. Dans chaque hôpital, on pourra ainsi consacrer deux sections de salle, comprenant chacune une dizaine de lits, aux tuberculeux atteints d'affections aiguës. Ces malades auront un infirmier spécial pour eux. Comme ils ne sortiront pas de leur salle, ils ne contagionneront pas les autres habitants de l'hôpital dans les corridors, les cours et les jardins. Leur nombre étant très faible, il sera facile d'obtenir d'eux qu'ils crachent exclusivement dans un crachoir, qu'ils ne souillent ni le linge ni le sol. Chaque malade, ne restant qu'une dizaine de jours à l'hôpital, suivra strictement les prescriptions hygiéniques et n'aura pas le temps de s'en lasser.

On créera aussi des sections d'isolement dans les salles du service d'accouchement où les patientes ne restent pas pendant plus de quinze jours.

Quant aux tuberculeux chroniques qui encombrent les hôpitaux, il faut créer pour eux des hôpitaux spéciaux dans la banlieue des grandes villes. Ces hospices doivent être bâtis à la campagne pour que les malheureux phtisiques aient la joie de vivre au milieu d'un air pur. On ne peut pas leur refuser ce qu'on offre à Fresnes aux Apaches et aux cambrioleurs. On a dit que les tuberculeux ne voudraient pas quitter leur famille et leur entourage et vivre hors de Paris. On a dit aussi qu'ils ne voudraient pas entrer dans un hospice de mourants, dans une tuberculoserie. Quand on parle ainsi, on connaît peu les pauvres tuberculeux, qui ne demandent qu'un bon lit pour se reposer, un peu de bon air à respirer, une nourriture réparatrice et surtout ce repos que leur indigence ne leur permet pas de prendre. Aucun patron ne veut employer ces malheureux ouvriers tuberculeux qui font un mauvais travail et qui contagionnent leurs camarades, ou ces malheureuses femmes, ouvrières ou domestiques, qui apportent la terrible tuberculose au sein des familles, contagionnant surtout les enfants. On doit donner à ces pauvres êtres, déshérités de toutes les ressources de la vie, un lit dans lequel ils puissent vivre sans devenir redoutables à la société.

L'hôpital qui recueillera ces tuberculeux indigents ne

sera nullement une antichambre de la mort. Là, comme dans les autres hôpitaux, les uns mourront, les autres guériront. M. le professeur Guiraud (de Toulouse) dit très justement : « Les locaux destinés aux tuberculeux doivent être un lieu de cure et non une léproserie. Il ne faut pas, sous prétexte de défense sociale, revenir aux pratiques barbares du moyen âge et traiter les malheureux phtisiques en pestiférés. Il faut au contraire, dans la mesure du possible, que ceux-ci soient persuadés que les mesures prises à leur égard le sont autant dans leur intérêt que dans celui des voisins. » Dans des publications récentes, un grand nombre de médecins des hôpitaux demandent aussi que les hospices de tuberculeux soient les antichambres de la guérison. De sorte que l'on revient fatalement à la conception du sanatorium à l'allemande devant compléter l'assistance des tuberculeux. On avait été fort injuste pour l'institution des sanatoriums. On sera obligé de reconnaître qu'ils sont indispensables, et que, de l'hospice d'attente, on devra diriger les tuberculeux curables vers des sanatoriums où on les guérira en deux ou trois ans. La circulaire du 15 janvier 1904, en forçant les médecins à envisager le problème social de la tuberculose, les aura contraints à reconnaître que l'on n'a encore rien créé de mieux que les sanatoriums. Dans les hospices on soignera tous les tuberculeux, comme s'ils pouvaient guérir ; ceux qui auront démontré qu'ils peuvent être sauvés seront envoyés au sanatorium. De cette façon seulement, l'hospice des tuberculeux sera une institution vraiment humanitaire.

On objectera que dans ces hôpitaux spéciaux les phtisiques agglomérés contagionneront fatalement tout le personnel. Cette objection est vaine. Autant il est difficile d'établir une règle spéciale pour les tuberculeux disséminés dans un hôpital général, autant il est facile de faire suivre scrupuleusement les règlements sanitaires pour une agglomération comprenant des malades identiques. Alors, tout marche militairement, quand on possède un bon personnel. Dans les hospices spécialisés, on empêchera les cracheurs de cracher en dehors de leur crachoir de poche et de tousser en face des gens. La routine féconde est vite créée par l'enseignement mutuel; les anciens éduquent les nouveaux et chacun se défendra ainsi contre son voisin.

L'Assistance publique à Paris et dans les grandes villes devra lutter contre la contagion tuberculeuse hospitalière par deux institutions bien distinctes : 1° la création de locaux séparés dans les salles générales, locaux destinés aux tuberculeux atteints d'accidents aigus; 2° la création d'hospices destinés aux tuberculeux chroniques. Enfin, dans les hôpitaux généraux et dans les hospices spéciaux, les médecins dépisteront les tuberculeux qui peuvent guérir dans un sanatorium.

M. le ministre de l'Intérieur invitait dans sa circulaire du 15 janvier « les villes qui possèdent plusieurs hôpitaux à affecter immédiatement aux tuberculeux un ou plusieurs établissements. M. le directeur de l'Assistance publique parisienne avait immédiatement proposé de spécialiser pour les tuberculeux plusieurs hôpitaux généraux de Paris : Laennec, le vieil Hôtel-Dieu, Broussais, le bastion 27, Tenon et Boucicaut. Cette conception a été fort heureusement repoussée par le Conseil municipal. Il était impossible de priver six quartiers de Paris d'hôpitaux destinés à tous les malades indistinctement. Aussi nos édiles ont-ils proposé de créer hors de Paris deux asiles pouvant contenir chacun 800 à 1 000 lits. Nous ne pouvons qu'approuver vivement leur décision.

L'Académie de médecine, sur la proposition de M. Landouzy, a recommandé le choix d'Ivry pour la création du premier hospice pour les tuberculeux indigents.

Mais il faut bien savoir que ces mesures hospitalières n'auront aucun effet dans les campagnes et dans les petites villes qui n'ont pas d'hôpitaux. Là, on ne pourra combattre la contagion que lorsqu'on aura inscrit la tuberculose sur la liste officielle des maladies contagieuses, afin de pouvoir imposer la désinfection des locaux occupés par les tuberculeux qui meurent ou se déplacent. Jamais les médecins ni les malades ne comprendront pourquoi le tuberculeux est contagionnant à l'hôpital et ne l'est pas dans un hôtel meublé ou dans une auberge. Il faut imposer un ensemble de réformes qui donne au public une idée nette et précise du but que l'hygiène sociale doit atteindre, pour préserver les gens biens portants de la contagion tuberculeuse. Les règlements incomplets, illogiques, ne sont jamais exécutés. Nous demandons que le ministre de l'Intérieur déclare que *les logements quittés par les tuberculeux seront obligatoirement désinfectés*.

Depuis longtemps on soigne en France les enfants tuberculeux pauvres. Tout le monde connaît les hôpitaux parisiens de Berck, de Hendaye, de Forges et l'*Œuvre des hôpitaux marins*, fondée par Verneuil et Bergeron, avec les hôpitaux de Saint-Trojan, de Pen-Bron, de Banyuls, d'Arcachon. Le Conseil municipal de Paris a voté la création de 300 nouveaux lits à Berck et a consacré un million et demi à l'accroissement de l'œuvre de ses devanciers. Personne n'ignore l'existence de l'*Œuvre des enfants tuberculeux* qui, sous la féconde direction de M. Léon Petit, a créé les hôpitaux d'Ormesson et de Villiers. Il faut saluer aussi respectueusement la *Fonda-*

tion Sabran, recevant à Hyères-Giens les enfants lyonnais de quatre à seize ans et dirigée par M. le Dr Vidal. En 1887, l'administration des hospices de Lyon installa sur les crêtes de la presqu'île de Giens une annexe de l'hospice de la Charité et y envoya quelques jeunes scrofuleux. Cet essai ayant réussi, M. Hermann Sabran, président du conseil général des hospices de Lyon, a fait don d'un domaine de 30 hectares, sur lequel on construisit un hôpital de 100 lits, avec le produit exclusif de souscriptions particulières.

L'hôpital de Giens peut rivaliser avec le magnifique hôpital de Berck, créé par la ville de Paris grâce à l'aide puissante des regrettés Drs Perrochaud et Cazin et du regretté secrétaire perpétuel de l'Académie de médecine, M. Bergeron. Ce sanatorium est divisé en quatre bâtiments. Un pavillon central est destiné aux services administratifs. Les deux pavillons latéraux sont destinés, l'un aux filles, l'autre aux garçons. Enfin, à 80 mètres en arrière des habitations hospitalières, on a édifié un pavillon d'isolement destiné aux maladies contagieuses. Une partie de ce bâtiment est destinée aux malades mis en observation avant que le médecin puisse porter un diagnostic absolu. Deux autres parties du bâtiment sont consacrées aux enfants reconnus atteints d'affections contagieuses ; de sorte qu'on peut soigner concomitamment et isolément deux épidémies distinctes. Chaque partie du pavillon a une surveillante spéciale. Les aliments, médicaments, etc., sont placés sur une espèce de tour qui empêche toute communication directe entre le personnel du pavillon d'isolement et celui des bâtiments hospitaliers.

Les angles des murs sont arrondis et toutes les parties du bâtiment peuvent être largement lavées avec des solutions désinfectantes. Les eaux de lavages, les eaux ménagères, les matières de vidange disparaissent dans une canalisation fermée, qui ne peut pas communiquer avec l'air extérieur et se jette dans l'égout général cimenté, qui se rend à la mer à l'extrémité d'un petit cap assez éloigné de l'hôpital et de la plage où se baignent les jeunes scrofuleux. Cet égout reçoit les eaux résiduaires et les matières de vidanges de tout l'hôpital ; il est parfaitement bien construit ; son issue se fait dans la mer par un large tuyau dont l'orifice ne peut souiller le rivage. En outre, on a placé cette embouchure de telle façon que les courants emportent en haute mer le contenu de l'égout et ne peuvent jamais le refouler dans la baie de Giens.

L'eau d'alimentation est celle de Hyères ; elle provient d'une rivière souterraine, dont l'eau n'est jamais contaminée par des germes dangereux. Les salles de l'hôpital sont d'une propreté irréprochable et on n'y perçoit aucune odeur. Les cabinets d'aisances, munis d'eau à profusion, sont très nombreux et parfaitement installés. Le sanatorium de Giens réunit donc les conditions hygiéniques les plus parfaites : un air marin très pur, puisqu'il n'est pas souillé par les émanations de grandes agglomérations voisines ; une eau exempte de microbes nuisibles ; un sol scrupuleusement débarrassé des résidus de la vie humaine.

Les petits scrofuleux ou rachitiques, saturés de l'air vivifiant de la mer au milieu duquel ils vivent pendant la plus grande partie de la journée, sont soumis à l'hydrothérapie marine. Pendant l'hiver, quand le temps est froid ou humide, quand la mer est mauvaise, on baigne les malades dans une piscine remplie d'eau de mer tiède. Cette piscine est divisée en quatre compartiments d'une hauteur variable, suivant les différents âges des enfants. A côté de la piscine sont installés des cabinets pour les douches et les bains d'eaux mères, puisées dans les salines avoisinantes.

Quand le temps est beau, les malades se baignent sur la plage par escouades. Les enfants pauvres sont heureux dans l'eau ; ils s'y amusent tout autant que les riches : ils ont bien raison, car leurs généreux bienfaiteurs leur font cadeau d'un traitement de riches. Ils sont heureux, les enfants de Lyon que de braves philanthropes ont arrachés à leurs taudis insalubres, à leur maigre gamelle, pour les transporter, à l'aide d'un wagon-ambulance confortablement aménagé, dans un palais où on les choie. Ils sont reconnaissants, ces pauvres enfants, et cependant ils ne peuvent pas comprendre quel immense secours ils reçoivent de leurs bienfaiteurs. On les arrache à une vie de douleurs et de misères.

On n'envoie guère à Giens que des candidats à la scrofule, et on n'encombre pas les salles du sanatorium avec des scrofuleux avancés qui mettent trois ou quatre ans à se guérir et ne seront bons à aucune besogne sérieuse jusqu'à la fin de leurs jours. Ces scrofuleux atteints d'abcès des os ou des articulations sont à la charge de l'assistance publique ou privée pendant toute leur vie, et, si l'on veut les soustraire à la misère, il faut fonder pour eux des asiles où ils pourront vivre au grand air, même bien longtemps après leur guérison complète.

Il en est tout autrement pour les enfants qui ont quelques glandes sèches au cou, autour des bronches ou dans les aines. En deux ou trois saisons de trois à cinq mois passés au bord de la mer, on leur refait une constitution, on les empêche de devenir de vrais scrofuleux. Lorsqu'on pourra ainsi, chaque année, régénérer l'organisme de plusieurs milliers d'enfants, on aura assaini les populations des grandes villes de France.

L'essai tenté par le conseil des hôpitaux de Lyon est fort intéressant pour les hygiénistes, les philanthropes et les administrateurs. En le suivant, nous verrons s'il vaut mieux, au point de vue social et humanitaire, consacrer des sommes considérables à soigner, sans grandes chances de guérison absolue, un petit nombre de scrofuleux très gravement atteints, comme on le fait souvent à Berck, ou consacrer les mêmes sommes à régénérer un grand nombre d'enfants très légèrement atteints et qui le plus souvent guérissent radicalement, comme on le fait à Giens. Pour répondre à cette question, il faudrait que l'administration des hôpitaux de Lyon et l'Assistance publique de Paris puissent avoir des nouvelles de leurs pensionnaires pendant les vingt années qui suivent leur départ de l'hôpital. Cette étude minutieuse pourra seule nous apprendre par quelle méthode nous pourrons apporter la plus grande somme de secours à la régénération de la race française et au soulagement des familles des indigents. Il faudrait savoir si, à vingt et un ans, ils ont été reconnus bons pour le service militaire ; s'ils ont pu travailler. Ces statistiques seraient indispensables pour décider scientifiquement quels enfants doivent bénéficier de la cure marine : quelques autres doivent bénéficier de la cure hygiénique ordinaire dans les lieux salubres non maritimes, comme le sont Forges, Ormesson, Villiers.

Il faudra éviter de placer les enfants tuberculeux chez des paysans qui leur donneraient plus d'alcool que de lait. J'ai interrogé plusieurs enfants assistés qui avaient été adoptés par des familles aisées et stériles : tous étaient habitués à boire du vin pur et de l'eau-de-vie, et j'ai déjà vu trois de ces enfants mourir de tuberculose, deux par la tuberculose pulmonaire et un par la tuberculose méningitique.

La vie du paysan au grand air ne préserve nullement de la tuberculose, si on abuse des boissons alcooliques. On a publié autrefois des statistiques démontrant que les enfants assistés n'étaient presque jamais tuberculeux. Les statistiques actuelles sont moins optimistes, parce que l'alcoolisme a largement pénétré dans les campagnes. M. le Dr Porak a publié dans le *Bulletin de l'Académie de médecine* le tableau des décès des enfants assistés pour 1902. Nous voyons que sur 156722 assistés âgés de un jour à vingt et un ans on a constaté 3601 décès, parmi lesquels 172 sont dus à la tuberculose des poumons et 709 à d'autres tuberculoses. Et il est probable que de nombreux cas de tuberculose doivent être comptés parmi les 112 cas de méningites, les 171 cas de bronchite, et les 881 cas de maladies mal définies.

M. le professeur Grancher consacre son infatigable activité et une partie de sa fortune à arracher les *enfants des tuberculeux* à la contagion tuberculeuse ; il les envoie à la campagne, dans l'Indre et dans le Loir-et-Cher. Il prend toutes les précautions nécessaires pour qu'ils ne tombent pas de la crainte de la tuberculose dans la réalité de l'alcoolisme. Des colonies de convalescence bien surveillées sont toujours préférables à l'assistance familiale, difficilement surveillable. L'éloignement des enfants encore indemnes de leurs parents contaminés rendra les plus grands services et une récente communication de M. Gaffky, faite à un congrès allemand, montre que l'Allemagne va suivre le bel exemple donné par M. Grancher. Enfin sera réalisé le vœu formulé le 10 juin 1899 dans la *Revue de médecine* par le professeur Landouzy. Il voulait qu'on élevât à la campagne « les fils de tuberculeux ». Ce qui leur convient, « c'est, loin des milieux de condensation bacillaire..., le plein air, le jeu ou le travail dans les champs, avec la robustesse qu'il donne ».

Tous les hôpitaux d'enfants tuberculeux devront être prochainement doublés si l'on veut bien suivre les indications données par les sagaces investigations de M. le professeur Grancher et de ses élèves. M. Grancher vient de démontrer que, dans deux écoles primaires de Paris, on constatait la présence de 141 petits sujets atteints de tuberculose latente sur 896 enfants. Ce dépistage des enfants tuberculeux ayant les apparences d'une bonne santé permettra de les guérir rapidement et de les rendre robustes. « La Ville de Paris, dit M. Grancher, devrait avoir pour tous ces enfants, candidats à la phtisie, déjà bacillifères, des écoles à la campagne où la vie en plein air, judicieusement associée aux études, guérirait la plupart d'entre eux. » La Ville de Paris, en subventionnant l'œuvre scolaire de M. Grancher, rendra ainsi aux champs les bras utiles qu'elle lui enlève si avidement.

Il faudrait aussi éloigner des écoles tous les instituteurs et institutrices atteints de tuberculose. On attend souvent très longtemps avant de réformer ou de retraiter ces malheureux fonctionnaires, très studieux, très consciencieux et désireux de ne pas abandonner leur carrière.

Toutes ces œuvres, destinées à préserver l'enfance de la tuberculose active, ne nous feront pas oublier que nous devons être préparés à recevoir, à isoler, à soigner les tuberculeux dont la tuberculose apparaîtra ou récidivera pendant l'âge adulte, tuberculose qui aura passé à travers les mailles du filet tendu contre la tuberculose infantile.

Nous sommes heureux de voir qu'en Allemagne et en France la lutte contre la tuberculose cherche surtout à atteindre la tuberculose des jeunes enfants. En Allemagne, M. Behring veut éviter la contagion dès la naissance. En France, M. Grancher s'attaque à la tuberculose des enfants allant à l'école primaire. Tous deux ont raison, et aussi ceux qui cherchent à enrayer la tuberculose des adultes ou des vieillards. Toutes les tuberculoses doivent être combattues : il ne faut laisser la liberté à aucune d'elles. Nous devons les enserrer dans un réseau d'engins aux mailles infranchissables, les repousser, les tourner, de façon à les réduire à disparaître. Cette tâche sera longue : elle commence à peine. Nos successeurs pourront seuls juger l'œuvre complète que les médecins, les administrateurs et les philanthropes accompliront, avec l'aide de la Science et de la Bonté.

La médecine sociale est compliquée ; elle se crée lentement. Elle est faite de la menue poussière apportée par nous tous, avec nos modestes travaux que le temps, l'expérience et la critique agglomèrent autour des pierres d'angle qui donnent à la masse impersonnelle et anonyme l'impérissable solidité.

CHAPITRE XVII

Les dispensaires scientifiques et les dispensaires de bienfaisance pour les tuberculeux. — Sanatoriums urbains. — Cures d'air. — Déclaration des cas de tuberculose ambulante. — Désinfection obligatoire des logements abandonnés par les tuberculeux. — Maisons ouvrières.

Il existe actuellement en France deux types très distincts de dispensaires uniquement destinés aux tuberculeux. Les uns, préconisés par le professeur Calmette (de Lille), sont des externats destinés à l'éducation antituberculeuse du malade. Son dispensaire n'est pas uniquement institué pour donner des consultations et des ordonnances aux phtisiques; elles ne leur seraient d'aucun secours, puisque chaque jour confirme la faillite des médicaments dans la cure de cette maladie de dénutrition. Au dispensaire de M. Calmette, on distribue des bons de lait, d'aliments, d'huile de foie de morue, de vêtements, de literie ; on blanchit le linge, on donne des crachoirs de chambre et de poche et des antiseptiques pour les nettoyer. On proscrit absolument l'usage des boissons alcooliques. Voilà une bonne œuvre qui est dirigée intelligemment, scientifiquement. L'emploi des bons distribués est surveillé par un ancien ouvrier mutualiste connaissant à fond les besoins, les habitudes, les préjugés des ouvriers. Ce surveillant apprend la propreté, les pratiques usuelles du nettoyage parfait, du frottage, du lavage et de l'essuyage méthodique sans le balai et sans le plumeau qui déplacent les bacilles contagieux et ne les enlèvent pas.

Une telle institution, si elle se généralise, rendra les plus grands services. Elle diminuera sensiblement les néfastes habitudes alcooliques, en remplaçant la bière, le vin et l'alcool, dans le régime des tuberculeux, par le lait et l'huile de foie de morue. Elle arrêtera les progrès de la contagion, en empêchant les malades de disséminer partout leurs crachats. Enfin elle apprendra aux ouvriers qu'on peut guérir, si l'on se soigne dès le début de la maladie.

Un autre genre de dispensaires est une sorte de bureau de bienfaisance, spécialement destiné aux tuberculeux. On y soigne beaucoup de malades, on leur donne des médicaments, des jus de viande. Mais on ne leur donne ni crachoirs, ni désinfectants. On ne surveille pas leur propreté à domicile et on ne blanchit pas leur linge. Ces sortes de dispensaires sont assez nombreux. Nous ne croyons pas qu'ils soient appelés à rendre des services durables aux tuberculeux et à être utiles à la société. Aussi avons-nous appris avec plaisir que l'Œuvre des tuberculeux adultes, dirigée par le Dr Saunal, a créé à Paris un dispensaire copié sur celui que le professeur Calmette a institué à Lille. La buanderie située rue Guilleminot blanchit gratuitement les tuberculeux et leur famille surveillés à domicile par l'agent et le médecin du dispensaire. A Marseille, le dispensaire d'Arenc distribue des aliments à ses clients tuberculeux et désinfecte leur logement. A Paris, le dispensaire du boulevard Garibaldi se charge aussi d'alimenter les tuberculeux, de désinfecter leur habitation, et de les pourvoir de crachoirs de poche.

De cette façon, si on ne guérit pas les tuberculeux, on les soulagera, on leur apprendra à ne pas contagionner leur entourage. On fera une œuvre sociale utile. Mais, je tiens à le répéter, on ne guérira pas les tuberculeux pauvres par l'entremise des dispensaires seuls. Ces établissements pourraient cependant être très utiles à la cure de la tuberculose, s'ils étaient la première étape d'une œuvre comprenant un sanatorium auquel ils enverraient les tuberculeux curables, et un hospice où on enverrait les tuberculeux incurables.

D'après les renseignements que la fondatrice d'un dispensaire antituberculeux m'a envoyés, les tuberculeux ne fréquentent les dispensaires de bienfaisance que pour recevoir le secours pécuniaire ou les vêtements qu'on leur donne. Si on supprime le secours, le dispensaire est déserté. Une telle institution est purement charitable et ne contribue nullement à la cure sociale de la tuberculose.

Je ne pense pas que l'on puisse guérir la tuberculose dans les dispensaires à meilleur compte que dans les sanatoriums. Ces dispensaires doivent surtout être des éclaireurs chargés de dépister les tuberculeux demi-pauvres et curables, pour les envoyer dans les sanatoriums, puis de reprendre ces malades sous leur surveillance à la sortie du sanatorium. Leur rôle sera immense et admirablement fécond, s'ils veulent bien s'y conformer. Ils rendront un grand service à la cause des tuberculeux pauvres en se confinant dans le rôle d'œuvre pré et post-sanatoriale. Si le dispensaire veut tenter de remplacer le sanatorium, je suis certain qu'il sera aussi coûteux que l'est le sanatorium et qu'il obtiendra moins de guérisons stables. A Nantes on a installé dans un dispensaire des salles destinées à la cure d'air pour quarante tuberculeux. Je ne crois pas que ces stations de repos installées dans les grandes villes soient fort utiles, quoiqu'on ait prétendu que les fumées des cheminées d'usine contiennent un antiseptique puissant, l'aldéhyde formique. Ce sont là de pâles contrefaçons du sanatorium, qui ne donneront pas de bons résultats. L'avenir nous jugera.

Un certain nombre de dispensaires rendent les plus grands services en désinfectant le linge et le logement de leurs clients. Ils empêchent ainsi la diffusion des bacilles tuberculeux. A Paris, les propriétaires commencent à désinfecter les logements des tuberculeux au moment où les malades les quittent. En 1902, sur 1443 décès qui eurent lieu dans le IIIe arrondissement, 713, environ la moitié, ont été causés par la tuberculose, et 145 fois la désinfection a été effectuée après les décès tuberculeux ; c'est encore bien peu.

En province, la *désinfection antituberculeuse* est rarement faite. M. le Dr Ficatier rapporte qu'à Bar-le-Duc, où il existe un service municipal de désinfection, on n'a fait que 16 désinfections en 1900, et cependant, pendant la même année, 62 personnes y sont mortes de tuberculose. Dans cet arrondissement, une fondation due à l'initiative privée met gratuitement les appareils de désinfection à la disposition des maires.

En Saxe, dans le grand-duché de Bade, à Hambourg, la désinfection est gratuite et obligatoire au moment du déménagement des tuberculeux crachant. On devrait, en France, recourir à cette violence hygiénique. Quand on a vu les taudis où couchent pêle-mêle les tuberculeux crachant au milieu d'une marmaille sordide, on n'est guère disposé à écouter les doléances des gens qui ne veulent pas brusquer la liberté individuelle. Si on n'impose pas la désinfection antituberculeuse, on ne peut pas demander à de pauvres gens ignorants, insouciants, d'aller la réclamer. L'indigent, l'ignorant a droit à l'assistance et à la contrainte hygiénique. On devrait bien aussi assainir et désinfecter les bureaux de bienfaisance, envahis par de nombreux tuberculeux qui crachent un peu partout et peuvent contaminer les employés ou les assistés non tuberculeux. Il est urgent de prévenir la diffusion de la tuberculose : c'est encore le moyen le plus simple d'avoir à dépenser moins d'argent pour la guérir.

Nous devons signaler une œuvre antituberculeuse fort utile. Cette œuvre élèvera l'enfant de la mère tuberculeuse, incapable de l'allaiter; elle désinfectera son linge et son logement; elle recevra dans une maison de convalescence située à Larue, près de Bourg-la-Reine, 120 femmes légèrement tuberculeuses. Une autre *colonie de repos* sera créée au centre de la France, dans laquelle on recevra pendant six mois les femmes guéries qui auront besoin de faire un stage avant de rentrer dans la vie active. Cette œuvre est parfaitement bien comprise : elle est constituée par un dispensaire chargé de désinfecter le linge et le logement du malade, de l'aider pécuniairement. Elle le place ensuite dans un sanatorium suburbain, puis enfin dans une colonie de repos. Quand elle aura créé une ferme et des ateliers dans sa colonie de repos, elle aura institué un armement complet contre la tuberculose. Espérons que les grandes villes de France imiteront l'exemple donné par l'*Œuvre de la Femme tuberculeuse*, qu'elles ne continueront pas à vouloir créer de faux sanatoriums urbains sous le vocable de *dispensaires*. La cure d'air et d'alimentation dans la ville ne donnera que de mauvais résultats.

Les dispensaires devront aussi distribuer largement des *crachoirs de poche* à tous les tuberculeux qui les visitent. Le crachoir individuel est seul utile. Le crachoir collectif est inutile ; on ne s'en sert pas, ou bien on crache à côté. On devrait imposer une amende à tous les gens qui crachent sur le sol d'une voiture ou d'une salle publique. Le Conseil général de Londres a fixé cette amende à un taux variant de 1 à 40 schellings.

Les directeurs de sanatoriums, de dispensaires, de colonies de repos, devront combattre les habitudes alcooliques auprès de leurs pensionnaires. L'alcoolisme est actuellement le grand pourvoyeur de la tuberculose.

Les riches bienfaiteurs doivent créer dans toutes les villes industrielles des *dispensaires scientifiques*. Il importe qu'ils ne calquent pas leurs œuvres sur le modèle des bureaux de bienfaisance ou des cliniques hospitalières qui n'ont aucune utilité sociale. Ils doivent copier les détails du dispensaire fondé par M. le Dr Calmette (de Lille) qui enseigne aux ouvriers tuberculeux les principes de l'hygiène antituberculeuse et de la propreté aseptique. Un tel dispensaire dépiste les cas de tuberculose débutante et facilement curable. Il peut les envoyer dans un sanatorium, si les sujets n'ont pas de métier manuel. Il supprime la contagion par les crachats et les linges souillés, et il permet aux tuberculeux de vivre sans misère et même de mourir sans souffrances. Il devra pouvoir offrir pendant un ou deux jours des chambres aux familles pauvres qui viennent de perdre un tuberculeux et font désinfecter leur logement.

En Allemagne, on s'est engoué récemment des *cures d'air*. On envoie les tuberculeux passer la journée dans une forêt située près des grandes villes et accessible par le tramway ou le chemin de fer. Là les malades trouvent des abris et des soupes ou du lait. Cet agent de cure me paraît être une pure illusion, et n'être vraiment utile ni aux tuberculeux ni à la société.

Tous les médecins et les philanthropes qui se sont effrayés de la diffusion de la tuberculose en France ont été déçus en apprenant, en 1903, que l'Académie de médecine avait approuvé les prescriptions de nos hygiénistes officiels *refusant de placer la tuberculose parmi les maladies devant être obligatoirement déclarées et obligatoirement désinfectées*. Ainsi, on n'est pas obligé de désinfecter les locaux occupés par les malades atteints de tuberculose qui provoquent 150 000 décès par an, tandis qu'on désinfecte obligatoirement les locaux occupés par les diphtériques, les typhiques, les varioleux, les scarlatineux, les rougeoleux, qui, tous réunis, ne provoquent pas autant de décès que les tuberculeux. A Bar-le-Duc, M. le Dr Ficatier a constaté qu'en vingt ans, de 1885 à 1904, on avait enregistré 985 décès par tuberculose, tandis qu'on n'avait enregistré que 381 décès pour l'ensemble des maladies contagieuses : diphtérie, rougeole, variole, scarlatine, coqueluche, fièvre typhoïde.

Les hygiénistes officiels ont cependant voulu donner au public l'illusion d'une action défensive contre la tuberculose, et ils ont imaginé la création d'une *nouvelle catégorie de maladies dont la déclaration est facultative*, et on a inscrit la tuberculose dans cette catégorie. Le médecin ne peut déclarer les cas de tuberculose « qu'après s'être mis d'accord avec la famille ». Or, en présence de ce nouveau règlement, cet accord se fait bien rarement. L'introduction de la tuberculose dans cette catégorie imaginaire est un leurre, une simple chinoiserie administrative; elle n'aura jamais aucune sanction; elle n'est qu'un vain décor destiné à créer une apparence fallacieuse. Il n'était vraiment pas nécessaire de consulter les princes de la Science médicale pour découvrir que les médecins avaient le droit de conseiller à leurs clients de faire désinfecter leur habitation. Depuis que les pratiques de l'antisepsie sont entrées dans les mœurs médicales, la désinfection se fait souvent sans aucune contrainte, grâce au dévouement persuasif du médecin. Mais il est plus sage de placer le public en présence d'une obligation. Car si l'on sait que la tuberculose est contagieuse, on réclame avec férocité que la désinfection soit obligatoire pour la tuberculose des autres, mais on est beaucoup plus indulgent pour sa tuberculose à soi ou pour celle des siens. L'obligation seule peut supprimer les dangers de contagion inhérents aux locaux infectés par des tuberculeux.

Mais, disent les hygiénistes officiels, nous ne pouvons imposer les mêmes prescriptions sanitaires à une maladie, comme la diphtérie, qui dure dix jours, et une maladie comme la tuberculose, qui dure dix ans. Je suis confus d'avoir à apprendre aux hygiénistes officiels que personne n'a jamais demandé qu'on désinfecte tous les dix jours le logement des tuberculeux. Les médecins qui soignent spécialement les tuberculeux demandent que l'on se contente d'appliquer aux tuberculeux les mesures de désinfection appliquées aux malades atteints de maladies contagieuses. Or, dans son rapport concernant l'hygiène municipale, M. le Dr A.-J. Martin demande, à propos des malades inscrits dans la catégorie de la désinfection obligatoire, que « les locaux occupés par le malade soient désinfectés aussitôt après son transfert en dehors de son domicile, sa guérison ou son décès ». Nous ne demandons pas autre chose pour la tuberculose. *Nous voulons exiger qu'un logement quitté par un tuberculeux vivant ou mort soit obligatoirement désinfecté.* Donc, la déclaration devrait être obligatoire quand un tuberculeux changera de domicile ou décédera.

Nous ne demandons aucune prescription impossible à exécuter; la déclaration obligatoire de la tuberculose existe déjà dans ces conditions en Norvège, et la nouvelle loi s'exécute sans aucune résistance de la part des malades. « Mais, nous diront encore les hygiénistes officiels, la tuberculose est une tare dont les familles aisées veulent laisser ignorer l'existence. » Cette objection est facilement évitable. Le certificat de désinfection ne mentionnera la nature de la maladie dans aucun cas; donc personne ne saura qu'une famille a eu un tuberculeux parmi les siens. Du reste, si on s'arrêtait devant chaque difficulté comme devant un obstacle insurmontable, on ne ferait jamais rien. Je sais bien que les fonctionnaires demandent à vivre paisiblement et à écarter toutes les affaires qui pourraient déranger leur quiétude. Mais, avant de penser au bien-être des fonctionnaires, il faut penser à l'avenir de la France et savoir qu'en voulant concilier tous les intérêts, ménager toutes les ignorances et tous les préjugés, on ne ménage que la maladie et la mort.

En présence d'une obligation légale, le médecin saura toujours imposer sa volonté, en se souvenant de la juste pensée émise par le duc de Choiseul, ministre de Louis XV, dans ses *Mémoires* : « La véritable finesse est la vérité dite quelquefois avec force, et toujours avec grâce ».

La déclaration obligatoire de la tuberculose et la désinfection obligatoire des locaux occupés par les tuberculeux rendront un immense service aux stations hivernales et estivales fréquentées par ces malades. Elles sont nécessaires pour que les tuberculeux soient bien accueillis dans ces stations ; en ce moment, les gens bien portants les redoutent et craignent qu'un tuberculeux ait occupé avant eux leur chambre d'hôtel ou leur appartement meublé. Si, au contraire, la désinfection est obligatoire, l'ancien logement d'un tuberculeux sera plus sain que bien d'autres logements occupés auparavant par des gens plus ou moins bien portants, mais malpropres. Les hivernants et les estivants peuvent déjà compter sur le bon vouloir des médecins pour combattre les contagions possibles par les logements. Mais le bon vouloir, qui ne fait jamais défaut, doit être appuyé par l'autorité du pouvoir central; sinon il est enrayé par le mauvais vouloir ou l'inertie des fonctionnaires municipaux, qui ne veulent presque jamais avouer que leur ville possède des malades atteints d'affections contagieuses.

Notre politique sanitaire est enfantine, et nous demandons qu'elle ne puisse plus régir les actes des pouvoirs municipaux en présence des cas si nombreux de tuberculose. Nous voulons que les locaux occupés par les tuberculeux soient désinfectés quand ils les quittent. Nous ne voulons pas être classés bien au-dessous de la Norvège et de la Saxe dans la liste des nations hygiéniques. Nous ne voulons pas que les pouvoirs publics contribuent à la diffusion de la tuberculose en détruisant, par un article de règlement, l'œuvre que tant de médecins poursuivent patiemment depuis vingt ans. Puisque l'action publique tire en arrière sur le char de la routine, nous devons tirer en avant le véhicule des réformes sanitaires et permettre à la France de remplir un rôle hygiénique digne de la patrie de notre grand Pasteur.

Nous devons accorder le tribut de toute notre reconnaissance aux généreux et persévérants philanthropes qui bâtissent des *maisons ouvrières salubres*. Le logement propre et sain engage la ménagère à la propreté et à l'économie; elle est heureuse parce que son mari, rentrant du travail, trouve un local et un repas appétissants. L'ouvrier passe alors sa soirée gaiement dans ce logis propret, et ne va pas au cabaret, d'où il rentre excité et batailleur.

On a prétendu qu'on diminuerait l'extension de la tuberculose en augmentant le salaire des ouvriers. Dans l'état actuel de l'éducation des ouvriers français, l'augmentation des salaires ne sert qu'à l'enrichissement des marchands de vin. Dans toutes les villes industrielles françaises, l'enrichissement des marchands de vin d'une région est proportionnel à l'élévation des salaires. Il faut donc d'abord enseigner aux ouvriers, dans des conférences du soir, quels sont les dangers de l'alcoolisme et ses rapports avec le développement de la tuberculose pulmonaire. Nous devons créer des sociétés de tempérance puissantes qui instruisent les ouvriers français, les rendent aussi vaillants et aussi énergiques que le sont les ouvriers anglais et américains.

Enfin, je me permettrai de dire à nos gouvernants qu'ils ne savent pas aider l'essor des œuvres antituberculeuses. Le roi d'Angleterre, l'empereur d'Allemagne, le roi de Suède, le roi de Danemark donnent des millions à ces œuvres. Ils président eux-mêmes les congrès médicaux et surtout les congrès antituberculeux. Tout récemment, nous avons vu une Française, reine en Portugal, visiter les belles institutions fondées aux environs de Paris pour lutter contre la tuberculose des enfants et des adultes. Nous demandons que nos maîtres montrent autant d'intérêt public et effectif à la lutte contre la tuberculose des humbles qu'en montrent les souverains étrangers.

CHAPITRE XVIII

La tuberculose dans l'armée. — Contagion militaire. — Sanatoriums militaires pour les contingents métropolitains et coloniaux. — Sélection des recrues. — Recrutement et natalité. — La tuberculose dans la marine.

La caserne est un milieu éminemment favorable à l'éclosion ou à l'évolution hâtive de la phtisie. Le soldat est à l'âge où la maladie a la plus grande tendance à envahir l'organisme. Puis il vit à l'état d'agglomération en ville, tandis qu'il est généralement habitué à vivre isolément aux champs. Sa nourriture diffère de celle du paysan; elle contient beaucoup moins de corps gras animaux, tels que ceux du lard ou des poissons, et de graisses végétales, telles que celles des fruits ou graines à huile et des farineux. Or nous savons que l'aliment du travailleur des champs est beaucoup moins la viande que la graisse. Aussi, les travaux des soldats étant effectués presque toujours en plein air, nous conseillons aux commandants d'augmenter sérieusement la ration alimentaire de corps gras variés, et de ne pas donner de ration alcoolique, surtout pendant les périodes d'exercices et de manœuvres. Ils rendront ainsi leurs hommes beaucoup plus résistants à la fatigue et aux intempéries. Ils les rendront moins aptes à voir leurs tubercules latents se développer, s'ils sont déjà imprégnés de tuberculose à leur entrée au régiment, et moins aptes à être contagionnés par des voisins tuberculeux, s'ils sont jusqu'ici indemnes de tout germe.

La tuberculose n'a nullement diminué dans l'armée pendant ces dernières années. Les circulaires sont aussi belles que réitérées, mais elles demeurent des monuments morts, parce que personne n'a vraiment à cœur de les faire vivre. Les officiers comprennent rarement l'importance des prescriptions minutieuses de l'hygiène moderne. Et puis on a tant de choses à faire, à ordonner, à surveiller, qu'on n'a aucune envie de fixer son attention sur les exigences des médecins, qui chaque jour deviennent plus envahissantes. Si, par hasard, les officiers ont compris la nécessité de préserver leurs hommes de toute chance de contagion, ces hommes, qui sont de grands enfants, trouvent ridicules et assommantes les recommandations qui leur sont faites et même les ordres qui leur sont donnés dans l'intérêt de leur santé. Et alors ils s'amusent à ridiculiser les pratiques qu'on leur recommande. Si on leur ordonne de cracher dans un crachoir, ils s'empressent de cracher partout ailleurs que dans ce vase. Si on leur prescrit de laver le plancher avant de le balayer, ils se font un malin plaisir de l'humecter après le balayage, ou bien ils se contentent de promener un filet d'eau qui inscrit sur la poussière des sentences patriotiques ou sentimentales.

Il faut d'abord que les soldats cracheurs soient éliminés des chambrées. Les circulaires ont bien ordonné de réformer les tuberculeux qui crachent. Mais certains hommes durs à eux-mêmes ou timorés hésitent à se faire examiner par le médecin. Leur état général étant bon, leur appétit excellent, ils craignent d'être punis parce qu'on pourrait les considérer comme des « carottiers », comme des paresseux qui désirent se faire exempter du service sans de bonnes raisons. Il importe de montrer aux médecins militaires et aux différents dépositaires du commandement que le public s'inquiète de l'hygiène défectueuse des chambrées. Dans un grand nombre de casernements, les crachoirs n'existent pas, les tuberculeux valides restent à la chambrée, et crachent autour de leur lit. Les poussières du plancher retombent sur le pain des soldats et sur leurs effets d'habillement, puisqu'on balaye pendant que les militaires font leur toilette matinale.

On ne surveille pas assez les soldats cracheurs et tousseurs. Les sous-officiers chargés du service devraient envoyer à la visite toutes les semaines les tousseurs et les cracheurs. Les médecins devraient les examiner avec cette attention minutieuse qui seule sait dépister les signes peu manifestes de la phtisie débutante. Il ne suffit pas de savoir reconnaître des bacilles tuberculeux dans les crachats. Il faut encore savoir interpréter les ressources délicates de la percussion et de l'auscultation. Les médecins militaires voudront bien, je l'espère, faire le diagnostic très précoce de la tuberculose. Ils rendront ainsi un véritable service aux jeunes générations futures, car, le jour où l'armée aura complètement exclu les tuberculeux tousseurs et cracheurs, elle n'offrira plus aucun danger de contagion tuberculeuse.

Bien souvent on n'ose pas réformer un malheureux soldat tuberculeux, s'il est riche ou aisé, de peur d'être accusé de vénalité ou de partialité par les politiciens locaux. On se souvient de la lamentable histoire de ce jeune richard, notoirement tuberculeux, qui fut incorporé en octobre 1894. En septembre 1895, sa tuberculose devint si manifeste qu'on l'envoya dans un hôpital militaire, où on lui permit de se traiter par la bicyclette et l'amour. Il vécut pendant plusieurs semaines au milieu des soldats rapatriés de Madagascar qu'il a pu infecter jusqu'à sa mort.

Ces faits se reproduisent encore assez souvent, et chaque année le recrutement et les régiments reçoivent des jeunes gens que des médecins très autorisés ont formellement déclarés être tuberculeux. Presque tous ont des accidents pendant leur stage militaire; s'ils ont des accidents fébriles, on les réforme; s'ils ont des petits crachements de sang, sans fièvre, on les garde. Cette pratique est coupable. Tout tuberculeux, quelque faiblement tuberculeux qu'il soit, ne devrait jamais entrer dans l'armée. Il contamine ses voisins et ne sera jamais qu'un militaire inutile en campagne.

Les pratiques actuelles sont imposées par la nécessité d'avoir de nombreux effectifs. Mais quels tristes résultats sanitaires on obtient ainsi! Tandis que, dans la population civile, les pertes causées par la tuberculose sont de 4 p. 1000, elles sont de 10 p. 1000 dans l'armée. En 1888, elles n'étaient que de 5,48 p. 1000; en 1895, elles étaient déjà de 9,48 p. 1000, et de 10,50 p. 1000 en 1900. Dans l'armée métropolitaine la tuberculose constitue le principal facteur de mortalité, soit 205 p. 1000. La fièvre typhoïde ne donne que 118 p. 1000. M. le médecin inspecteur Kelsch dit : « La tuberculose est en progrès dans l'armée. L'interprétation des chiffres ne laisse aucun doute à cet égard. » M. Kelsch pense que la contagion n'est pas la cause principale de l'extension de la tuberculose militaire, « parce que, dit-il, le plus grand nombre de cas naissent pendant le premier semestre, de décembre à mars. Je pense que ces cas sont dus à des tuberculoses latentes qui se sont développées sous l'influence des fatigues de la vie militaire. » Cette explication est parfaitement acceptable; mais ces faits démontrent que le recrutement et les régiments reçoivent beaucoup trop de jeunes gens faibles, prédisposés à la tuberculose et même en présentant les signes précoces difficiles à percevoir. L'éducation des médecins militaires devrait être complétée sur ces points si délicats à interpréter. Je sais bien que souvent les capitaines, bons observateurs, renvoient aux médecins des soldats qu'ils entendent tousser et cracher, dont ils constatent la fatigue. Mais si on ne peut pas imposer une telle besogne aux capitaines, on devrait l'imposer aux médecins, qui sont destinés non pas seulement à soigner les malades, mais à les dépister. Chaque mois, le médecin devrait examiner les hommes en présence des officiers de la compagnie qui vivent avec eux.

On dit que le service militaire fortifie le corps des soldats. C'était exact autrefois, quand le service à long terme permettait d'entraîner progressivement les hommes, de les soumettre à une lente accoutumance. Aujourd'hui, au contraire, il faut, par une éducation intensive, immédiatement fatigante et surmenante, entraîner les recrues dès leur arrivée au corps. Les forts résistent, les faibles deviennent la proie de la tuberculose, puis des agents de contagion.

Il importe donc d'éliminer les hommes faibles de l'armée, et ne pas craindre de réduire les effectifs en les épurant et en augmentant considérablement leur valeur. Or la loi, imposant le service de deux ans, accroîtra encore le nombre des non-valeurs et augmentera l'intensité du foyer de propagation de la tuberculose qui s'installe dans l'armée française. L'armée est un mal nécessaire, indispensable. Mais il ne faudrait pas que la grandeur de ce mal soit augmentée par le mélange des exigences politiques aux nécessités militaires.

Pour provoquer la diminution de la tuberculose militaire, il faut : 1° ne recevoir que des jeunes gens vigoureux; 2° diminuer l'encombrement des casernes; 3° augmenter pendant l'hiver la ration de viande (la porter de 300 à 400 grammes) et la ration de graisse (la porter de 60 à 100 grammes). Les recrues doivent être suralimentées pour pouvoir supporter impunément à la fois le froid et le surmenage. Or, la graisse, aliment calorifique, est tout aussi importante que le pain et la viande dans l'alimentation hivernale des travailleurs et des soldats. Pendant l'été, au moment des manœuvres, on remplacera la graisse par le sucre, aliment calorifique plus facilement digestible sous le chaud soleil, surtout sous la forme de café ou de thé sucrés. Jamais on ne distribuera de vin ou d'eau-de-vie.

Enfin, pour détruire les foyers de contagion, tout soldat tuberculeux devra immédiatement être renvoyé dans ses foyers. Il est absolument inutile de le garder à l'hôpital où il contaminera ses voisins. Et, selon la demande du professeur Landouzy, on devrait donner à ce tuberculeux un bulletin le signalant au médecin des épidémies de son pays, afin qu'on le force chez lui à ne pas cracher partout, et à ne pas répandre la tuberculose dans sa maison et dans son village.

Enfin, l'État devrait installer des sanatoriums populaires pour les soldats tuberculeux indigents, et d'autres sanatoriums moyens, pour les officiers sans fortune qui seraient envahis par la tuberculose. Souvent, les officiers sont des agents dangereux de propagation de la tuberculose quand ils ne se soignent pas; ils seraient au contraire très facilement guérissables dans un sanatorium. L'habitude de la discipline, leur bonne éducation, l'amour de leur métier les inciteraient à se bien soigner et à se guérir patiemment.

L'administration militaire devra créer des sanatoriums

coloniaux pour pouvoir y recueillir les soldats de l'armée coloniale qui sont débilités par un long séjour dans les pays tropicaux infestés par la malaria ou d'autres affections déprimantes et pourvoyeuses de tuberculose. Quand le Maroc sera soumis à notre influence, il devra être choisi pour être le centre des sanatoriums de nos troupes d'Afrique. On y trouve des stations maritimes très salubres, comme l'est Mogador, situé sur l'Atlantique, et on n'aura que l'embarras du choix pour établir des stations d'altitude ou de demi-altitude à proximité des principaux ports marocains qui seront alors reliés par des chemins de fer aux centres montagneux du pays. Ces stations de cure seront aussi salubres que pittoresques et nous espérons qu'elles seront soumises bientôt aux investigations de nos médecins et de nos climatologistes.

Il serait aussi très important de créer des sanatoriums d'altitude dans nos possessions asiatiques. Les Anglais ont créé depuis longtemps la station de Simla dans l'Inde. Dans l'île de Ceylan, on a récemment créé celle de Nurwara-Eluja située à l'altitude de 2000 mètres. On y accède en neuf heures de Colombo, capitale maritime de Ceylan. A Colombo, il fait pendant toute l'année une humidité chaude fort pénible. A Nurwara-Eluja, il fait frais pendant toute la journée, en janvier, février et mars. Quand les habitants de Colombo y parviennent, ils sont obligés d'allumer du feu. Pendant tous les autres mois de l'année, les soirées sont fraîches, après le coucher du soleil. Nous devons imiter l'exemple des Anglais.

Telles sont les œuvres prévoyantes auxquelles l'administration militaire devrait s'attacher avec acharnement. Si elle les réalise, elle aura bien mérité de la France, qui veut une armée résistante et saine, débarrassée des malingres et des impotents. On n'obtient la sécurité et on ne mérite le respect que par la force et la vigueur.

La situation actuelle est inquiétante. La mortalité est très sensiblement plus forte dans l'armée française que dans l'armée allemande. En France, l'armée métropolitaine perd un peu plus de 4 1/2 p. 1000 hommes d'effectifs présents. En Allemagne, la même armée perd un peu moins de 2 1/2 p. 1000 hommes présents au corps.

La statistique est encore plus attristante si on recherche la progression du nombre des soldats dûment réformés. On voit que ce nombre, qui était en 1896 de 22,7 p. 1000 hommes présents dans l'armée métropolitaine, a atteint 26,9 p. 1000 en 1900. Les réformes pour affections tuberculeuses et cardiaques, qui étaient de 13,36 p. 1000 avant 1870, sont maintenant de 15,79. Et, malgré l'augmentation des réformes, la mortalité, loin de diminuer, a augmenté pendant cette même période. Elle était de 4,57 en 1896 ; elle a été de 4,85 en 1900.

Cette mauvaise situation constatée par le grand nombre des morts, des réformés, des tuberculeux, est-elle due à la mauvaise constitution des recrues ou à la mauvaise hygiène des soldats ? Est-elle due aux influences civiles ou aux influences militaires ? On a accusé tour à tour l'encombrement des casernes, l'eau défectueuse qui alimente les villes de garnison, la trop grande fréquence des permissions et des libations qu'elles entraînent, la nourriture insuffisante ou peu assimilable, la date tardive de l'incorporation au début de l'hiver, le surmenage causé par l'éducation intensive des recrues.

Toutes ces causes ont certainement des effets réels sur la santé des soldats. Mais nous devons ajouter que des sommes énormes sont nécessaires pour rebâtir des casernes, pour amener de l'eau de source impeccable dans toutes les villes de garnison, pour supprimer l'encombrement, pour donner une nourriture parfaite aux troupes. Nous devons reconnaître qu'il est bien difficile de ne pas surmener les conscrits, car il faut bien les entraîner aux travaux de la guerre, aux marches forcées de jour et de nuit, aux exercices de force et d'adresse.

Aussi, tout le monde reconnaît que des hommes vigoureux sont seuls capables de supporter le surmenage de la vie militaire, dans les conditions, pour longtemps encore imparfaites, où elle doit s'effectuer. Or, on prend dans l'armée un grand nombre de conscrits peu vigoureux. On les prend pour deux raisons. D'abord les médecins des conseils de revision n'ont pas le temps d'examiner à fond les cœurs et les poumons douteux, les tubes digestifs délicats. Ensuite, ces médecins ou ceux du corps sont entraînés à garder des non-valeurs pour pouvoir conserver leurs effectifs au complet. Les conseils de revision examinent en France 400 000 conscrits et doivent en garder 230 000, soit environ 2 sur 5 ; tandis qu'en Allemagne on examine 1 270 000 conscrits, pour en garder aussi 230 000, soit 1 sur 5. Autrefois, de 1875 à 1889, on exemptait 135 conscrits sur 1000. Aujourd'hui, on ne peut plus en exempter que 84 p. 1000. La folie du nombre nous entraîne à incorporer et à garder au corps des conscrits qui, en temps de guerre, seraient incapables de faire plus de huit à dix jours de service.

Les ministres de la Guerre ont donné des instructions pour que les conseils de revision procèdent à toutes les éliminations nécessaires. Ces instructions ont été scrupuleusement observées et le chiffre du contingent a dû être fortement abaissé. Nous n'avons pas assez de bons conscrits. Pendant que la population allemande s'est accrue de 14 p. 100 en dix ans, la population française ne s'accroissait que de 1,3 p. 100. En l'état actuel, il nous est donc difficile d'incorporer autant d'hommes solides que le fait l'Allemagne.

La France ne soigne pas sa reproduction humaine aussi bien qu'elle soigne sa reproduction chevaline, bovine ou ovine. Elle a peu d'enfants et un grand nombre d'entre eux ne sont pas vaillants. Elle en a peu, parce que l'économie et la prévoyance sont très développées chez les membres des classes moyennes : paysans, fonctionnaires, petits commerçants. Les enfants qu'elle a sont assez souvent médiocres, parce que les plus féconds reproducteurs sont les gens riches souvent fatigués par l'excès des sports et des plaisirs, et les ouvriers affaiblis par l'alcoolisme.

On essaie avec un certain succès de remédier à cette triste situation, en conservant, grâce à des soins attentifs et minutieux, les enfants délicats et malingres, et nous devons admirer les efforts si fructueux tentés par M. le professeur Budin et ses nombreux élèves pour faire vivre les nourrissons débiles. Mais le sauvetage des enfants délicats est généralement fort onéreux, et ses effets sont limités par l'excès des charges pécuniaires.

En Allemagne, on produit beaucoup d'enfants et on les soigne moins. Les faibles succombent et les forts résistent. Cette sélection naturelle donne à meilleur compte des produits bien supérieurs à ceux de l'élevage perfectionné et onéreux. Comment pourrions-nous arriver à obtenir beaucoup de petits Français robustes? On a proposé de nombreuses mesures fiscales qui me paraissent insuffisantes pour solliciter les Français à devenir de féconds reproducteurs. On n'élève pas cinq ou six enfants avec une remise de 20 ou 30 francs d'impôts, ni même avec un traitement de petit fonctionnaire.

Je crois qu'on obtiendrait rapidement de bien meilleurs résultats en se souvenant que les familles infécondes adoptent souvent des enfants qui leur sont étrangers. Pourquoi la France, relativement inféconde, n'adopterait-elle pas ces nombreux ouvriers étrangers qui viennent chercher chez elle des salaires élevés? Quand on habite le Midi méditerranéen français, on constate que des milliers de Piémontais y exercent tous les métiers fatigants. Ce sont généralement des êtres très vigoureux, très sobres et très féconds. Pourquoi ne modifierait-on pas notre législation pour faciliter leur naturalisation? Aujourd'hui, il faut payer pour se faire naturaliser; je propose que demain il soit nécessaire de payer pour éviter la naturalisation. Si cette proposition était adoptée, les ouvriers étrangers qui désirent vivre en France seraient sans frais et automatiquement naturalisés après cinq ans de séjour ininterrompu dans notre pays. Quant aux étrangers riches, ils pourraient racheter cette obligation par un droit fixe ou par un droit annuel proportionnel à leurs impositions. Nous adopterions ainsi les étrangers pauvres, mais valides, qui nous donneraient beaucoup de bons petits Français; et le produit de la surtaxe imposée aux étrangers riches nous permettrait d'élever sainement les enfants des nouveaux Français pauvres.

Le Français ne refuse jamais de faire de ses enfants de la chair à canon auréolée de gloire, mais il n'a aucun goût pour en faire de la pourriture d'hôpital. Et cependant l'armée, accusée à tort de tout le mal, répondra avec raison à la nation douloureusement impressionnée: « Ne me donnez que des conscrits vigoureux et je ne vous rendrai que des soldats aguerris. »

Les ravages causés par la tuberculose dans l'*armée de mer* sont encore plus terribles que dans l'armée de terre. En 1850, la mortalité par phtisie pulmonaire dans les hôpitaux maritimes était de 10 décès sur 100 décès. En 1888, elle est de 38 p. 100, et en 1897 elle est de 76 p. 100.

Dans les troupes d'escadre, on compte 10 tuberculeux sur 1000 hommes présents, et dans les dépôts des équipages de la flotte on en compte 19 p. 1000. Il y a donc dans les troupes des ports une fois plus de tuberculeux que dans les troupes des navires. La débauche et l'alcoolisme sont les principaux agents de cette diffusion de la tuberculose parmi les marins résidant à terre.

L'éducation morale et antialcoolique de nos soldats et de nos marins est un corollaire nécessaire des mesures d'assainissement que l'administration effectue lentement dans les casernements et dans les hôpitaux. La France doit entourer de ses soins éclairés sa population maritime, seule capable de défendre son empire colonial.

Si notre pays veut bien écouter les échos de notre voix, il comprendra qu'au xxe siècle une nation doit fonder sa grandeur non seulement sur la force de ses armées et de ses flottes, sur le génie de ses savants, de ses littérateurs et de ses artistes, mais aussi sur la diffusion généreuse de ses institutions multiples de philanthropique solidarité.

TABLE DES MATIÈRES

PREMIÈRE PARTIE

PRONOSTIC, DIAGNOSTIC ET TRAITEMENT DES DIFFÉRENTES FORMES CLINIQUES DE LA TUBERCULOSE PULMONAIRE

CHAPITRE VII

CHAPITRE VIII

CHAPITRE IX

CHAPITRE X

CHAPITRE XI

CHAPITRE XII

CHAPITRE XIII

DEUXIÈME PARTIE

CAUSES ET TRAITEMENT DES DIFFÉRENTES FORMES SOCIALES DE LA TUBERCULOSE PULMONAIRE

BIBLIOTHÈQUE NATIONALE R.F. IMPRIMÉS

3982-05. — Corbeil. Imprimerie Éd. Crété.

MASSON & CIE, ÉDITEURS

PARIS, 120, Boulevard Saint-Germain, PARIS, 120

N° 423 MARS 1905

RÉCENTES PUBLICATIONS MÉDICALES

COLLECTION DE PRÉCIS MÉDICAUX (1)

Viennent de paraître :

Précis de Physique Biologique

PAR

G. WEISS

Professeur agrégé à la Faculté de Médecine de Paris.
Ingénieur des Ponts et Chaussées.

1 vol. petit in-8° de 528 p. avec 543 fig., cartonnage souple. . . **7 fr.**

Ce petit livre contient celles des principales applications de la physique à la biologie qui doivent rentrer dans le cadre des connaissances d'un étudiant à la fin de ses études et de tout médecin instruit.

Éléments de Physiologie

PAR

Maurice ARTHUS

Professeur à l'Ecole de médecine et de pharmacie de Marseille
Ancien professeur de physiologie à l'Université de Fribourg (Suisse)

Deuxième édition revue et corrigée

Avec 122 figures dans le texte

1 vol. petit in-8° de XVI-764 pages, cart. toile anglaise souple. . . **9 fr.**

(1) Cette nouvelle collection s'adresse aux étudiants, pour la préparation aux examens, et à tous les praticiens qui à côté des grands Traités ont besoin d'ouvrages concis, mais vraiment scientifiques, qui les tiennent au courant. D'un format maniable, ces livres seront abondamment illustrés.

Les livres de plus de 5 **francs** *sont expédiés* **franco** *au prix du Catalogue. Les volumes de 5 francs et au-dessous sont augmentés de 10 °/₀ pour le port.*
Toute commande doit être accompagnée de son montant.

*

COURS PRÉPARATOIRE AU CERTIFICAT D'ÉTUDES
PHYSIQUES, CHIMIQUES ET NATURELLES (P. C. N.)

Vient de paraître :

Zoologie pratique

Basée sur la dissection
des animaux les plus répandus

Par L. JAMMES
Maître de conférences à la Faculté des Sciences de Toulouse

1 volume in-8° de 580 pages avec 317 figures dans le texte, cartonné toile anglaise. . . . . **18** fr.

Cours élémentaire de Zoologie

Par Rémy PERRIER
Chargé de cours à la Faculté des sciences de Paris

Deuxième édition, entièrement revue

1 volume in-8° avec 693 figures dans le texte, relié toile. . . . **10** fr.

Traité des manipulations de Physique

PAR

B.-C. DAMIEN, professeur — **R. PAILLOT**, chef des travaux pratiques
à la Faculté des sciences de Lille

1 volume in-8° avec 246 figures. . . . . **7** fr.

Éléments de Botanique

Par Ph. Van TIEGHEM
de l'Institut, professeur au Muséum

Troisième édition, revue et augmentée

2 volumes in-16 de 1170 pages avec 580 figures, cartonnés. . **12** fr.

Introduction à l'Étude de la Médecine

PAR

Le Dr H. ROGER

Professeur à la Faculté de Médecine de Paris.
Médecin de l'hôpital d'Aubervilliers.

Deuxième édition

1 volume in-8° cavalier de 761 pages, cartonné, suivi d'un lexique donnant l'étymologie et la signification des termes techniques.

Broché . . . . **9** fr.
Cartonné . . . . **10** fr.

Glossaire médical illustré

PAR LES DOCTEURS

L. LANDOUZY
Professeur à la Faculté de Paris,
Médecin de l'hôpital Laënnec,
Membre de l'Académie de médecine.

F. JAYLE
Chef de Clinique gynécologique
de la Faculté
à l'hôpital Broca.

1 vol. in-8° carré de 664 pages, avec 426 figures et 5 cartes en couleurs.

Cartonné . . . . **18** fr.
Broché . . . . **16** fr.

L'Æsculape

Guide pratique à l'usage des Étudiants et des Docteurs en Médecine

PAR LES DOCTEURS

E. DE LAVARENNE
Médecin
des Eaux de Luchon.

F. JAYLE
Chef de Clinique
à la Faculté de Médecine.

1 fort volume petit in-8°, richement relié toile. . . . . **6** fr.

Traité de Chirurgie d'urgence

Par Félix LEJARS

Professeur agrégé à la Faculté de médecine de Paris
Chirurgien de l'Hôpital Tenon, membre de la Société de chirurgie

Quatrième Edition, revue et augmentée

820 figures en noir et en couleurs (dont **478** dessinées par le Dr **E. DALEINE** et **167** photographies originales), et **16 planches hors texte en couleurs.**

Un volume grand in-8°, de 1046 pages. Relié toile. . . . **30** fr.

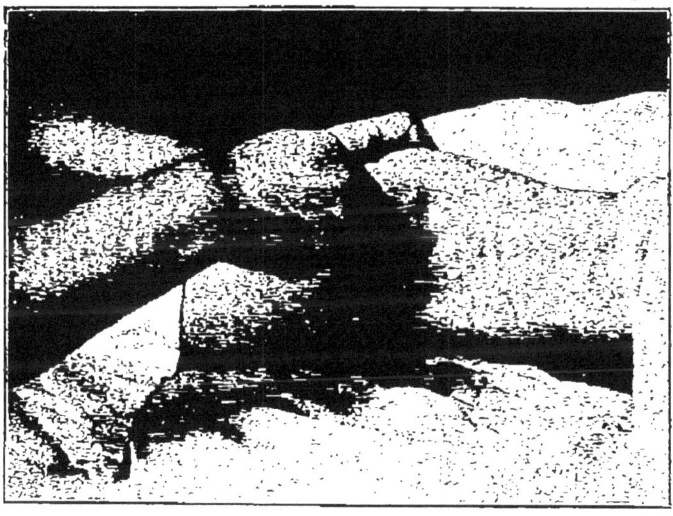

Fig. [illegible]. — Ponction du genou.

Des remaniements importants ont été faits au texte, et des figures originales ont enrichi encore l'illustration déjà hors de pair, qui fait de cet ouvrage un véritable Album. Enfin 16 planches en couleurs, d'après des aquarelles d'A. Leuba, représentent les temps principaux de certaines opérations.

Précis de Manuel opératoire

Par L.-H. FARABEUF

Professeur à la Faculté de Paris. Membre de l'Académie de médecine

Nouvelle édition, 1 vol. in-8°, avec 799 figures dans le texte. **16** fr.

Traité de Chirurgie

Publié sous la Direction

DE MM.

SIMON DUPLAY	PAUL RECLUS
Professeur de clinique chirurgicale à la Faculté de médecine de Paris Chirurgien de l'Hôtel-Dieu Membre de l'Académie de médecine	Professeur agrégé à la Faculté de médecine de Paris Chirurgien des hôpitaux Membre de l'Académie de médecine

PAR MM.

BERGER — BROCA — PIERRE DELBET — DELENS — DEMOULIN
J.-L. FAURE — FORGUE — GÉRARD-MARCHANT — HARTMANN
HEYDENREICH — JALAGUIER — KIRMISSON — LAGRANGE — LEJARS
MICHAUX — NÉLATON — PEYROT — PONCET — QUÉNU — RICARD
RIEFFEL — SEGOND — TUFFIER — WALTHER

DEUXIÈME ÉDITION, ENTIÈREMENT REFONDUE

3 forts volumes grand in-8° avec nombreuses figures dans le texte **150** fr.

Tome I.

1 vol. avec 218 figures. . . . . 18 fr.

Tome II.

1 vol. avec 361 figures. . . . . 18 fr.

Tome III.

1 vol. avec 285 figures. . . . . 18 fr.

Tome IV.

1 vol. avec 354 figures. . . . . 18 fr.

Tome V.

1 vol. avec 187 figures. . . . . 20 fr.

Tome VI.

1 vol. avec 218 figures. . . . . 20 fr.

Tome VII.

1 vol. avec 297 figures. . . . . 25 fr.

Tome VIII.

1 vol. avec 163 figures. . . . . 20 fr.

Précis de Chirurgie cérébrale

Par Aug. BROCA

Chirurgien de l'hôpital Tenon, agrégé à la Faculté de médecine.

1 vol. avec 58 figures. . . . . 6 fr.

Traité de Technique Opératoire

PAR

CH. MONOD

Professeur agrégé à la Faculté de Paris, Membre de l'Académie de médecine

ET

J. VANVERTS

Chef de clinique à la Faculté de médecine de Lille.

2 forts volumes grand in-8°, formant ensemble 1960 pages et illustrés de 1908 figures dans le texte. . **40** fr.

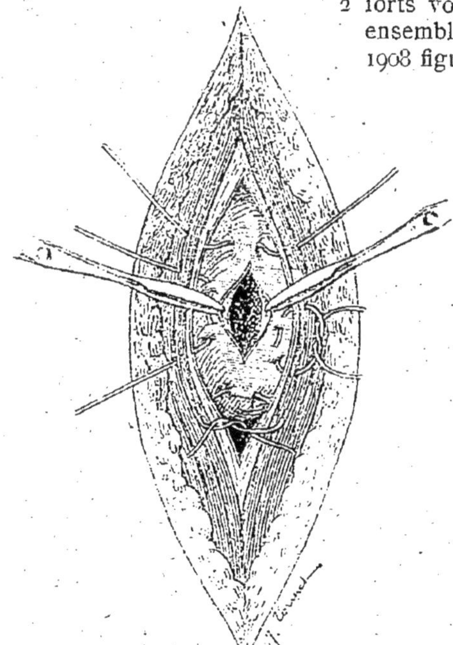

T. II, fig. 428.— Cholécystostomie, mode de passage des fils unissant la vésicule aux lèvres de la plaie abdominale.

Tome I

1° : Méthodes et procédés de l'asepsie et de l'antisepsie, moyens de réunion et d'hémostase, anesthésie; 2° Opérations sur les divers tissus; 3° Opérations sur les membres, le crâne et l'encéphale, le rachis et la moelle, l'appareil visuel, le nez, les fosses nasales, les sinus de la face, le naso-pharynx, l'oreille, le cou, le thorax, le sein.

Tome II

Opérations sur la bouche, les glandes salivaires, le pharynx, l'œsophage, l'estomac, l'intestin, le rectum et l'anus, le foie, les voies biliaires, la rate, le rein, l'uretère, la vessie, l'urètre, les organes génitaux de l'homme et de la femme.

Les Fractures des Os longs

Leur traitement pratique

PAR LES D^rs

J. HENNEQUIN
Membre de la Société de Chirurgie

ROBERT LŒWY
Ancien interne des hôpitaux
Lauréat de l'Institut

1 volume in-8° avec 215 figures dans le texte, dont 25 planches représentant 222 radiographies originales. . **16** fr.

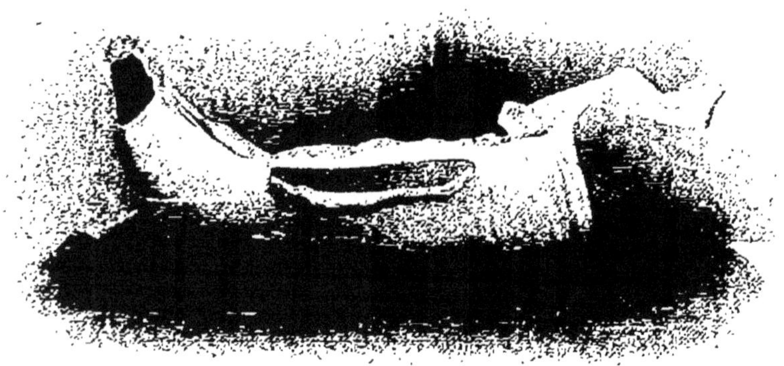

Fig. 41. — Appareil plâtré de jambe. Le lint a été incisé et rabattu pour permettre la surveillance de la région.

Manuel de Pathologie externe

Par MM. RECLUS, KIRMISSON, PEYROT, BOUILLY

Professeurs et agrégés à la Faculté de Paris, Chirurgiens des Hôpitaux

Septième édition, entièrement refondue et largement illustrée

I. **Maladies des tissus et des organes**, par le Pr P. Reclus.
II. **Maladies des régions, Tête et Rachis**, par le Pr Kirmisson.
III. **Maladies des régions, Poitrine, Abdomen**, par le Dr Peyrot.
IV. **Maladies des régions, Organes génito-urinaires**, par le Dr Bouilly.

4 volumes in-8° . . . . **40** fr.

Chaque volume séparément **10** fr.

Précis de Technique opératoire

PAR LES PROSECTEURS DE LA FACULTÉ DE MÉDECINE DE PARIS

Avec Introduction par le Professeur Paul BERGER

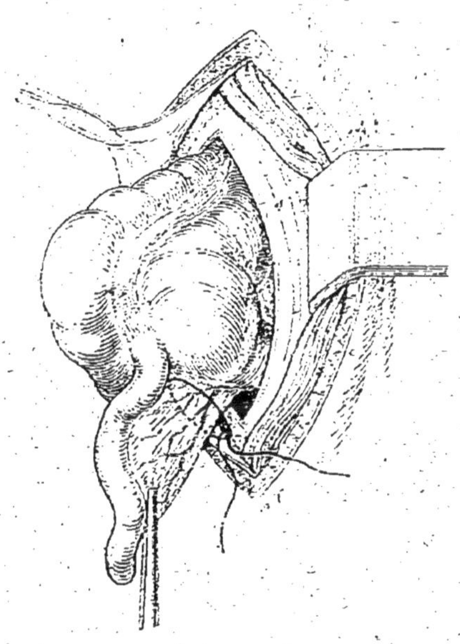

Ligature du méso-appendice.

Le *Précis de Technique opératoire* est divisé en 7 volumes.

Tête et cou, par CH. LENORMANT. — **Thorax et membre supérieur**, par A. SCHWARTZ. — **Abdomen**, par M. GUIBÉ. — **Appareil urinaire et appareil génital de l'homme**, par PIERRE DUVAL. — **Pratique courante et Chirurgie d'urgence**, par VICTOR VEAU. — **Membre inférieur**, par GEORGES LABEY. — **Appareil génital de la femme**, par R. PROUST.

Chaque volume, cart. toile et illustré d'environ 200 fig., la plupart originales. . . . . **4 fr. 50**

Petite Chirurgie Pratique

PAR LES DOCTEURS

Th. TUFFIER	P. DESFOSSES
Professeur agrégé à la Faculté de Paris Chirurgien de l'hôpital Beaujon.	Ancien interne des hôpitaux de Paris.

1 volume in-8° de 528 p., avec 307 figures, cartonné à l'anglaise. **10 fr.**

Les Tumeurs du Rein

PAR MM.

J. ALBARRAN ET **L. IMBERT**
Agrégé de la Faculté de Paris. Agrégé de la Faculté de Montpellier

1 vol. grand in-8° avec 106 fig. en noir et en couleurs . . . . . 20 fr.

La Prostatectomie dans l'Hypertrophie de la Prostate

prostatectomie périnéale et prostatectomie transvésicale

PAR

R. PROUST
Ancien prosecteur de la Faculté de Paris.

1 volume grand in-8°, avec 100 figures. . . . . 10 fr.

La Séparation de l'Urine des deux Reins

PAR

Georges LUYS
Assistant du Service des Voies urinaires à l'hôpital Lariboisière (Paris).

1 vol. in-8° avec 55 figures. . . . . 6 fr.

Les Lésions du Rein et des Glandes surrénales

PAR

L. HOCHE
Chef des travaux d'anatomie pathologique à la Faculté de médecine de Nancy.

AVEC LA COLLABORATION DE

P. BRIQUEL
Préparateur d'anatomie pathologique.

Préface de M. le professeur CORNIL

1 vol. in-8°, illustré de 81 planches photographiques et de 87 figures microphotographiques. . . . . 12 fr.

Traité des Maladies chirurgicales d'origine congénitale

Par le Pr KIRMISSON

Professeur de clinique chirurgicale infantile à la Faculté de médecine
Chirurgien de l'hôpital Trousseau. Membre de la Société de Chirurgie.

1 volume in-8°, avec 311 figures et 2 planches en couleurs . . . . 15 fr.

Les Difformités acquises de l'Appareil locomoteur

PENDANT L'ENFANCE ET L'ADOLESCENCE

Par le Pr KIRMISSON

1 volume in-8°, avec 430 figures dans le texte. . . . . 15 fr.

Ces deux ouvrages constituent un véritable traité de Chirurgie orthopédique.

Leçons cliniques de Chirurgie infantile

Par A. BROCA

Chirurgien de l'hôpital Tenon (Enfants-Malades)
Professeur agrégé à la Faculté de médecine de Paris.

DEUXIÈME SÉRIE

1 volume in-8°, avec 99 figures. . . . . 10 fr.

Manuel pratique du Traitement de la Diphtérie

SÉROTHÉRAPIE — TUBAGE — TRACHÉOTOMIE

PAR MM.

M. DEGUY
Chef du Laboratoire
de la Faculté à l'hôpital des Enfants
(Service de la diphtérie).

Benjamin WEILL
Moniteur de tubage et de trachéotomie
de la Faculté
à l'hôpital des Enfants-Malades.

Introduction par A.-B. MARFAN

1 volume in-8° broché, avec 69 figures et photographies. . . . . 6 fr.

Ouvrage complet :

Traité des Maladies de l'Enfance

***Deuxième Édition**, revue et augmentée*

PUBLIÉE SOUS LA DIRECTION DE MM.

J. GRANCHER	J. COMBY
Professeur à la Faculté de Paris Membre de l'Académie de médecine	Médecin de l'Hôpital des Enfants-Malades

5 volumes grand in-8°. **112** fr.

TOME I
1 vol. de 1060 pages, avec fig.
22 francs.

TOME II
1 vol. de 964 pages, avec fig.
22 francs.

TOME III
1 vol. de 994 pages, avec fig.
22 francs.

TOME IV
1 vol. de 1076 pages avec fig.
22 francs.

TOME V
1 vol. de 1196 pages avec fig.
24 francs

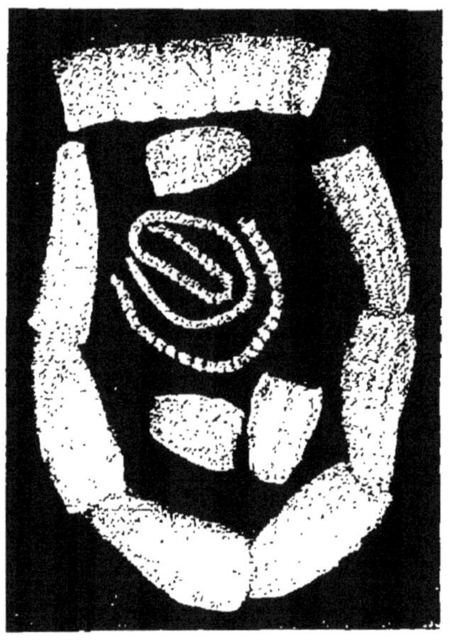

T. II, fig. 2 — Différents segments de la chaîne du tænia solium.

Technique du Traitement de la Coxalgie

Par le Dr CALOT

Chirurgien en chef de l'hôpital Rothschild, de l'hôpital Cazin-Perrochaud, etc.

1 volume grand in-8° avec 178 figures dans le texte. **7** fr.

Traité de Pathologie générale

PUBLIÉ PAR

CH. BOUCHARD

MEMBRE DE L'INSTITUT
PROFESSEUR DE PATHOLOGIE GÉNÉRALE A LA FACULTÉ DE MÉDECINE DE PARIS

SECRÉTAIRE DE LA RÉDACTION

G.-H. ROGER

Professeur agrégé à la Faculté de médecine de Paris, Médecin des hôpitaux.

COLLABORATEURS :

MM. Arnozan — D'Arsonval — Benni — R. Blanchard — Boinet — Boulay — Bourcy — Brun — Cadiot — Chabrié — Chantemesse — Charrin — Chauffard — J. Courmont — Dejerine — Pierre Delbet — Devic — Ducamp — Mathias Duval — Féré — Gaucher — Gilbert — Gley — Gouget — Guignard — Louis Guinon — J.-F. Guyon — Hallé — Hénocque — Hugounenq — Lambling — Landouzy — Laveran — Lebreton — Le Gendre — Lejars — Le Noir — Lermoyez — Lesné — Letulle — Lubet-Barbon — Marfan — Mayor — Menetrier — Morax — Netter — Pierret — G.-H. Roger — Gabriel Roux — Ruffer — Sicard — Raymond Tripier — Vuillemin — Fernand Widal.

---

6 volumes grand in-8°, avec figures dans le texte. . **126** fr.

TOME I. — 1 vol. grand in-8° de 1018 pages, avec figures dans le texte. **18** fr.

TOME II. — 1 vol. grand in-8° de 940 pages, avec figures dans le texte. **18** fr.

TOME III. — 1 volume in-8° de 1400 pages, avec figures dans le texte, publié en deux fascicules. . . . . **28** fr.

TOME IV. — 1 volume in-8° de 719 pages, avec figures dans le texte . **16** fr.

TOME V. — 1 volume in-8° de 1180 pages, avec nombreuses figures dans le texte. . . . . **28** fr.

TOME VI. — 1 volume in-8° de 935 pages, avec figures dans le texte. **18** fr.

Chaque volume est vendu séparément.

Pathologie générale expérimentale
Processus généraux

PAR LES

Dr CHANTEMESSE
Professeur de Pathologie expérimentale et comparée à la Faculté de Paris.

Dr PODWYSSOTZKY
Professeur de Pathologie générale à l'Université d'Odessa.

TOME I

Histoire naturelle de la maladie. Hérédité. Atrophies. Dégénérescence Concrétions. Gangrènes.

1 vol. in-8° jésus de 428 pages, avec 162 figures en noir et en couleurs, broché. . . . . 22 fr.

TOME II

Hypertrophies. — Régénérations. — Tumeurs. — Pathologie de la circulation sanguine. — Pathologie du sang. — Pathologie de la lymphe et de la circulation lymphatique. — Inflammation. — Hypothermie. — Hyperthermie. — Fièvre.

1 volume grand in-8°, avec 57 figures en couleurs et 37 figures en noir. . . . . 22 fr.

Le Vertige

PAR LE

Dr Pierre BONNIER

1 vol. in-8° de 342 pages, broché. . . . . 5 fr.

Études Biologiques sur les Géants

PAR

P.-E. LAUNOIS
Professeur agrégé, Chargé de cours à la Faculté, Médecin des hôpitaux.

P. ROY
Ancien interne des hôpitaux Chef de clinique à la Faculté de Médecine de Paris.

Avec Préface de M. le professeur BRISSAUD

1 vol. grand in-8° avec 112 figures dans le texte . . . . . . 18 fr.

CHARCOT — BOUCHARD — BRISSAUD

BABINSKI — BALLET — P. BLOCQ — BOIX — BRAULT — CHANTEMESSE — CHARRIN
CHAUFFARD — COURTOIS-SUFFIT — DUTIL — GILBERT — GUIGNARD — L. GUINON
GEORGES GUINON — HALLION — LAMY — LE GENDRE — MARFAN — MARIE
MATHIEU — NETTER — ŒTTINGER — ANDRÉ PETIT — RICHARDIÈRE
ROGER — RUAULT — SOUQUES — THOINOT — THIBIERGE — TOLLEMER — FERNAND WIDAL

TRAITÉ DE MÉDECINE

DEUXIÈME ÉDITION (*Entièrement refondue*)

PUBLIÉE SOUS LA DIRECTION DE MM.

BOUCHARD	**BRISSAUD**
Professeur à la Faculté de médecine de Paris. Membre de l'Institut.	Professeur à la Faculté de médecine de Paris Médecin de l'hôpital St-Antoine.

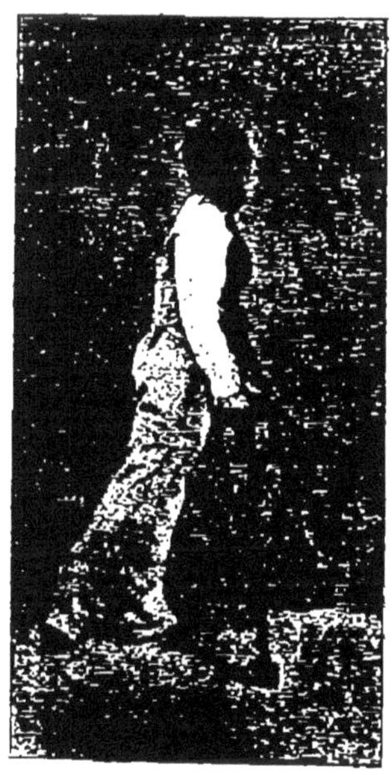

Tome IX. — Photographie instantanée d'un cas de sclérose combinée.

10 volumes grand in-8°, avec figures dans le texte

En Souscription (Novembre 1904). **150** francs

TOME Ier

1 vol. grand in-8° de 845 pages avec figures dans le texte : **16** fr.

Les bactéries. — Pathologie générale infectieuse. — Troubles et maladies de la nutrition. — Maladies infectieuses communes à l'homme et aux animaux.

TOME II

1 vol. grand in-8° de 896 pages, avec figures dans le texte : **16** fr.

Fièvre typhoïde. — Maladies infectieuses. — Typhus exanthématique. — Fièvres éruptives. — Érysipèle. — Diphtérie. — Rhumatisme articulaire aigu. — Scorbut.

TOME III

1 vol. grand in-8° de 702 pages, avec figures dans le texte : **16** fr.

Maladies cutanées. — Maladies vénériennes. — Maladies du sang. — Intoxications.

TOME IV

1 vol. grand in-8° de 680 pages, avec figures dans le texte : **16** fr.

Maladies de l'estomac. — Maladies du pancréas. — Maladies de l'intestin Maladies du péritoine. — Maladies de la bouche et du pharynx.

TOME V

1 vol. grand in-8° de 943 pages, avec figures en noir et en couleurs dans le texte : **18** fr.

Maladies du foie et des voies biliaires. — Maladies du rein et des capsules surrénales. — Pathologie des organes hématopoïétiques et des glandes vasculaires sanguines, moelle osseuse, rate, ganglions, thyroïde, thymus.

TOME VI

1 vol. grand in-8° de 612 pages, avec figures dans le texte : **14** fr.

Maladies du nez et du larynx. — Asthme. — Coqueluche. — Maladies des bronches. — Troubles de la circulation pulmonaire. — Maladies aiguës du poumon.

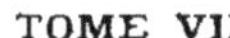

TOME VII

1 vol. grand in-8° de 550 pages, avec figures dans le texte : **14** fr.

Maladies chroniques du poumon. — Phtisie pulmonaire. — Maladies de la plèvre. — Maladies du médiastin.

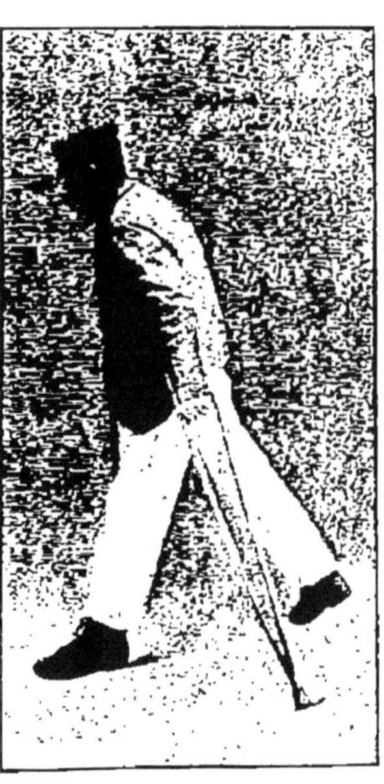

TOME IX. — Photographie instantanée d'un cas d'hérédo-ataxie cérébelleuse.

TOME VIII

1 vol. grand in-8° de 580 pages avec figures dans le texte : **14** fr.

Maladies du cœur. — Maladies des vaisseaux sanguins.

TOME IX

1 vol. grand in-8° de 1092 pages avec figures dans le texte. **18** fr.

Maladies de l'encéphale. — Maladies de la protubérance et du bulbe. — Maladies intrinsèques de la moelle épinière. — Maladies extrinsèques de la moelle épinière. — Maladies des méninges. — Syphilis des centres nerveux.

TOME X

1 vol. grand in-8° avec figures dans le texte. (*Sous presse.*)

Les névrites. — Maladies des nerfs et des muscles en particulier. — Myopathie primitive, progressive. — Dystrophie d'origine nerveuse, paralysie générale progressive. — Les psychoses. — Chorées. — Paralysie agitante. — Maladie de Thomsen. — Neurasthénie, Épilepsie, Hystérie.

Table analytique des 10 volumes.

CINQUIÈME ÉDITION REVUE ET AUGMENTÉE

DU

Traité élémentaire de Clinique Thérapeutique

PAR

Le Dr Gaston LYON

Ancien chef de clinique médicale à la Faculté de médecine de Paris.

1 vol. grand in-8° de 1654 pages. Relié toile . . . . 25 fr.

Formulaire Thérapeutique

PAR MM.

G. LYON
Ancien chef de clinique
à la Faculté de Médecine.

P. LOISEAU
Ancien préparateur
à l'École supérieure de Pharmacie

AVEC LA COLLABORATION DE

E. LACAILLE

Assistant à la Clinique médicale de la Faculté de l'Hôtel-Dieu.

M. MARCHAIS | Paul-Émile LEVY

Anciens internes des hôpitaux de Paris.

TROISIÈME ÉDITION REVUE

1 vol. in-18 tiré sur papier indien très mince, relié maroquin souple. 6 fr.

Action des Médicaments

Leçons de Pharmacologie et de Thérapeutique professées à l'hôpital Saint-Bartholomew, de Londres.

Par Sir LAUDER BRUNTON

Docteur en médecine et en droit de l'Université d'Edimbourg.

TRADUIT DE L'ANGLAIS

PAR E. BOUQUÉ ET J.-F. HEYMANS

Professeurs à l'Université de Gand.

1 vol. in-8° jésus de 596 pages, avec 146 figures, broché . . . 18 fr.

Manuel de Pathologie interne

PAR

Georges DIEULAFOY

Professeur de Clinique médicale à la Faculté de médecine de Paris,
Médecin de l'Hôtel-Dieu,
Membre de l'Académie de médecine.

Quatorzième édition, entièrement refondue et considérablement augmentée.

4 volumes in-16 diamant, avec figures en noir et en couleurs, cartonnés à l'anglaise, tranches rouges. . . . . **32** fr.

Manuel de Thérapeutique

PAR

Le Dr BERLIOZ

Professeur à l'Université de Grenoble.

Avec une préface du professeur **BOUCHARD**, membre de l'Institut,

Quatrième édition, revue et augmentée.

1 volume . . . . 6 fr.

Les Sérothérapies

LEÇONS DE THÉRAPEUTIQUE ET MATIÈRE MÉDICALE

Professées à la Faculté de médecine de l'Université de Paris

Sérothérapie générale. — Sérothérapie préventive du tétanos. — Sérothérapie antivenimeuse. — Sérothérapie antistreptococcique. — Sérothérapie antidiphtérique : traitement du croup. — Sérothérapie des maladies infectieuses : peste, syphilis, tuberculose. — Sérothérapie artificielle : tuberculine, malléine.

PAR

Le Dr L. LANDOUZY

Professeur de Clinique médicale à la Faculté de médecine de Paris,
Médecin de l'hôpital Laënnec,
Membre de l'Académie de médecine.

1 vol. in-8° jésus de XVI-530 pages, avec 27 figures dans le texte et une planche en couleur hors texte, cartonné à l'anglaise. . . . . **20** fr.

Précis d'Urologie Clinique

PAR

Auguste LÉTIENNE et **Jules MASSELIN**

1 vol. in-8° cavalier de 470 pages, avec 58 figures et une planche hors texte . . . . **12** fr.

Nouveaux Procédés d'Exploration

LEÇONS PROFESSÉES A LA FACULTÉ DE MÉDECINE

PAR

Ch. ACHARD

Agrégé, médecin de l'hôpital Tenon

RECUEILLIES ET RÉDIGÉES

PAR

M. P. Sainton et **M. Lœper**

Deuxième édition revue et augmentée

1 vol. in-8°, avec 104 figures en noir et en couleurs. . . . . . . **8** fr.

MANUEL DE DIAGNOSTIC MÉDICAL ET D'EXPLORATION CLINIQUE

PAR

P. SPILLMANN
Professeur à la Faculté de Nancy.

P. HAUSHALTER
Professeur agrégé à la Faculté de Nancy.

QUATRIÈME ÉDITION REFONDUE

1 volume, avec 89 figures. . . . . 6 fr.

Les Maladies infectieuses

Par G.-H. ROGER

Professeur à la Faculté de médecine de Paris,
Médecin de l'Hôpital de la porte d'Aubervilliers, Membre de la Société de Biologie.

1 vol. in-8 de 1520 p. publié en 2 fascicules avec fig. dans le texte. **28** fr.

Les Maladies microbiennes des Animaux

PAR

Ed. NOCARD ET **E. LECLAINCHE**

Professeur à l'École d'Alfort — Professeur à l'École de Toulouse

TROISIÈME ÉDITION REFONDUE ET AUGMENTÉE

2 volumes grand in-8°, formant ensemble 1312 pages. . . . . . . **22** fr.

COMMENTAIRE ADMINISTRATIF ET TECHNIQUE
de la Loi du 15 Février 1902 relative à la

Protection de la Santé publique

PAR MM.

Le Dr A.-J. MARTIN ET **Albert BLUZET**

Inspecteur général de l'Assainissement de la Ville de Paris — Rédacteur principal au Ministère de l'Intérieur

Un volume in-8° de 480 pages, avec une table alphabétique.
Broché, **7** fr. **50**, cartonné toile, **8** fr. **50**.

Vient de paraître :

Les Maladies Populaires

LE PÉRIL VÉNÉRIEN
LE PÉRIL ALCOOLIQUE — LE PÉRIL TUBERCULEUX
(ÉTUDE MÉDICO-SOCIALE)

PAR

H. RÉNON

Professeur agrégé à la Faculté de Médecine de Paris, Médecin des Hôpitaux.

1 vol. in-8° de 480 pages, broché. . . . . 6 fr.

Vient de paraître :

L'Ankylostomiase

Maladie sociale (Anémie des Mineurs)

Biologie, Clinique, Traitement, Prophylaxie

PAR

A. CALMETTE
Membre correspondant de l'Institut et de l'Académie de Médecine.
Directeur de l'Institut Pasteur de Lille.

M. BRETON
Chef de clinique médicale à la Faculté de Médecine,
Assistant à l'Institut Pasteur de Lille.

AVEC UN APPENDICE PAR **E. FUSTER**
Secrétaire général de l'Alliance d'Hygiène sociale.

Avec figures dans le texte.

1 vol. in-8 cartonné toile anglaise . . . . 5 fr.

Traité de l'Alcoolisme

PAR

H. TRIBOULET
Médecin des Hôpitaux.

Félix MATHIEU
Médecin de l'Assistance à domicile.

Roger MIGNOT
Ancien chef de clinique à la Faculté, Médecin des Asiles publics d'aliénés.

Préface de M. le Professeur JOFFROY

1 vol. grand in-8° de 480 pages . . . . 6 fr.

Guide pratique du médecin dans les Accidents du Travail et leurs suites médicales et judiciaires

PAR

E. FORGUE
Professeur à la Faculté de Montpellier.

E. JEANBREAU
Agrégé à la Faculté de Montpellier.

1 vol. in-8° broché . . . . 4 fr. 50

La Pratique des Autopsies

Par M. LETULLE
Professeur agrégé, Médecin de l'hôpital Boucicaut.

1 vol. in-8° cavalier de 548 pages, avec 136 figures.

Broché . . . . 10 fr. | Cartonné à l'anglaise. 12 fr.

Cours de Dermatologie exotique

PAR

E. JEANSELME

Professeur agrégé à la Faculté de médecine de Paris
Médecin des Hôpitaux

1 vol. in-8°, avec 5 cartes et 108 fig. en noir et en couleurs. **10** fr.

Maladies des Pays chauds

PAR LE

Dr Patrick MANSON

Traduit de l'anglais
Par MM. GUIBAUD et BRENGUES

1 vol. in-8° cavalier de 776 pages, avec 3 pl. hors texte et 113 figures.
Broché . . . . **12** fr.

Trypanosomes et Trypanomiases

PAR

A. LAVERAN
Membre de l'Institut et de l'Académie de médecine.

F. MESNIL
Chef de Laboratoire à l'Institut Pasteur.

1 vol. grand in-8° de XII-418 pages, avec 61 figures dans le texte et 1 planche hors texte en couleurs. . . . . . **10** fr.

La Pratique Dermatologique

Traité de Dermatologie appliquée

PUBLIÉ SOUS LA DIRECTION DE MM.

ERNEST BESNIER, L. BROCQ, L. JACQUET

PAR MM.

AUDRY, BALZER, BARBE, BAROZZI, BARTHÉLEMY, BÉNARD, ERNEST BESNIER BODIN, BRAULT, BROCQ, DE BRUN, COURTOIS-SUFFIT, DU CASTEL, A. CASTEX, J. DARIER, DEHU, DOMINICI, W. DUBREUILH, HUDELO L. JACQUET, JEANSELME, J.-B. LAFFITTE, LENGLET, LEREDDE, MERKLEN, PERRIN, RAYNAUD, RIST, SABOURAUD, MARCEL SÉE, GEORGES THIBIERGE, TRÉMOLIÈRES, VEYRIÈRES.

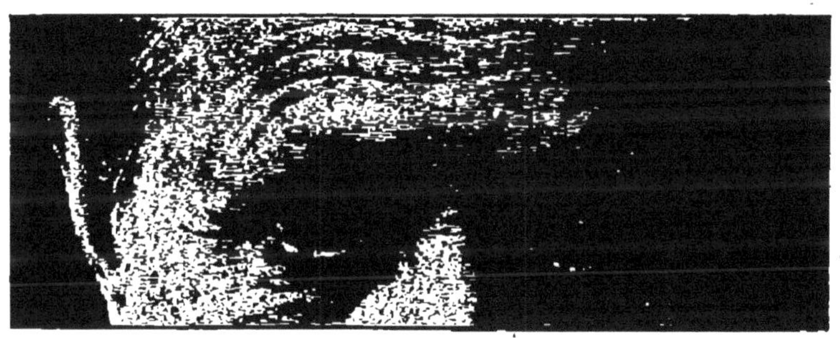

Tome IV. Agénésie sourcilière.

4 volumes reliés toile formant ensemble 3870 *pages, et illustrés de* 823 *figures en noir et de* 89 *planches en couleurs.* . . . . . **156** *fr.*
Chaque volume est vendu séparément.

TOME I

1 fort vol. in-8° avec 230 fig. et 24 pl. en couleurs . . . . **36 fr.**

Anatomie et Physiologie de la Peau. — Pathologie générale de la Peau. — Symptomatologie générale des Dermatoses. — Acanthosis nigricans. — Acnes — Actinomycose. — Adénomes. — Alopécies — Anesthésie locale. — Balanites — Bouton d'Orient — Brûlures. — Charbon. — Classifications dermatologiques. — Dermatites polymorphes douloureuses. — Dermatophytes. — Dermatozoaires. — Dermites infantiles simples — Ecthyma.

TOME II

1 fort vol. gr. in-8°, avec 168 fig. et 21 pl. en couleurs. . . **40 fr.**

Eczéma — Électricité — Éléphantiasis — Épithéliomes — Éruptions artificielles. — Érythèmes. — Erythrasma — Erythrodermies. — Esthiomène. — Favus — Folliculites. — Furonculose — Gale — Gangrène cutanée. — Gerçures — Greffes. — Herpès. — Hydroa vacciniforme — Ichthyose — Impetigo. — Kératodermie symétrique. — Kératose pilaire — Langue.

TOME III

1 fort vol. gr. in-8°, avec 201 fig. et 19 planches en couleurs. **40** fr.

Lèpre. — Lichen. — Lupus. — Lymphadénie cutanée. — Lymphangiome. — Madura (Pied de). — Mélanodermies. — Milium et pseudo-milium. — Molluscum contagiosum. — Morve et farcin. — Mycosis fongoïde. — Nævi. — Nodosités cutanées. — Œdème. — Ongles. — Maladie de Paget. — Papillomes. — Pelade. — Pellagre. — Pemphigus. — Perlèche. — Phtiriase. — Pian. — Pityriasis, etc.

TOME IV

1 fort vol. gr. in-8°, avec 213 fig. et 25 planches en couleurs. **40** fr.

Poils. — Prurigo. — Prurit. — Psoriasis. — Psorospermose. — Purpura. — Rhinosclérome — Sarcomes. — Sclérodermie. — Séborrhée. — Séborrhéides. — Sensibilité. — Sudorales (Glandes). — Tatouages. — Tricophytie. — Trophonévroses. — Tuberculides. — Tuberculoses. — Tumeurs. — Ulcères. — Urticaire. — Vergetures. — Verrues. — Vitiligo. — Xanthomes. — Xeroderma. — Zona.

Thérapeutique des Maladies de la peau

PAR LE

Dr LEREDDE

Directeur de l'Établissement dermatologique de Paris.

1 vol. in-8° de 700 pages, broché . . . . **10** fr.

Les Maladies du Cuir chevelu

PAR LE

Dr R. SABOURAUD

Chef du Laboratoire de la Ville de Paris à l'hôpital Saint-Louis

I. — Maladies séborrhéiques : Séborrhée, Acnés, Calvitie

1 vol. in-8°, avec 91 figures dont 40 aquarelles en couleurs. **10** francs.

II. — Maladies desquamatives : Pytiriasis et Alopécies pelliculaires

1 vol. in-8° avec 122 fig. dans le texte en noir et en couleurs. **22** fr.

Traité de Gynécologie

Clinique et Opératoire

PAR

Samuel POZZI

Professeur de Clinique Gynécologique à la Faculté de Médecine de Paris, Membre de l'Académie de Médecine, Chirurgien de l'Hôpital Broca.

QUATRIÈME ÉDITION ENTIÈREMENT REFONDUE

AVEC LA COLLABORATION DE

F. JAYLE

Chef de clinique à la Faculté de Paris.

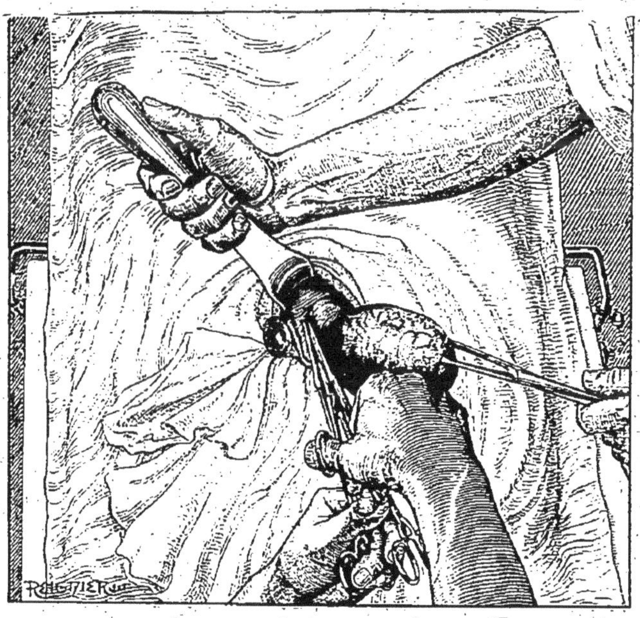

Vient de paraître :

Tome I. — Asepsie et Antisepsie. — Anesthésie. — Moyens de réunion et d'hémostase. — Exploration gynécologique. — Métrites. — Fibromes utérins. — Cancer de l'utérus. — Déplacements de l'utérus.

1 vol. grand in-8°, de 800 pages avec figures dans le texte, relié toile . . . . **20** fr.

Tome II. — Maladies des annexes. — Tuberculose génitale. — Grossesse extra-utérine. — Maladies du vagin. — Maladies de la vulve. — Malformations. (*Sous presse.*)

OBSTÉTRIQUE ET GYNÉCOLOGIE

Précis d'Obstétrique

PAR MM.

A. RIBEMONT-DESSAIGNES
Agrégé de la Faculté de médecine
Accoucheur de l'hôpital Beaujon
Membre de l'Académie de médecine.

G. LEPAGE
Professeur agrégé à la Faculté de médecine de Paris
Accoucheur de l'hôpital de la Pitié.

SIXIÈME ÉDITION

AVEC 568 FIGURES DANS LE TEXTE, DONT 400 DESSINÉES PAR M. RIBEMONT-DESSAIGNES

1 vol. grand in-8° de 1420 pages, relié toile **30 fr.**

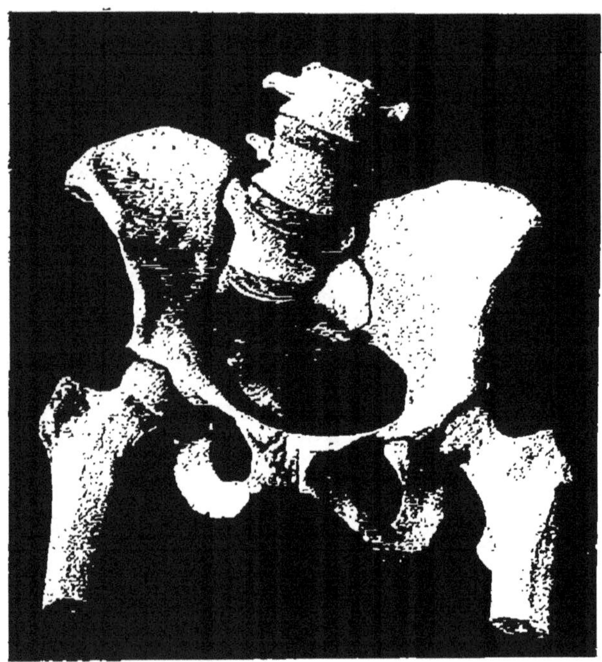

Fig. 376. — Bassin oblique avec synostose de l'articulation sacro-iliaque du coté droit.

Cette nouvelle édition du **Précis d'obstétrique** est le résultat d'un remaniement complet. En supprimant la presque totalité des notions anatomo-physiologiques concernant l'appareil génital de la femme et en procédant à une revision soigneuse des figures et du texte, les auteurs ont pu, sans augmenter le volume : 1° ajouter un certain nombre de figures nouvelles ; 2° développer certaines questions de pratique, telles que celles des complications et hémorragies de la délivrance, des infections puerpérales, des ruptures de l'utérus, de l'ophtalmie purulente des nouveau-nés, etc. ; mettre au point la plupart des questions importantes ; 3° traiter des sujets nouveaux, tels que l'application de la radiographie à l'obstétrique. A la pathologie médicale du nouveau-né ont été ajoutées des notions sommaires sur la pathologie chirurgicale de l'enfant qui vient de naître.

Traité de Physiologie

PAR

J.-P. MORAT
PROFESSEUR A L'UNIVERSITÉ DE LYON

Maurice DOYON
PROFESSEUR ADJOINT A LA FACULTÉ DE MÉDECINE DE LYON

5 volumes gr. in-8 avec figures en noir et en couleurs dans le texte.
En souscription : **60 fr.**

TOME I. **Fonctions élémentaires.** — Prolégomènes, contraction. — Sécrétion, milieu intérieur, avec 194 figures . . . . **15 fr.**

TOME II. **Fonctions d'innervation**, avec 263 figures . . . . **15 fr.**

TOME III. **Fonctions de nutrition.** — Circulation. — Calorification, avec 173 figures . . . . **12 fr.**

TOME IV. **Fonctions de nutrition** (*suite et fin*). — Respiration; excrétion. — Digestion, absorption, avec 167 figures . . . . **12 fr.**

Sous presse : TOME V ET DERNIER
Fonctions de relation et de reproduction.

Éléments de Physiologie Humaine

PAR

Léon FRÉDÉRICQ ET **J.-P. NUEL**
Professeurs à l'Université de Liège.

CINQUIÈME ÉDITION REVUE ET AUGMENTÉE

1 vol. grand in-8° de XXVI-716 p., avec 284 fig. . . . . **12 fr. 50**

Éléments de Chimie physiologique

PAR

Maurice Arthus
Chef de laboratoire à l'Institut Pasteur de Lille.

QUATRIÈME ÉDITION REVUE ET AUGMENTÉE

1 volume, avec figures . . . . **5 fr.**

Traité de Physique Biologique

PUBLIÉ SOUS LA DIRECTION DE MM.

D'ARSONVAL — CHAUVEAU — GARIEL — MAREY

SECRÉTAIRE DE LA RÉDACTION :

M. WEISS

Ingénieur des Ponts et Chaussées
Professeur agrégé à la Faculté de médecine de Paris.

3 volumes. En souscription (*Octobre 1903*). . . . . **70** fr.

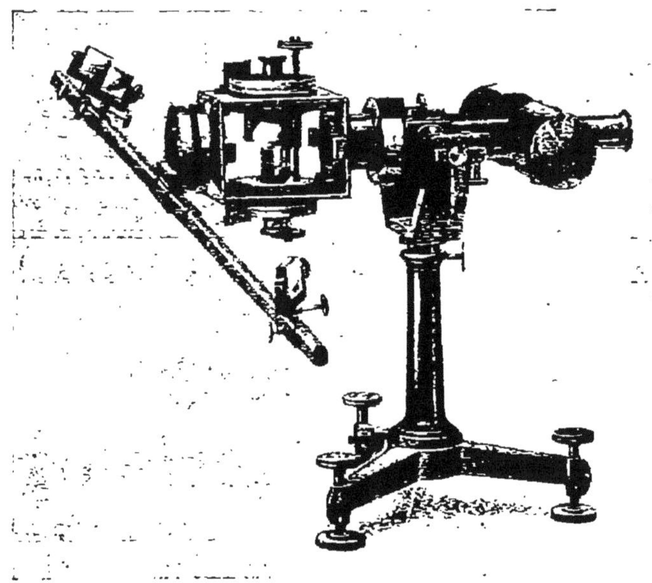

Tome II. Fig. 36.

TOME PREMIER. — Mécanique, Actions moléculaires et Chaleur. 1 *volume in-8° de 1150 pages, avec 591 figures dans le texte.* **25** fr.

TOME II. — Radiation, Optique. 1 *volume in-8° de 11.. pages, avec 665 figures dans le texte* . . . . **25** *fr.*

TOME III. — Électricité, Acoustique . . . *Sous presse*

CLINIQUE MÉDICALE LAËNNEC

Planches Murales

DESTINÉES A L'ENSEIGNEMENT

de l'Hématologie et de la Cytologie

PUBLIÉES SOUS LA DIRECTION DE MM.

L. LANDOUZY
Professeur de Clinique

M. LABBÉ
Chef de Laboratoire

SANG NORMAL, SANG PATHOLOGIQUE, SÉRUM, CYTODIAGNOSTIC

La collection comprend 15 planches du format 80×62 centimètres, tirées en couleurs sur papier toile très fort, munies d'œillets permettant de les suspendre sur deux pitons et réunies dans un carton disposé à cet effet. *Elle est accompagnée d'un texte explicatif en trois langues (français, allemand, anglais).*

Prix : **60 francs** (port en sus). (*Les planches ne sont pas vendues séparément.*)

COLLECTION DE PLANCHES MURALES

DESTINÉES A

L'Enseignement de la Bactériologie

Publiées par l'INSTITUT PASTEUR DE PARIS

Cette collection touche, comme principaux sujets : charbon, rouget, choléra des poules, pneumonie, lèpre, suppuration, peste, gonocoque, choléra, fièvre typhoïde, morve, tuberculose, lèpre, actinomycose, diphtérie, tétanos, etc., et les maladies à protozoaires : coccidies, paludisme, maladie de la mouche tsé-tsé, trypanosomes, etc.

La collection comprend 65 planches du format 80×62 centimètres, tirées en couleurs sur papier toile très fort, munies d'œillets permettant de les suspendre sur deux pitons et réunies dans un carton disposé à cet effet. *Elle est accompagnée d'un texte explicatif rédigé en trois langues (français, allemand, anglais).*

Prix : **250 francs** (port en sus). (*Les planches ne sont pas vendues séparément.*)

Précis d'Histologie

Par M. Mathias DUVAL
Professeur à la Faculté de Paris, Membre de l'Académie de médecine.
Deuxième édition, revue et augmentée
1 volume grand in-8°, avec 427 figures . . . . 18 fr.

Manuel d'Anatomie microscopique et d'Histologie

Par M. P.-E. LAUNOIS
Professeur agrégé, médecin des hôpitaux.
Préface de M. le Pr Mathias DUVAL
Deuxième édition refondue
1 volume avec 261 figures. . . . . 8 fr.

Précis de Microbie

Technique et microbes pathogènes
Par M. le Dr L.-H. THOINOT
Professeur agrégé, médecin des hôpitaux
et E.-J. MASSELIN
Médecin-vétérinaire.
Quatrième édition, entièrement refondue
1 volume, avec figures en noir et en couleurs. . . . . 8 fr.

Précis de Bactériologie clinique

Par le Dr R. WURTZ
Professeur agrégé à la Faculté de médecine de Paris
Médecin des hôpitaux.
Deuxième édition, revue et augmentée . . . . 6 fr.

Précis de Bactériologie médicale

Par F. BERLIOZ
Professeur à l'Université de Grenoble
Avec une Préface du professeur LANDOUZY
1 volume avec figures . . . . 6 fr.

OUVRAGE COMPLET

Traité d'Anatomie Humaine

PUBLIÉ SOUS LA DIRECTION DE

P. POIRIER ET **A. CHARPY**

Professeur d'anatomie à la Faculté de médecine de Paris. Chirurgien des hôpitaux.

Professeur d'anatomie à la Faculté de médecine de Toulouse.

AVEC LA COLLABORATION DE

O. AMOEDO — A. BRANCA — A. CANNIEU — B. CUNÉO — G. DELAMARE — PAUL DELBET
A. DRUAULT — P. FREDET — GLANTENAY
A. GOSSET — M. GUIBÉ — P. JACQUES — TH. JONNESCO — E. LAGUESSE
L. MANOUVRIER — M. MOTAIS — A. NICOLAS — P. NOBÉCOURT — O. PASTEAU — M. PICOU
A. PRENANT — H. RIEFFEL — CH. SIMON — A. SOULIÉ

5 volumes grand in-8° avec figures noires et en couleurs. **160** fr.

TOME I. — (2e *édition refondue*). Introduction. Notions d'embryologie. Ostéologie. Arthrologie, *avec 807 figures* . . . . **20** fr.

TOME II. — 1er Fasc. (2e *édition refondue*) : Myologie, *avec 331 fig.* . . **12** fr.

2e Fasc. (2e *édition refondue*) : Angéiologie. Cœur et Artères. Histologie, *avec 150 figures* . . . . **8** fr.

3e Fasc. (2e *édition refondue*) : Angéiologie. Capillaires. Veines, *avec 83 figures* . . . . **6** fr.

4e Fasc. : Les Lymphatiques, *avec 117 figures* . . . . **8** fr.

TOME III. — 1er Fasc. (2e *édition refondue*) : Système nerveux. Méninges. Moelle. Encéphale. Embryologie. Histologie, *avec 265 figures* . . . **10** fr.

2e Fasc. (2e *édition refondue*) : Système nerveux. Encéphale, *avec 131 fig.* . . . . **10** fr.

3e Fasc. (2e *édition refondue*) : Système nerveux. Les Nerfs. Nerfs crâniens. Nerfs rachidiens, *avec 228 figures* . . . . **12** fr.

TOME IV. — 1er Fasc. (2e *édition refondue*) : Tube digestif, *avec 201 fig.* **12** fr.

2e Fasc. (2e *édition refondue*) : Appareil respiratoire, *avec 121 fig.* . . **6** fr.

3e Fasc. (2e *édition refondue*) : Annexes du tube digestif. Péritoine. *1 vol. avec 448 fig.* . . . . **16** fr.

TOME V. — 1er Fasc. : Organes génitaux-urinaires, *avec 431 fig.* **20** fr.

2e Fasc. : Les Organes des sens. Les Glandes surrénales, *avec 544 figures* . . . . **20** fr.

PRÉCIS ÉLÉMENTAIRE

d'Anatomie, de Physiologie et de Pathologie

Par P. RUDAUX

Ancien chef de clinique à la Faculté de médecine de Paris.

Avec préface, par M. RIBEMONT-DESSAIGNES

1 volume, avec 462 figures . . . . **8** fr.

Traité d'Anatomie Pathologique

GÉNÉRALE

Par R. TRIPIER

Professeur d'Anatomie pathologique à la Faculté de Médecine de l'Université de Lyon.

1 vol. grand in-8° avec 239 figures en noir et en couleurs, 25 fr.

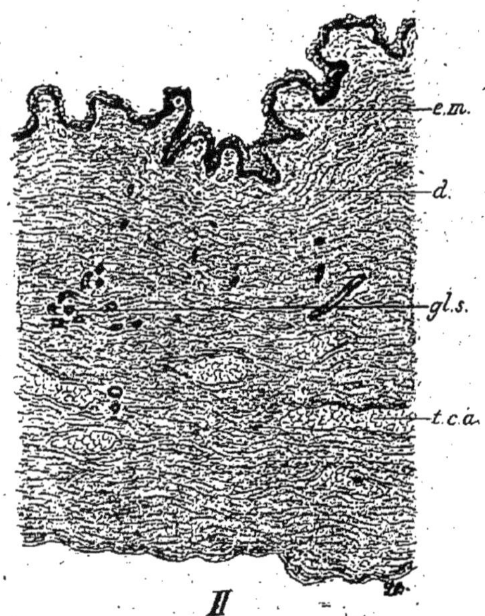

Fig. 9. — Peau de l'aisselle chez un sujet amaigri et cachectique.

C'est en s'inspirant du désir d'être utile à la fois aux élèves qui doivent nécessairement étudier la médecine et subir les épreuves pratiques, ainsi qu'aux candidats à tous les concours, aux médecins et aux chirurgiens qui ont constamment besoin de s'éclairer des lumières que fournit l'étude des lésions dans les maladies, que M. Tripier a écrit un livre d'anatomie pathologique dans les limites d'un volume assez étendu pour traiter à la fois des questions générales et de toutes les affections particulières habituellement rencontrées, sans se perdre dans des détails infinis.

239 figures, dont un grand nombre en couleurs, exécutées sous la direction de l'auteur, illustrent ce traité et complètent l'exposé des lésions.

Précis d'Anatomie Pathologique

Par M. L. BARD

Professeur à la Faculté de Lyon.

Deuxième édition revue. 1 volume avec 125 figures. . . . **7 fr. 50**

BIBLIOTHÈQUE
d'Hygiène thérapeutique

FONDÉE PAR

Le Professeur PROUST

Membre de l'Académie de médecine, Inspecteur général des Services sanitaires.

Chaque ouvrage forme un volume cartonné toile, et est vendu séparément : **4** francs.

VOLUMES PARUS :

L'Hygiène du goutteux (2e *édition*). — **L'Hygiène de l'Obèse.** — **L'Hygiène des Asthmatiques.** — **L'Hygiène du Syphilitique.** — **Hygiène et Thérapeutique thermales.** — **Les Cures thermales.** — **Hygiène du Neurasthénique** (2e *édition*). — **Hygiène des Albuminuriques.** — **Hygiène des Tuberculeux.** — **Hygiène et Thérapeutique des Maladies de la bouche.** — **L'Hygiène des Diabétiques.** — **L'Hygiène des Maladies du cœur.** — **L'Hygiène du Dyspeptique.** — **Hygiène thérapeutique des Maladies des fosses nasales.**

Traité d'Hygiène

Par A. PROUST

Professeur à la Faculté de médecine de Paris,
Membre de l'Académie de médecine.

Troisième Édition, revue et considérablement augmentée

AVEC LA COLLABORATION DE :

A. NETTER et **H. BOURGES**

Professeur agrégé, Membre du Comité consultatif d'hygiène publique. — Chef du laboratoire d'hygiène à la Faculté de médecine.

Ouvrage couronné par l'Institut et la Faculté de médecine.

1 vol. in-8° de 1240 pages, avec figures et cartes dans le texte, **25** francs.

L'Alimentation et les Régimes

Chez l'Homme sain et chez les Malades

PAR

Armand GAUTIER

Membre de l'Institut et de l'Académie de médecine
Professeur à la Faculté de médecine de Paris.

DEUXIÈME ÉDITION REVUE ET AUGMENTÉE

1 vol. in-8° avec figures, broché . . . . 10 fr.

L'Année Psychologique

PUBLIÉE PAR

Alfred BINET

Docteur ès sciences, Directeur du Laboratoire de Psychologie physiologique de la Sorbonne (Hautes Études).

AVEC LA COLLABORATION DE

H. BEAUNIS, V. HENRI, Th. RIBOT

SECRÉTAIRE DE LA RÉDACTION :

LARGUIER DES BANCELS

10e année (1904), 1 vol. in-8° avec figures dans le texte. . . **15** fr.

Les Psychonévroses et leur traitement moral

Par le D DUBOIS

Professeur de Neuropathologie à l'Université de Berne

Préface par le Pr DEJERINE

DEUXIÈME ÉDITION

1 vol. in-8° broché. . . . . **8** fr.

Le Système Nerveux Central

Structure et fonctions

Histoire critique des Théories et des Doctrines

Par J. SOURY

Docteur ès lettres, directeur d'études à l'École pratique des Hautes Études, à la Sorbonne.

In-8° jésus de x-1868 pages, avec 25 figures, cart. à l'anglaise en 2 vol. **50** fr.
Relié en 1 volume demi-chagrin . . . . **52** fr.

Manuel d'Ophtalmologie

PAR

Le Dr E. FUCHS

Professeur ordinaire d'Ophtalmologie à l'Université de Vienne

TRADUIT SUR LA CINQUIÈME ÉDITION ALLEMANDE

PAR LES

Drs C. LACOMPTE et L. LEPLAT

DEUXIÈME ÉDITION

1 vol. in-8° de 860 pages, avec 221 fig. Cartonné à l'anglaise. **25** fr.

L'ŒUVRE MÉDICO-CHIRURGICAL (Dr CRITZMAN, Directeur).

SUITE DE MONOGRAPHIES CLINIQUES

SUR LES QUESTIONS NOUVELLES

EN MÉDECINE, EN CHIRURGIE ET EN BIOLOGIE

Chaque Monographie est vendue séparément. . . . . **1 fr. 25**

Il est accepté des Abonnements pour une série de 10 Monographies consécutives, au prix à forfait et payable d'avance de **10** francs pour la France et **12** francs pour l'Etranger (port compris).

DERNIÈRES MONOGRAPHIES PUBLIÉES :

25. **L'Asepsie opératoire**, par MM. Pierre Delbet, professeur agrégé, chirurgien des hôpitaux, et L. Bigeard, chef de clinique adjoint.
26. **Anatomie chirurgicale et médecine opératoire de l'Oreille moyenne**, par Aug. Broca, professeur agrégé.
27. **Traitements modernes de l'hypertrophie de la prostate**, par E. Desnos.
28. **La Gastro-entérostomie**, par les Professeurs Roux et Bourget (de Lausanne).
29. **Les Ponctions rachidiennes accidentelles et les complications des plaies du rachis**, par E. Mathieu, directeur du Val-de-Grâce.
30. **Le Ganglion lymphatique**, par M. Dominici.
31. **Les Leucocytes.** *Technique (Hématologie, cytologie)*, par MM. le professeur Courmont et F. Montagnard.
32. **La Médication hémostatique**, par le Dr P. Carnot, Dr ès sciences.
33. **L'Élongation trophique.** *Cure radicale des maux perforants, ulcères variqueux, etc., par l'élongation des nerfs*, par le Dr A. Chipault, de Paris.
34. **Le Rhumatisme tuberculeux** (*pseudo-rhumatisme d'origine bacillaire*), par le professeur Antonin Poncet et Maurice Mailland.
35. **Les Consultations de nourrissons**, par Ch. Maygrier, agrégé.
36. **La Médication phosphorée**, par le Pr Gilbert et le Dr Posternak.
37. **Pathogénie et traitement des névroses intestinales**, *en particulier de la « Colite » ou entéro-névrose muco-membraneuse*, par le Dr Gaston Lyon.
38. **De l'Enucléation des fibromes utérins**, par Th. Tuffier, professeur agrégé, chirurgien de l'hôpital Beaujon.
39. **Le Rôle du sel en Pathologie**, par Ch. Achard, professeur agrégé à la Faculté de Paris.
40. **Le Rôle du sel en thérapeutique**, par Ch. Achard.

Encyclopédie Scientifique des Aide-Mémoire

Publiée sous la direction de **H. LÉAUTÉ**, Membre de l'Institut

Au 1er Mars 1905, 358 VOLUMES publiés

Chaque ouvrage forme un volume petit in-8°, vendu : Broché, **2** fr. **50**
Cartonné toile, **3** fr.

DERNIERS VOLUMES MÉDICAUX PUBLIÉS

dans la *SECTION DU BIOLOGISTE*

MALADIES DES VOIES URINAIRES, URÈTRE, VESSIE, par le Dr BAZY, chirurgien des hôpitaux, membre de la Société de chirurgie, 4 vol.
I. *Moyens d'exploration et traitement*. 2e édition. II. *Séméiologie*. III. *Thérapeutique générale. Médecine opératoire*. IV. *Thérapeutique spéciale*.

BIOLOGIE GÉNÉRALE DES BACTÉRIES, par E. BODIN, professeur de Bactériologie à l'Université de Rennes.

LES BACTÉRIES DE L'AIR, DE L'EAU ET DU SOL, par E. BODIN.

L'OREILLE, par PIERRE BONNIER, 5 vol.
I. *Anatomie de l'oreille*. II. *Pathogénie et mécanisme*. III. *Physiologie : Les Fonctions*. IV. *Symptomatologie de l'oreille*. V. *Pathologie de l'oreille*.

PRÉCIS ÉLÉMENTAIRE DE DERMATOLOGIE, par MM. BROCQ et JACQUET, médecins des hôpitaux de Paris. 2e édition, entièrement revue. 5 vol.
I. *Pathologie générale cutanée*. II. *Difformités cutanées, éruptions artificielles, dermatoses parasitaires*. III. *Dermatoses microbiennes et néoplasies*. IV. *Dermatoses inflammatoires*. V. *Dermatoses d'origine nerveuse. Formulaire*.

LA PELADE, par A. CHATIN, membre de la Société de Dermatologie, et F. TRÉMOLIÈRES, ancien interne à l'hôpital Saint-Louis.

L'HYGIÈNE SCOLAIRE, par le Dr J. DELOBEL.

ANALYSE CHIMIQUE DU SANG, par H. LABBÉ, chef de laboratoire à la Faculté.

L'EAU POTABLE ET LES MALADIES INFECTIEUSES, par le Dr H. LABIT, médecin principal de l'armée.

PROPHYLAXIE DU PALUDISME, par A. LAVERAN, membre de l'Institut et de l'Académie de Médecine.

EXAMEN ET SÉMÉIOTIQUE DU CŒUR, *Signes physiques*, par le Dr PIERRE MERKLEN, médecin de l'hôpital Laënnec. 2e édition.

MOUSTIQUES ET MALADIES INFECTIEUSES, *Guide pratique pour l'étude des moustiques*, par les Drs EDMOND et ETIENNE SERGENT, de l'Institut Pasteur de Paris, avec une préface du Dr E. ROUX.

L'INSUFFISANCE SURRÉNALE, par E. SERGENT, ancien interne, médaille d'or des hôpitaux, et L. BERNARD, chef de clinique adjoint à la Faculté. (*Ouvrage couronné par la Faculté de médecine de Paris.*)

BRISSAUD. — **Leçons sur les maladies nerveuses** (Salpêtrière, 1893-1894), recueillies et publiées par Henry Meige. 1 vol. gr. in-8° avec 240 fig. (schémas et photog.) . . . . **18 fr.**

— **Leçons sur les maladies nerveuses** (*Deuxième série*: hôpital St-Antoine), recueillies et publiées par Henry Meige. 1 vol. grand in-8° avec 165 figures dans le texte . . . . **15 fr.**

CHARRIN. — **Leçons de pathogénie appliquée.** *Clinique médicale, Hôtel-Dieu* (1895-1896), par A. Charrin, professeur agrégé, médecin des hôpitaux, directeur adjoint au laboratoire de Pathologie générale, assistant au Collège de France, Vice-président de la Société de Biologie. 1 vol. in-8° . . . . . . **6 fr.**

— **Les Défenses naturelles de l'organisme**: *Leçons professées au Collège de France*, par A. Charrin. 1 vol. in-8° . . . . **6 fr.**

DIEULAFOY. — **Clinique médicale de l'Hôtel-Dieu de Paris**, par G. Dieulafoy, professeur de clinique médicale à la Faculté de médecine de Paris, médecin de l'Hôtel-Dieu, membre de l'Académie de médecine. 4 vol. gr. in-8°, avec figures dans le texte.

I. 1896-1897. 1 vol. in-8°. **10 fr.**
II. 1897-1898. 1 vol. in-8°. **10 fr.**
III. 1898-1899. 1 vol. in-8°. **10 fr.**
IV. 1900-1901. 1 vol. in-8°. **10 fr.**

DUCLAUX. — **Traité de microbiologie**, par E. Duclaux, membre de l'Institut, directeur de l'Institut Pasteur.

Tome I. *Microbiologie générale.* — Tome II. *Diastases, toxines et venins.* — Tome III. *Fermentation alcoolique.* — Tome IV. *Fermentations variées des diverses substances ternaires.* Chaque volume gr. in-8° avec fig. **15 fr.**

GAUTIER (A.). — **Cours de Chimie minérale et organique**, par M. Arm. Gautier, membre de l'Institut, professeur de chimie à la Faculté de médecine de Paris. *Deuxième édition*, revue et mise au courant des travaux les plus récents. 2 vol. grand in-8°, avec figures dans le texte.

I. *Chimie minérale.* 1 vol. grand in-8°, avec 244 fig. dans le texte. **16 fr.**
II. *Chimie organique.* 1 vol. grand in-8°, avec 72 figures. . . . . . **16 fr.**

— **Leçons de Chimie biologique normale et pathologique.** *Deuxième édition*, publiée avec la collaboration de M. Arthus, professeur de physiologie à l'Université de Fribourg. 1 vol. in-8°, avec 110 figures . . . . **18 fr.**

HAYEM. — **Leçons sur les maladies du sang** (*Clinique de l'hôpital Saint-Antoine*), par Georges Hayem, professeur. médecin des hôpitaux, membre de l'Académie de médecine, recueillies par MM. E. Parmentier, médecin des hôpitaux, et R. Bensaude, chef du laboratoire d'anatomie pathologique à l'hôpital Saint-Antoine. 1 vol. in-8°, avec 4 planches en couleurs . . . **15 fr.**

KIRMISSON. — **Leçons cliniques sur les maladies de l'appareil locomoteur** (*os, articulations, muscles*), par le Dr Kirmisson, professeur à la Faculté de médecine, chirurgien des hôpitaux, membre de la Société de chirurgie. 1 vol. in-8°, avec figures dans le texte . . . . **10 fr.**

LAVERAN. — **Traité du Paludisme**, par A. Laveran, membre de l'Institut et de l'Académie de médecine. 1 vol. grand in-8°, avec 27 figures dans le texte et une planche en couleurs . . . . **10 fr.**

— **Traité d'hygiène militaire**, par le Dr Laveran. 1 vol. in-8°, avec 270 figures . . . . **16 fr.**

MEIGE (HENRY) ET **FEINDEL** (E.). — **Les Tics et leur Traitement.** Préface de M. le Professeur BRISSAUD. 1 vol. in-8° de 640 pages. . . . . **6 fr.**

OLLIER. — **Traité expérimental et clinique de la régénération des os et de la production artificielle du tissu osseux,** par le Pr OLLIER, professeur de clinique chirurgicale à la Faculté de médecine de Lyon. 2 vol. in-8°, avec figures dans le texte et planches en taille-douce. (Grand prix de chirurgie.). **30 fr.**

— **Traité des Résections et des opérations conservatrices que l'on peut pratiquer sur le système osseux,** par le Pr L. OLLIER. 3 vol. . . . . . . **50 fr.**

I. *Introduction. — Résections en général.* 1 vol. in-8°, avec 127 fig. **16 fr.**
II. *Résections en particulier. Membre supérieur.* 1 vol. in-8°, avec 156 figures . . . . **16 fr.**
III. *Résections en particulier. Résections du membre inférieur, tête et tronc.* 1 vol. in-8°, avec 224 figures. . . . . **22 fr.**

PANAS. — **Traité des maladies des yeux,** par PH. PANAS, professeur de clinique ophtalmologique à la Faculté de médecine, chirurgien de l'Hôtel-Dieu, membre de l'Académie de médecine, membre honoraire et ancien président de la Société de chirurgie. 2 vol. grand in-8°, avec 453 figures et 7 planches en couleurs. Reliés toile . . . . **40 fr.**

PETIT (H.). — **Guide thérapeutique des Infirmeries régimentaires,** par le Dr HENRY PETIT, médecin-major de 1re classe. 1 vol. in-12 de 350 p., cartonné toile anglaise . . . . **3 fr. 50**

PONCET. — **Traité clinique de l'actinomycose humaine.** *Pseudo-actinomycoses et botryomycose,* par ANTONIN PONCET, professeur à l'Université de Lyon, et LÉON BÉRARD, chef de clinique chirurgicale à l'Université de Lyon. *Ouvrage couronné par l'Académie de médecine et par l'Institut.* 1 vol. in-8°, avec 45 figures dans le texte et 4 planches hors texte en couleurs . . . **12 fr.**

PRUNIER. — **Les Médicaments chimiques,** par LÉON PRUNIER, membre de l'Académie de médecine, pharmacien en chef des hôpitaux de Paris, professeur à l'École supérieure de pharmacie.

I. *Composés minéraux.* 1 vol. gr. in-8°, avec 137 fig. dans le texte. **15 fr.**
II. *Composés organiques.* 1 vol. gr. in-8°, avec 47 fig. dans le texte. **15 fr.**

RANVIER. — **Traité technique d'histologie,** 2e éd., entièrement refondue et corrigée, par M. L. RANVIER, membre de l'Institut, professeur au Collège de France. 1 vol. grand in-8° de 880 pages, avec 414 gravures dans le texte et 1 planche en chromo. . . . . **12 fr.**

RECLUS. — **L'anesthésie localisée par la cocaïne,** par PAUL RECLUS, professeur à la Faculté de Paris, chirurgien de l'hôpital Laënnec. 1 vol. petit in-8° avec 59 figures dans le texte. . . . . **4 fr.**

SOULIER (H.). — **Traité de Thérapeutique et de Pharmacologie,** par M. H. SOULIER, professeur à la Faculté de médecine de Lyon, membre correspondant de l'Académie de médecine. **Additionné d'un mémento formulaire des médicaments nouveaux** (1901). *Ouvrage couronné par l'Académie des Sciences et par l'Académie de médecine.* 2 vol. grand in-8°. . . . . **25 fr.**

THIBIERGE. — **Syphilis et Déontologie,** par GEORGES THIBIERGE, médecin de l'hôpital Broca. 1 vol. in-8° broché. . . . . **5 fr.**

EXTRAIT DE LA LISTE DES 45 PÉRIODIQUES SCIENTIFIQUES
Publiés par la Librairie MASSON et Cie

Revue de Gynécologie et de Chirurgie Abdominale

paraissant tous les deux mois SOUS LA DIRECTION DE
S. POZZI
Professeur de clinique gynécologique à la Faculté de Médecine de Paris
Secrétaire de la Rédaction : F. JAYLE

ABONNEMENT ANNUEL : FRANCE, **28** fr. UNION POSTALE, **30** fr.

Journal de Physiologie et de Pathologie générale

PUBLIÉ TOUS LES 2 MOIS PAR MM. LES PROFESSEURS
BOUCHARD ET CHAUVEAU

Comité de Rédaction : MM. J. Courmont, E. Gley, P. Teissier.
ABONNEMENT ANNUEL : Paris et Départements, **35** fr. — Union postale, **40** fr.

Bulletin de l'Institut Pasteur

REVUES ET ANALYSES
COMITÉ DE RÉDACTION :
BERTRAND — A. BESREDKA — A. BORREL — C. DELEZENNE — A. MARIE — F. MESNIL
de l'Institut Pasteur de Paris

Le **Bulletin** paraît deux fois par mois en fascicules grand in-8°, d'environ 50 pages.
ABONNEMENT ANNUEL : Paris, **22** fr. — Départements et Union Postale, **24** fr.

Annales de l'Institut Pasteur

Fondées sous le Patronage de M. PASTEUR
PAR M. E. DUCLAUX
Comité de rédaction : MM. les Docteurs CALMETTE, CHAMBERLAND, GRANCHER, LAVERAN, METCHNIKOFF, ROUX et VAILLARD.
Les *ANNALES* paraissent tous les mois dans le format grand in-8°, avec planches et figures
ABONNEMENT ANNUEL : Paris **18** fr. — Départ., **20** fr. — Union postale, **20** fr.

Archives de Médecine Expérimentale et d'Anatomie pathologique

Fondées par J.-M. CHARCOT
Publiées tous les 2 mois par MM. GRANCHER, JOFFROY, LÉPINE
Secrétaires de la rédaction : CH. ACHARD, R. WURTZ
ABONNEMENT ANNUEL : Paris, **24** fr. — Départements, **25** fr. — Union postale, **26** fr.

Archives de Médecine des Enfants

PUBLIÉES TOUS LES MOIS PAR MM.
J. COMBY — J. GRANCHER — V. HUTINEL — O. LANNELONGUE
A.-B. MARFAN — P. MOIZARD — A. SEVESTRE
Dr J. COMBY, Directeur de la Publication
ABONNEMENT ANNUEL : Paris et Départements, **14** fr. Union postale, **16** fr.

REVUE D'ORTHOPÉDIE

PARAISSANT TOUS LES DEUX MOIS

SOUS LA DIRECTION DE

M. le Dr KIRMISSON

PROFESSEUR A LA FACULTÉ DE PARIS, CHIRURGIEN DE L'HÔPITAL TROUSSEAU

Avec la collaboration de MM.

O. LANNELONGUE — A. PONCET — PIÉCHAUD — PHOCAS

Secrétaire de la Rédaction : **Dr GRISEL**, Chef de Clinique à l'hôpital Trousseau

ABONNEMENT ANNUEL : Paris, **15** fr. — Départ., **17** fr. — Union postale, **18** fr.

Archives d'Anatomie microscopique

FONDÉES PAR

E.-G. BALBIANI ET L. RANVIER

PUBLIÉES PAR

L. RANVIER ET **L.-F. HENNEGUY**

Professeur au Collège de France — Professeur au Collège de France

Les **Archives d'Anatomie microscopique** *paraissent par fascicules. Quatre fascicules, paraissant à des époques indéterminées, correspondent à un volume. — L'abonnement est fait par volume au prix unique de* **50** *francs.*

Nouvelle Iconographie de la Salpêtrière

J.-M. CHARCOT

GILLES DE LA TOURETTE, PAUL RICHER, ALBERT LONDE

Recueil de Travaux originaux consacrés à l'Iconographie médicale et artistique.

Publié sous le patronage scientifique de :

F. Raymond, A. Joffroy, A. Fournier, et de la Société de Neurologie de Paris

Direction : **Paul RICHER.** *Rédaction :* **Henry MEIGE**

Abonnement annuel : Paris, **25** fr. Départements, **27** fr. Union postale, **28** fr.

Annales Médico-Psychologiques

(Organe de la Société Médico-Psychologique)

FONDATEUR : **Dr J. BAILLARGER**

RÉDACTEUR EN CHEF : **Dr ANT. RITTI**

Médecin de la Maison Nationale de Charenton

Les **Annales Médico-Psychologiques** paraissent tous les deux mois par fasc. in-8° d'environ 180 pages.

ABONNEMENT ANNUEL : Paris, 20 fr. — Départ., 23 fr. — Union postale, 25 fr

REVUE NEUROLOGIQUE

Organe officiel de la Société de Neurologie de Paris

Publiée 2 fois par mois sous la direction de

E. BRISSAUD et P. MARIE

Secrétaire de la Rédaction : **Dr Henry MEIGE**

ABONNEMENT ANNUEL : Paris et Départements, **30** fr. — Union postale, **32** fr.

La Presse Médicale

Journal bi-hebdomadaire, paraissant le Mercredi et le Samedi

RÉDACTION : E. DE LAVARENNE, DIRECTEUR

SECRÉTARIAT : P. DESFOSSES — J. DUMONT — R. ROMME

DIRECTION SCIENTIFIQUE

F. DE LAPERSONNE, E. BONNAIRE, E. DE LAVARENNE, L. LANDOUZY
M. LETULLE, J.-L. FAURE, H. ROGER, M. LERMOYEZ, F. JAYLE

Paris et Départements, 10 *fr.*; *Union postale*, 15 *fr.*

Annales de Dermatologie et de Syphiligraphie

PUBLIÉES PAR MM. Ernest BESNIER — A. DOYON — L. BROCQ — R. DU CASTEL
A. FOURNIER — H. HALLOPEAU — G. THIBIERGE — W. DUBREUILH

Directeur de la Publication : Dr G. THIBIERGE

ABONNEMENT ANNUEL : Paris, 30 fr. — Départements et Union postale. 32 fr.

MATÉRIAUX POUR L'HISTOIRE DE L'HOMME
REVUE D'ANTHROPOLOGIE, REVUE D'ETHNOGRAPHIE RÉUNIS

L'ANTHROPOLOGIE

PARAISSANT TOUS LES DEUX MOIS

RÉDACTEURS EN CHEF :

MM. BOULE ET VERNEAU

Un an : Paris, 25 fr. — Départements, 27 fr. — Union postale. 28 fr.

Revue d'Hygiène et de Police sanitaire

Fondée par E. VALLIN

PUBLIÉE TOUS LES MOIS SOUS LA DIRECTION DU

Dr A.-J. MARTIN

Inspecteur général de l'assainissement de la ville de Paris.

ABONNEMENT ANNUEL : Paris, 20 fr. — Départements, 22 fr. —Étranger, 23 fr.

54670. — Imprimerie LAHURE, rue de Fleurus, 9, à Paris.

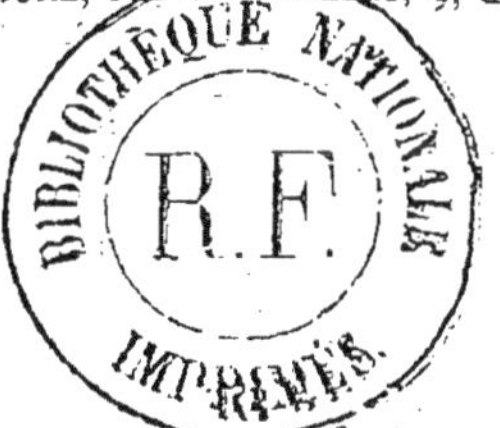

A LA MÊME LIBRAIRIE

Traité de Pathologie générale, publié par Ch. Bouchard, professeur de pathologie générale à la Faculté de médecine de Paris, membre de l'Institut. Secrétaire de la rédaction : G.-H. Roger. 6 forts volumes gr. in-8, avec figures dans le texte (*Ouvrage complet*). 126 fr.

Les Sérothérapies : leçons de thérapeutique et de matière médicale professées à la Faculté de médecine de Paris, par L. Landouzy, professeur de clinique médicale, médecin de l'hôpital Laënnec, membre de l'Académie de médecine. 1 vol. in-8, avec 27 fig. et 1 pl. en coul., cart. à l'anglaise.. 20 fr.

Les Maladies infectieuses, par G.-H. Roger, professeur à la Faculté de médecine de Paris, médecin de l'hôpital de la porte d'Aubervilliers. 2 vol. gr. in-8, avec 117 figures dans le texte.. 28 fr.

Nouveaux procédés d'exploration : leçons de pathologie générale, professées à la Faculté de médecine de Paris, par Ch. Achard, professeur agrégé, médecin de l'hôpital Tenon. 2e *édition, revue et augmentée*. 1 vol. gr. in-8, avec 104 fig. en noir et en couleurs.. 8 fr.

Processus généraux. Pathologie générale expérimentale, par le Dr Chantemesse, professeur à la Faculté de Paris et le Dr Podwyssotzky, professeur de pathologie générale à l'Université d'Odessa.

Tome I. — 1 vol. in-8 jésus de 428 pages, avec 162 figures en noir et en couleurs, broché.. 22 fr.

Tome II. — 1 vol. gr. in-8, avec 57 figures en couleurs et 37 figures en noir.. 22 fr.

Traité de l'Alcoolisme, par H. Triboulet, médecin des Hôpitaux, Félix Mathieu, médecin de l'Assistance à domicile et Roger Mignot, ancien chef de clinique à la Faculté, médecin des Asiles publics d'aliénés. Préface de M. le professeur Joffroy. 1 vol. grand in-8 de 480 pages.. 6 fr.

Les Maladies populaires : le péril vénérien, le péril alcoolique, le péril tuberculeux. Etude médico-sociale, par H. Rénon, professeur agrégé à la Faculté de Médecine de Paris, médecin des Hôpitaux. 1 vol. in-8 de 480 pages, broché.. 6 fr.

Revue de la Tuberculose, paraissant tous les deux mois, sous la direction de M. Ch. Bouchard, président de l'Œuvre de la tuberculose; *Comité de rédaction* : MM. Arloing, Brouardel, Chauveau, Cornil, A. Fournier, J. Grancher, Lannelongue, F. Raymond, Ch. Richet, Kelsch, L. Landouzy; *Rédacteur en chef* : Dr Henri Claude, professeur agrégé à la Faculté de Paris, médecin des Hôpitaux; *Secrétaire de la rédaction* : Dr G. Villaret. Abonnement annuel : Paris, 12 fr. ; Départements, 14 fr. ; Union postale.. 15 fr.

3982-05. — Corbeil. Imprimerie Éd. Crété.

www.ingramcontent.com/pod-product-compliance
Ingram Content Group UK Ltd.
Pitfield, Milton Keynes, MK11 3LW, UK
UKHW020314200726
13857UKWH00001B/170